河南省卫生健康委员会立项资助项目

名老中医

崔应民

临证经验粹要

崔应民◎主审

曹　珊◎主编

河南科学技术出版社

·郑州·

图书在版编目（CIP）数据

名老中医崔应民临证经验粹要 / 曹珊主编 . —郑州：河南科学技术出版社，2023.4

ISBN 978-7-5725-1171-4

Ⅰ.①名… Ⅱ.①曹… Ⅲ.①中医临床 – 经验 – 中国 – 现代 Ⅳ.① R249.7

中国国家版本馆 CIP 数据核字（2023）第 067458 号

出版发行： 河南科学技术出版社

地址：郑州市郑东新区祥盛街 27 号　　邮编：450016

电话：（0371）65788613　　　65788629

网址：www.hnstp.cn

责任编辑： 邓　为

责任校对： 刘逸群

封面设计： 中文天地

责任印制： 朱　飞

印　　刷： 河南省环发印务有限公司

经　　销： 全国新华书店

开　　本： 720mm × 1 020mm　1/16　　印张：20.25　　字数：309 千字

版　　次： 2023 年 4 月第 1 版　　2023 年 4 月第 1 次印刷

定　　价： 68.00 元

本书编写人员名单

主　审　崔应民

主　编　曹珊

副主编（以姓氏笔画为序）

车文生　杜雪源　郑明常　樊　珂

编　委（以姓氏笔画为序）

王倩倩　白　杨　李　稳　张艺嘉

张连庄　张靖芳　赵　敏　段凯旋

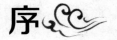

中医药的生命力在于疗效。近几年，中医药对新冠肺炎治疗的总有效率达到 90% 以上，再次向世界证明了传统中医药抗疫的实力。古老的中医药之树再发新枝，迎来了新的春天，走进了新的时代。"传承精华，守正创新"是中医药深厚的根基，也是中医药事业发展的命脉，需要全社会共同努力，让中医源远流长，守正固本，薪火相传，在传承中创新，在创新中发展，在发展中更好地服务人民。

岐黄大业，传承为要。"传承精华"是中医之魂、中医之根。没有传承，就不能正本清源，离开传承，创新就变成无源之水、无本之木。中医药的精华沉淀在汗牛充栋的中医古籍中，流传在历代中医大家的临床实践中，散落在疗效显著的民间绝招中。如果传承不足，就会让无数中医药绝技妙招面临失传而湮没。当务之急，只有加大力度、不拘一格培养大批中医"专才"，才能深入挖掘到中医药宝库中的精华，使"国宝"精粹代代相传。我启蒙于家传，受教于院校，作为中医人，始终把自己当作一名"岐黄传承者"，尤为重视中医药的传承。坚持以"个性化"为特征的师承教育与以"标准化"为特征的院校教育相结合，课堂讲授，跟诊带教，将传统教育的精华融入现代教育之中，摸索适应新时代发展的中医教育模式，靠师徒一代一代口传心授，让岐黄之术代代相传，在传承上下大功夫。欲诣扶桑，非舟莫适。在传承中我极为重视中医经典著作的学习、钻研和领悟，也由此奠定了坚实的中医药理论基础。

所谓"守正创新"，就是恪守正道，同时致力于探索新知。传承是魂，创新是魄。创新是为了提升，没有创新就不能与时俱进。中医药的发展史就是一部创新史，从《黄帝内经》奠定中医理论体系，到医圣张仲景著

《伤寒杂病论》，至明清时期温病学说的产生，现代青蒿素的诞生，创新是推动中医药发展的根本动力。随着人类疾病谱的变化，中医药需要源源不断地注入创新的"源头活水"，在更多领域取得新突破。让中医药老树发新芽，焕发生机，唯一的出路就是创新。把"守正"与"创新"有机结合起来，充分利用现代大数据、人工智能等先进技术为中医药研究突破提供有力支撑。利用多学科、跨行业合作，为加快中医药发展带来广阔方向。在传承中创新，在创新中传承，不断激发创新、创造新活力，推动中医药高质量发展。

笔者从中医院校毕业40多年来，一直坚持教学、科研和疑难杂症临床，深受张仲景"勤求古训，博采众方"的思想影响，先后对"四大经典""金元四大家""温病四大家"，以及《医宗金鉴》《医学衷中参西录》《医林改错》《傅青主女科》等著作认真研读，博取诸家之长，尤其是对近代、当代著名医家秦伯未、施今墨、蒲辅周、岳美中、赵炳南、朱仁康、赵锡武、方药中、董建华、赵绍琴、刘渡舟、朱良春、王洪图等各家的论著、医案、医话等学术经验深耕细研，摘抄读书卡片上万张，对各家学术思想、临床特色多有了解，眼界大开。对自己影响最大的，如刘渡舟先生治疗肝病的柴胡活络汤等5个处方；赵绍琴运用杨栗山升降散的经验及用风药治疗肾病；方药中的肝肾系列方，如参芪地黄汤治疗肾病、苍牛防己汤治疗肝腹水、黄精汤加味异功散治疗肝病等；董建华运用参苏饮治疗胃脘痛、黄精四草汤治疗高血压；施今墨治疗糖尿病的对药，如生黄芪、生地黄、苍术、玄参、山药等；祝堪予学习施老治疗糖尿病，为了避免合并症的发生，在处方中加入丹参、葛根等活血通络药，收效甚佳；但糖尿病患者除气阴两虚等病因病机外，多数情况还兼有肾虚，张璐《张氏医通》治疗消渴病，常用沙苑子等补肾；糖尿病患者内热严重，亦可选黄连、黄芩等清热。

在潜心研究历代各家的家传、师传经验的同时，反复验证于临床，精心观察、认真总结、系统整理，编撰出版了一套《中华名医名方薪传》（12册），既传承了名医名家宝贵的学术精华和医技绝招，又从中医理求新，旨在薪火相传，启迪后学，融会新知。

中医临床诊疗的传承与创新，主要见于医案著作，我们能从中学到诊疗中的定法与活法，又能见到许多创新的治法。同时，医案还能重点反映医家的经验心得和方治特色，其中包含一般方书、论著所不易学到的临床见解和诊疗体会。章太炎先生对医案评论说："中医之成绩，医案最著，欲求前人之经验心得，医案最有成绩可寻。据此钻研，事半功倍。"近代周学海先生也曾说："每部医案中必有医生最得力处，潜心研究，最能汲取各家之长。"

我的师承弟子曹珊教授，聪敏勤勉，好学善问，三年寒暑，侍我应诊，从不间断。所诊医案，记录翔实，并随时整理，撰写心得。期间，围绕我们临床上行之有效的"消斑通脉方"进行理论及实验研究，并先后获批河南省科技攻关项目、河南省中医药科学研究重大专项课题。第六批全国名老中医药专家学术经验师承学习阶段因其品学兼优、业绩突出，被评为优秀学员。

曹珊教授作为笔者全国名老中医药专家传承工作室负责人，对传承工作室工作高度负责，各项工作安排得井然有序。她带领工作室其他成员如杜雪源博士、车文生副主任医师、郑明常副教授及樊珂硕士、张靖芳主治医师等师门弟子，一起将跟我侍诊体会较深的部分临床病案整理成册，著《名老中医崔应民临证经验粹要》一书，并获得河南省中医药文化著作出版资助专项。该书是对我临床医案的实录，弟子们从大量的疑难杂症中精选病案，按内、外、妇、儿、皮（外）等分类，共计病种52种，典型病案111个。临证病案理法方药，环环相扣，并跟踪随访，记录详尽。作者立足之实、涉猎之广、研究之深，基本上能反映出我的部分诊治思路、学术思想和治学心得。

阅毕著述，十分高兴，我为有如此优秀的传承弟子而倍感欣慰，遂寥数语以为序。

崔应民

2022 年 10 月 7 日于求真堂

前 言

　　崔应民（1955年10月生），河南省鹿邑人，河南中医药大学教授，博士生导师，全国第六批老中医药专家学术经验继承工作指导老师，河南省中医理论专业委员会主任委员，曾获全国"师德师风风范奖"等多种奖项。崔师生于中医世家，幼承庭训，随父学医，年少便以中医闻名乡里。1977年恢复高考后考入河南中医学院中医系，1982年底毕业后留校任教。崔师教书育人、治病活人40余年，论医理化繁为简、谈用药清晰明了；熟谙经典、博采众长，尤擅治疗呼吸、心脑血管、消化、内分泌、妇科、肿瘤、皮肤等疑难杂症，在中医学术界享有较高声誉。

　　党的十八大以来，以习近平同志为核心的党中央把中医药工作摆在突出位置，中医药改革发展取得显著成绩。2019年10月《中共中央　国务院关于促进中医药传承创新发展的意见》正式印发、全国中医药大会胜利召开以来，传承创新发展中医药定位为新时代中国特色社会主义事业的重要内容，传承精华是守正创新的前提和基础。坚持发展中医药师承教育是夯实中医药人才基础的重要举措之一，将名老中医药专家学术观点、临床经验系统整理编撰成书，是继承和推广名老中医药专家学术经验的有效途径，亦是培养高层次中医药人才，促进中医药事业传承创新发展的有力抓手。

　　《名老中医崔应民临证经验粹要》是全国名老中医药专家崔应民传承工作室建设的重要成果之一，收载了崔应民教授临证40余年的宝贵经验。笔者作为第六批全国名老中医药专家学术经验继承人和崔应民全国名老中医药专家传承工作室负责人，有幸侍诊，观崔师亲自诊治的百余则验案，辨证精审，识见敏卓，每能于人所不经意处着眼，而探得病本病机之所在；

其治法则知常达变，于平易处有奇巧独特；立方遣药精专干练，多本伤寒、温病或诸家成方，而能融汇众长，巧于化裁，每多匠心独运，出奇制胜，体现了崔应民教授深厚的学术功底和独到的学术见解。

本书有幸获得河南省中医药文化著作出版资助专项（TCMCB2022025），感谢河南省卫生健康委员会中医处对于名老中医传承工作的高度重视与大力支持。本书的撰写，得到了崔师的悉心指导，也凝聚了传承工作室全体成员的辛勤劳动。尽管全体编者竭尽心智，本书仍有进一步的提升空间，对崔师辨证用药可能阐发不准确，疏漏之处，敬请广大读者、同仁提出宝贵意见和建议，以便再版时修订完善。

曹　珊

2022 年 10 月

目 录

第一章

肺系疾病

　　肺位于胸腔，左右各一，覆盖于五脏六腑之上，其位最高，故有
"华盖"之称。肺的主要生理功能是主气司呼吸，主行水，朝百脉，主治
节。肺气以宣发肃降为基本运行形式，肺气宣发，浊气得以呼出；肺气
肃降，清气得以吸入。肺开窍于鼻，外合皮毛，且其位最高，风、寒、
湿、燥、热等外感六淫之邪易从口鼻或皮毛而入，首先犯肺。肺为清虚
之脏，清轻肃静，不容纤芥，不耐邪气之侵。故无论外感、内伤或其他
脏腑病变，皆可病及于肺，主要病理变化为肺气宣降失常。如六淫侵袭，
肺卫受邪则为感冒；内外之邪干肺，肺气上逆、宣降失常则病为咳嗽或
喘证；伏痰遇感引触，痰壅气道，肺气宣降失常则为哮；邪热郁肺，肺
叶生疮则成肺痈；正气虚弱，感染痨虫则病肺痨；肺虚久病，肺气胀满，
不能敛降则为肺胀；肺叶痿弱不用则成肺痿。

　　肺主一身之气，宗气由肺吸入的自然界清气，与脾胃运化的水谷之
精所化生的谷气相结合而生成，能贯注心脉以助心推动血液运行，还可
沿三焦下行脐下丹田以资先天元气。肺为水之上源，具有通调水道的功
能，与大肠相表里，肺失宣发肃降，可致水液不能下输其他脏腑，浊液
不能下行至肾或膀胱；肺气行水功能失常，可引起脾气转输到肺的水液
不能正常布散，聚而为痰饮水湿；肝肺气机升降相因；肺肾金水相生。
因此，肺系病证可涉及心、脾、肝、肾、膀胱、大肠等多个脏腑，临证
时需谨慎辨证。

第一节　感　冒

一、病证概述

感冒是以鼻塞、流涕、打喷嚏、头痛、恶寒、发热、全身不适为主症的病证，是最常见的外感病之一。四季皆可发病，以冬春季节多见。本病又有伤风、冒风、冒寒、小伤寒、重伤风之别名。病情较轻者多为感受当令之气，称为冒风、伤风、冒寒；病情较重者多为感受非时之邪，称为重伤风。在一个时期内广泛流行、病情类似者称为时行感冒。

春秋战国时期，《黄帝内经》（以下简称《内经》。——编者注）即记载有外感风邪引起类似感冒症状的论述，如《素问·骨空论》所言："风者，百病之始也……风从外入，令人振寒，汗出头痛、身重恶寒。"东汉·张仲景《伤寒论·辨太阳病脉证并治》论述太阳病时，则提出麻黄汤治疗表实证，桂枝汤治疗表虚证，为感冒的辨证治疗奠定了基础。感冒之名，最早见于北宋《仁斋直指方论·诸风》，该书在"伤风方论"中论述《太平惠民和剂局方》"参苏饮"时提及："治感冒风邪，发热头疼，咳嗽声重，涕唾稠黏。"指出了感冒的相关症状。自此，后代医家始沿用此名。元·朱丹溪《丹溪心法·中寒二》提及："伤风属肺者多，宜辛温或辛凉之剂散之。"明确提出感冒的病位在肺，治疗分辛温解表和辛凉解表两大治疗原则。至明清时期，医家多将感冒与伤风互称，并对虚人感冒有了进一步的认识，提出了扶正达邪的治疗原则。清代不少医家逐渐认识到本病的发生与感受时疫之气有关，且具有较强的传染性。如林佩琴《类证治裁·伤风》记载有"时行感冒，寒热往来，伤风无汗，参苏饮、人参败毒散、神术散"，明确提出"时行感冒"的病名及其治疗。清·徐灵胎在《医学源流论·伤风难治论》中曾言："凡人偶感风寒，头痛发热，咳嗽涕出，俗语谓之伤风……乃时行之杂感也。"提出感冒有触冒时行邪气所致者。

范围： 西医学的普通感冒、急性上呼吸道感染属于本病范畴，可参照本病辨证论治；流行性感冒属于时行感冒范畴，可部分参考本节辨证论治。

二、诊断与鉴别诊断

（一）诊断要点

1. 以卫表及鼻咽症状为主，可见恶风或恶寒、发热、鼻塞、流涕、打喷嚏、咽痛、咽痒、周身酸楚不适等。若风邪兼夹暑湿等其他病邪，还可见胸闷、脘痞、纳呆、便溏等其他症状。

2. 时行感冒多呈流行性，在同一时期发病人数暴增，且病证相似，常表现为突然起病、恶寒、发热（高热多见）、周身酸痛、疲乏无力。病情一般较普通感冒重。

3. 病程一般3~7天，普通感冒不易传变，而时行感冒少数可传变入里，变生他病。

4. 四季皆可发病，而以冬、春两季为多。

血常规、呼吸道病毒抗原检测、胸部X线检查等有助于进一步明确本病的诊断。

（二）鉴别诊断

1. **风温** 发热急骤，寒战发热甚至高热，汗出后热虽降，但脉数不静，身热旋即复起，咳嗽胸痛，头痛较剧，甚至出现神志昏迷、惊厥、谵妄等传变入里的证候。而感冒发热一般不高或不发热，病势轻，不传变，服解表药后，多能汗出热退，脉静身凉，病程短，预后良好。

2. **鼻渊** 鼻渊多流浊涕腥臭，眉额骨处胀痛、压痛明显，一般无恶寒发热，病程漫长，反复发作，不易痊愈。而感冒多流清涕，并无腥臭味，头痛范围不限于前额或眉骨处，寒热表证明显，急性发作，愈后症状消失。

三、辨证论治

1. **风寒束表证** 症状：恶寒重，发热轻，无汗，头痛，肢体酸楚，甚则疼痛，鼻塞声重，打喷嚏，时流清涕，咽痒，咳嗽，痰白稀薄，舌苔薄白，脉浮或浮紧。

2. 风热犯表证　症状：身热较著，微恶风，汗泄不畅，咽干，甚则咽痛，鼻塞，流黄稠涕，头胀痛，咳嗽，痰黏或黄，口干欲饮，舌尖红、舌苔薄白干或薄黄，脉浮数。

3. 暑湿伤表证　症状：发热，微恶风，身热不扬，汗出不畅，肢体困重或酸痛，头重如裹，胸闷脘痞，纳呆，鼻塞，流浊涕，心烦口渴，大便或溏，小便短赤，舌苔白腻或黄腻，脉濡数或滑。

4. 气虚感冒证　症状：恶寒较甚，或并发热，鼻塞，流涕，气短，乏力，自汗，咳嗽，痰白，咳痰无力，平素神疲体弱，或易感冒，舌淡苔薄白，脉浮无力。

5. 阴虚感冒证　症状：身热，微恶风寒，无汗或微汗或盗汗，干咳少痰，头昏，心烦，口干，甚则口渴，舌红少苔，脉细数。

6. 阳虚感冒证　症状：恶寒重，发热轻，头痛身痛，无汗，面色㿠白，语声低微，四肢不温，舌质淡胖、苔白，脉沉细无力。

四、临床验案

案 1

刘某，男，37岁，2016年8月2日初诊。

主诉：感冒4天。

病史：患者4天前感冒，现在自觉浑身乏力，精神欠佳，胸闷、胸部不适，腰部酸困，脘腹部满痛，按压加重，纳差，睡眠可，二便正常，大便日1次，舌质红、舌苔白厚水滑，脉浮濡。

中医诊断：感冒（暑湿伤表）。

西医诊断：上呼吸道感染。

处方：香薷饮加减。

藿香15g，川厚朴10g，清半夏15g，茯苓30g，杏仁10g，滑石20g，黄芩20g，柴胡15g，防风15g，荆芥（后下）15g，佩兰10g，甘草

10g，生姜 5 片，大枣（切开）5 枚。

7 剂，水煎服，1 剂 / 日，分两次服用。

【按语】 该患者 8 月感冒，暑月湿气较重，外感于寒，内伤于湿，暑湿伤表，表卫不和，故出现浑身乏力、胸闷等症状。脾喜燥而恶湿，湿困于脾，脾失健运，运化失职，出现脘腹部胀满疼痛，纳差。舌质红、舌苔白厚滑，脉浮濡，均为暑湿伤表之征。方中所用藿香、佩兰、厚朴均为芳香化湿之品，茯苓、滑石健脾利湿，半夏燥湿化痰，杏仁宣肺止咳，黄芩、柴胡、防风、荆芥清热解表，生姜解表散寒，甘草、大枣甘润和中。

案 2

康某，男，24 岁，2019 年 9 月 17 日初诊。

主诉：头痛、头晕 2 天。

病史：患者 2 天前出现头痛、头晕，体温 37.5℃，微恶风寒，出汗，双侧肩部酸痛，胃脘隐痛不适，食欲差，稍泛酸、烧心，无嗳气，腹泻，水样便，日 2~3 次，小便调，舌红、苔白稍厚，脉细略数。

中医诊断：感冒（风寒束表）。

西医诊断：上呼吸道感染。

处方：荆防败毒散加减。

荆芥（后下）12g，防风 12g，羌活 10g，独活 10g，柴胡 15g，前胡 12g，茯苓 30g，川芎 12g，桔梗 10g，枳壳 10g，薄荷（后下）10g，甘草 10g。

7 剂，水煎服，1 剂 / 日，分两次服用。

【按语】 风为阳邪，易袭阳位，风邪上扰头面，清阳不展，脉络失和则见头痛、头晕，双侧肩部酸痛。风邪在表，正与邪争，则见体温升高，恶寒，汗出。荆芥、防风辛温解表散寒；柴胡、薄荷解表清热；川芎活血散风，引药上行直达病所以治疗头痛、头晕。桔梗、枳壳、茯苓、甘草理气健脾。诸药合用以发散风寒，解表祛湿，为逆流挽舟法，风邪出，表邪解，腹泻愈。

案 3

刘某，男，53 岁，2019 年 12 月 10 日初诊。

主诉：感冒半月余。

病史：患者半个月来，每天上午 10 时左右，出现恶寒发热，寒多热少，骨节酸楚，至子夜汗出热退。次日依然，周而复始。服解热止痛片得汗出，汗后仅可舒快一时，继而又热。体倦乏力，食欲不振，微有恶心，大便日行一次，舌淡红少苔，脉象沉缓。

中医诊断：感冒（外感风寒）。

西医诊断：上呼吸道感染。

处方：桂枝麻黄各半汤。

麻黄 10g，白芍 12g，杏仁 10g，桂枝 10g，甘草 10g，生姜 3 片，大枣（切开）3 枚。

3 剂，水煎服，1 剂 / 日，分两次服用。

【按语】 患者平素体健少病，虽纳呆恶心，以其脉不弦、口不苦知邪未入少阳；且从清便自调观之，更未进入阳明，可见正气尚足，邪仍羁留于太阳。以其势不盛，不宜峻剂，故以桂枝汤调和营卫，以麻黄汤宣肺解表。方中白芍、甘草、大枣之酸收甘缓，配生姜、麻黄、桂枝之辛甘发散，刚柔相济，有小汗邪解之力，无过汗伤正之虞，由于用量较小起到小发其汗的作用，使内郁之阳通过发散透达于表，以平调阴阳，祛风解表。

第二节 咳 嗽

一、病证概述

咳嗽是以发出咳声或伴有咳痰为主症的一种肺系病证。它既是肺系疾病中的一个症状，又是独立的一种疾患。有声无痰为咳，有痰无声为嗽，临床上多表现为痰声并见，难以截然分开，故以咳嗽并称。

春秋战国时期，《内经》已经对咳嗽的病因、病机、证候分类和治疗列有专篇的论述，如《素问·咳论》中关于对咳嗽病因的认识："皮毛者，肺之合也；皮毛先受邪气，邪气以从其合也。其寒饮食入胃，从肺脉上至于肺则肺寒，肺寒则外内合邪，因而客之，则为肺咳""五脏六腑皆令人咳，非独肺也"。说明外邪犯肺和其他脏腑功能失调、内邪干肺均可导致咳嗽。咳嗽不只限于肺，也不离乎肺，根据咳嗽的症状，将其划分为五脏之咳：肺咳、肝咳、心咳、脾咳、肾咳；六腑之咳：胃咳、大肠咳、小肠咳、胆咳、膀胱咳、三焦咳，为咳嗽的辨证奠定了理论基础。

后世医家对咳嗽病证的病因、证治等做出了进一步的阐发。金元时期张子和在《儒门事亲·嗽分六气毋拘以寒》中指出："后人见是言，断嗽为寒，更不参较他篇。岂知六气皆能嗽人？若谓咳止为寒邪，何以岁火太过，炎暑流行，肺金受邪，民病咳嗽。"补充了既往仅以寒邪为外感致病之因的不足。明·张介宾在《景岳全书·咳嗽》中指出："以余观之，则咳嗽之要，止惟二证，何为二证？一曰外感，一曰内伤，而尽之矣。"据此执简驭繁地将咳嗽分为外感和内伤两大类，至今仍为临床所遵循。明·王纶在《明医杂著·咳嗽》中提出咳嗽的治法须分新久虚实。清·叶天士则阐明了咳嗽的基本规律和治疗原则，如《临证指南医案·咳嗽》云："咳为气逆，嗽为有痰。内伤外感之因甚多。确不离乎肺脏为患也。若因于风者，辛平解之；因于寒者，辛温散之；因于暑者，为熏蒸之气，清肃必伤，当于微辛微凉……"以上关于咳嗽的论述，至今仍对临床具有较大的参考价值。

范围：西医学中的急慢性支气管炎、咳嗽变异型哮喘、慢性阻塞性肺疾病等以咳嗽为主要症状的疾病均属于本病范畴，可参照本节辨证论治。

二、诊断与鉴别诊断

（一）诊断要点

1. 咳而有声，或伴咳痰。

2. 由外感引发者，多起病急、病程短，常伴恶寒发热等表证；由外感反复发作或其他脏腑功能失调引发者，多病程较长，可伴喘及其他脏腑失调的症状。

咳嗽按时间分为三类：急性咳嗽、亚急性咳嗽和慢性咳嗽。急性咳嗽＜3周，亚急性咳嗽3~8周，慢性咳嗽＞8周。肺部影像学、肺功能、诱导痰细胞学检查等有助于进一步明确本病的诊断。

（二）鉴别诊断

1. **肺痨**　肺痨因感染痨虫所致，以咳嗽、咯血、潮热、盗汗及身体逐渐消瘦为主症；而咳嗽以发出咳声或伴有咳痰为主要临床表现，多不伴有咯血、消瘦等。

2. **肺胀**　肺胀多见于老年人，有慢性肺系疾患病史，以咳嗽、咳痰、喘息气促、胸部膨满、憋闷如塞、面色晦暗为特征，或见唇舌发绀，颜面四肢浮肿，症状反复发作，时轻时重，经久不愈。咳嗽则不同年龄均可罹患，症状以咳嗽、咳痰为主，病程可长可短，但咳嗽日久可发展为肺胀。

三、辨证论治

1. **风寒袭肺证**　症状：咳嗽声重，气急，咽痒，咳白稀痰，常伴有鼻塞，流清涕，头痛，肢体酸痛，恶寒发热，无汗，舌苔薄白，脉浮或浮紧。

2. **风热犯肺证**　症状：咳嗽频剧，气粗或咳声嘶哑，喉燥咽痛，咳痰不爽，痰黏稠或色黄，常伴有鼻流黄涕，口渴，头痛，恶风，身热，舌红、苔薄黄，脉浮数或浮滑。

3. **风燥伤肺证**　症状：干咳无痰，或痰少而黏，不易咳出，或痰中带有血丝，咽喉干痛，口鼻干燥。初起或伴有少许恶寒，身热头痛，舌尖红、苔薄白或薄黄而干，脉浮数或小数。

4. **痰湿蕴肺证**　症状：咳嗽反复发作，咳声重浊，因痰而嗽，痰出则咳缓，痰多色白，黏腻或稠厚成块，每于晨起或食后咳甚痰多，胸闷脘痞，纳差乏力，大便时溏，舌苔白腻，脉濡滑。

5. **痰热郁肺证**　症状：咳嗽气粗，喉中可闻及痰声，痰多黄稠或黏厚，咯痰不爽，或有热腥味，或夹有血丝，胸胁胀满，咳时引痛，常伴有面赤或有身热，口干欲引，舌红、苔薄黄腻，脉滑数。

6. 肝火犯肺证 症状：上气咳逆阵作，咳时面红目赤，引胸胁作痛，咽干口苦，常感痰滞咽喉而咳之难出，量少质黏，或痰如絮条，症状可随情绪波动而增减，舌红、苔薄黄少津，脉弦数。

7. 肺阴亏虚证 症状：干咳，咳声短促，痰少质黏色白，或痰中带血丝，或声音逐渐嘶哑，口干咽燥，午后潮热，颧红盗汗，常伴有日渐消瘦，神疲乏力，舌红少苔，脉细数。

四、临床验案

案 1

李某，男，48 岁，2017 年 5 月 12 日初诊。

主诉： 咳嗽 3 个月，加重半个月。

病史： 患者患慢性支气管炎 5 年，今年自春节感冒后诱发慢性支气管炎，咳嗽至今未愈，服中西药无效。咳痰黄、质稠，咽喉有痒感，时有咽喉疼痛，眠差难以入睡，口干不欲饮水，食欲不振，大便调，1 次 / 日，舌质红、舌苔黄厚，脉滑数。

中医诊断： 咳嗽（痰热郁肺）。

西医诊断： 慢性支气管炎。

处方： 二陈汤、三拗汤加减。

姜半夏 10g，茯苓 20g，陈皮 10g，青皮 10g，黄芩 20g，竹茹 15g，桔梗 10g，炙麻黄 6g，杏仁 10g，僵蚕 20g，炙紫菀 20g，炙款冬花 20g，炙百部 20g，炙枇杷叶 15g，川贝母 10g，当归 15g，赤芍 10g，夜交藤 60g，炙甘草 10g，生姜 3 片，大枣（切开）5 枚。

3 剂，水煎服，1 剂 / 日，分两次服用。

二诊（2017 年 5 月 19 日）：患者诉服上药后，咳嗽减轻，黄痰减少，食欲增加，但仍入睡困难，舌质红、舌苔薄黄，脉弦滑。

姜半夏 10g，茯苓 20g，陈皮 10g，青皮 10g，黄芩 20g，竹茹 15g，

桔梗 10g，炙麻黄 6g，杏仁 10g，僵蚕 20g，炙紫菀 20g，炙款冬花 20g，炙百部 20g，炙枇杷叶 15g，川贝母 10g，当归 15g，赤芍 10g，夜交藤 60g，酸枣仁 20g，生龙骨（先煎）30g，生牡蛎（先煎）30g，炙甘草 10g，生姜 3 片，大枣（切开）5 枚。

7 剂，水煎服，1 剂/日，分两次服用。

【按语】 该患者为感冒后咳嗽，风邪入肺，留恋不去，故咽痒不适；脾失健运，痰湿内停，故食欲不振；痰阻气机，日久化火，故咳嗽痰多，色黄；痰热上扰心神，故失眠不寐。舌质红、舌苔黄厚，脉弦滑，皆为痰热内阻之象。故以二陈汤健脾化痰，为治病之本，加黄芩清热燥湿，三拗汤宣肺止咳，加僵蚕以增强祛风化痰之作用，久病及血，用当归、赤芍活血化瘀，同时当归又能降气止咳，《神农本草经》云其："味甘温，主咳逆上气。"加百部、紫菀、款冬花以增强化痰降气止咳之作用。二诊时咳嗽明显减轻，尚有心神不宁，失眠不寐，故用酸枣仁、龙骨、牡蛎以养血安神，重镇潜阳。

案 2

乔某，男，63 岁，2017 年 8 月 19 日初诊。

主诉：干咳 1 个月，加重 1 周。

病史：患慢性支气管炎 10 余年，长期服用金银花片，又于 1 个月前患急性胃肠炎，于河南省某医院住院治疗。现胃中灼热，纳差，睡眠尚可，大便干结，因家庭矛盾，长期以来情志抑郁，心烦急躁，舌质红、舌苔薄白少津，脉细数。

中医诊断：咳嗽（肺阴亏虚）。

西医诊断：慢性支气管炎。

处方：增液汤加味。

北沙参 20g，麦冬 30g，玄参 15g，生地黄 12g，五味子 10g，杏仁 10g，炙枇杷叶 10g，桑白皮 15g，桔梗 10g，黄芩 20g，蒲公英 30g，焦栀子 15g，当归 15g，甘草 10g。

7 剂，水煎服，1 剂/日，分两次服用。

二诊（2017 年 8 月 26 日）：患者服上药后，干咳减轻，胃中已无灼热感，但仍食欲不振，舌质红、舌苔薄白，脉细数。

北沙参 20g，麦冬 30g，玄参 15g，生地黄 12g，五味子 10g，杏仁 10g，炙枇杷叶 10g，桑白皮 15g，桔梗 10g，当归 15g，鸡内金 20g，鸡矢藤 30g，甘草 10g。

5 剂，水煎服，1 剂 / 日，分两次服用。

服完药后诸症消失。

【按语】 此证干咳无痰，为肺阴亏虚，虚火内扰，阴不制阳，故肺气不降，久治不愈。又患者长期情志抑郁，肝郁化火，肝火犯胃，故有心烦急躁；胃脘灼热，胃失和降，故食欲不佳；大便干结，舌红少苔，脉象细数为阴虚内热之象。故以养阴润肺，降气止咳为主，兼以清肝泻火。麦冬、生地黄、玄参为增液汤，滋养阴液，同时润肠通便，大肠腑气得通，肺气自降；加北沙参增强养阴润肺之功效，五味子收敛肺脏耗散之气，同时养阴生津；桔梗、杏仁升降肺气，以复肺气宣发肃降之功能；枇杷叶、桑白皮清肺降气止咳；焦栀子清肝泻火；黄芩、蒲公英清降胃火。二诊时，干咳好转，胃热消失，但仍食欲不振，故去清热泻火之栀子、黄芩、蒲公英等苦寒之品，加鸡内金、鸡矢藤以开胃消食、增进食欲。

案 3

董某，女，59 岁，2017 年 11 月 15 日初诊。

主诉：咳嗽 10 天。

病史：患慢性支气管炎 7 年，每年至秋冬天气转冷时即复发，10 天前因天气寒冷未及时添加衣服受凉后发病。现咳嗽痰多色白，时有喘息，胸闷不舒，全身倦怠，四肢乏力，大便稀溏，3 次 / 日，腰背困倦，食欲尚可，舌体胖大、舌质淡嫩、舌苔白滑，脉沉细而弱。

中医诊断：咳嗽（肺肾亏虚）。

西医诊断：慢性支气管炎。

处方：四君子汤、苏子降气汤加味。

黄芪 30g，党参 30g，土炒白术 20g，茯苓 30g，紫苏子 15g，姜半夏 10g，陈皮 15g，当归 10g，前胡 10g，桂枝 10g，熟地黄 24g，地龙 3g，杏仁 10g，补骨脂 30g，生姜 3 片，大枣（切开）5 枚。

　　7 剂，水煎服，1 剂 / 日，分两次服用。

　　二诊（2017 年 11 月 22 日）：患者服上药后，咳嗽、胸满好转，但仍乏力倦怠，气息不足，舌体胖、舌质淡红、舌苔白稍滑，脉沉细。

　　黄芪 60g，党参 45g，土炒白术 20g，茯苓 30g，紫苏子 15g，姜半夏 10g，陈皮 15g，当归 10g，前胡 10g，桂枝 10g，熟地黄 24g，地龙 3g，杏仁 10g，补骨脂 30g，蛤蚧 15g，生姜 3 片，大枣（切开）5 枚。

　　7 剂，水煎服，1 剂 / 日，分两次服用。

　　三诊（2017 年 11 月 29 日）：患者服上药后，身体明显较先前有力，诸症好转。效不更方，上方又服 15 剂后，咳嗽消失。

　　【按语】　此患者年老体力衰弱，肺脾肾三脏亏虚，脾虚不运，故全身倦怠乏力，大便稀溏；肾主纳气，肾气亏虚，肾气不纳，则喘息气短；肺气不足，失于宣降，则咳嗽痰多。故治法以补益脾肾，降气止咳为主。四君子汤加黄芪，补气健脾，培补后天之本；苏子降气汤为治疗痰气阻肺，肾阳亏虚型咳嗽喘息的常用方剂；熟地黄、补骨脂补肾纳气；地龙、杏仁止咳平喘。二诊时患者咳嗽减轻，但仍然感觉乏力倦怠，故增加黄芪、党参用量，以增强补气健脾之力；蛤蚧为血肉有情之品，能大补肾气，《本草求真》云其："色白入肺，功兼人参羊肉之用。故能治虚损痿弱、消渴喘嗽、肺痿吐沫等症。"

第三节　哮　喘

一、病证概述

　　哮病，又称哮证，是以喉中哮鸣有声，呼吸困难，甚则喘息不能平卧为主症的反复发作性肺系疾病。后世医家鉴于哮必兼喘，故又称哮喘。该病是一种常见的慢性呼吸系统疾病。

春秋战国时期，始有"喘鸣"之类的记载，与本病的发作特点相似。如《素问·阴阳别论》说："阴争于内，阳扰于外，魄汗未藏，四逆而起，起则熏肺，使人喘鸣。"《素问·通评虚实论》云："喘鸣肩息者，脉实大也，缓则生，急则死。"东汉时期，张仲景称之为"上气"，《金匮要略·肺痿肺痈咳嗽上气病脉证并治》曰："咳而上气，喉中水鸡声，射干麻黄汤主之。"指出哮病发作时的特征及治疗。《金匮要略·痰饮咳嗽病脉证并治》指出："膈上病痰，满喘咳吐，发则寒热，背痛腰疼，目泣自出，其人振振身瞤剧，必有伏饮。"从病理上将其归属于痰饮病中的"伏饮"证。隋·巢元方《诸病源候论》称本病为"呷嗽"，指出本病病理为"痰气相击，随嗽动息，呼呷有声"，治疗"应加消痰破饮之药"。此后，本病还有哮吼等形象性称谓。元·朱丹溪首创哮喘病名，并阐明病理因素"专主于痰"，提出"未发以扶正气为主，既发以攻邪气为急"的治疗原则。明·虞抟《医学正传》则进一步对哮与喘做了明确的区别，指出其鉴别特点为"喘以气息言，哮以声响言"，认为"喘促喉同如水鸡声者谓之哮，气促而连续不能以息者谓之喘"。清·叶天士《临证指南医案》认为喘证之因，亦有由外邪壅遏而致者，"若夫哮证，亦由初感外邪，失于表散，邪伏于里，留于肺俞"。

范围：西医学中的支气管哮喘属于本病范畴，可参照本病辨证论治；喘息性支管炎、嗜酸粒细胞增多症（或其他急性肺部过敏性疾患）引起的哮喘也可参考本节辨证论治。

二、诊断与鉴别诊断

（一）诊断要点

1. 发作时喉中哮鸣有声，呼吸困难，甚则张口抬肩，不能平卧，或口唇、指甲发绀。

2. 呈反复发作性，常由气候突变、饮食不当、情志失调、劳累等因素而诱发，发作前多有鼻痒、打喷嚏、咳嗽、胸闷等症状。

3. 有过敏史或家族史。

4. 辅助检查：血嗜酸性粒细胞及肺功能检查，有助于本病的诊断。

西医根据临床表现可分为急性发作期、慢性持续期和缓解期。哮喘严重发作，持续 24 小时以上，经治疗不缓解者，称为"哮喘持续状态"。

（二）鉴别诊断

1. **喘证** 哮病和喘证都有呼吸急促的表现。哮必兼喘，但喘未必兼哮。哮指声响言，以发作时喉中哮鸣有声为主要临床特征；喘指气息言，以呼吸气促困难为主要临床特征。哮是一种反复发作的独立性疾病，喘证是并发于多种急慢性疾病的一个症状。

2. **支饮** 支饮为饮留胸膈，虽然也可表现痰鸣气喘的症状，但多由慢性咳嗽经久不愈，逐渐加重而成咳喘，病势时轻时重，发作与间歇的界限不清，以咳嗽和气喘为主。如《金匮要略·痰饮咳嗽病脉证并治》说："咳逆倚息，短气不得卧，其形如肿，谓之支饮。"哮喘病间歇发作，突然起病，迅速缓解。

三、辨证论治

1. **寒哮** 症状：呼吸急促，喉中哮鸣有声，胸膈满闷如塞；咳不甚，痰稀薄色白，咳吐不爽，面色晦滞带青，口不渴或渴喜热饮，天冷或受寒易发，形寒畏冷；初起多兼恶寒、发热、头痛等表证；舌苔白滑，脉弦紧或浮紧。

2. **热哮** 症状：气粗息涌，咳呛阵作，喉中哮鸣，胸高胁胀，烦闷不安；汗出口渴喜饮，面赤口苦，咳痰色黄或色白，黏浊稠厚，咳吐不利，不恶寒；舌质红、苔黄腻，脉滑数或弦滑。

3. **肺虚证** 症状：喘促气短，语声低微，面色㿠白，自汗畏风；咳痰清稀色白，多因气候变化诱发，发前喷嚏频作，鼻塞流清涕；舌淡苔白，脉细弱或虚大。

4. **脾虚证** 症状：倦怠无力，食少便溏，面色萎黄无华；痰多而黏，咳吐不爽，胸脘满闷，纳呆；或食油腻易腹泻，每因饮食不当而诱发；舌质淡、苔白滑或腻，脉细弱。

5.**肾虚证** 症状：平素息促气短，动则为甚，呼多吸少；咳痰质黏起沫，脑转耳鸣，腰酸腿软；心慌，不耐劳累；或五心烦热，颧红；或畏寒肢冷，面色苍白；舌淡苔白质胖、少苔，脉沉细或细数。

四、临床验案

案 1

刘某，男，60岁，项城市人。2019年11月12日初诊。

主诉：气喘咳嗽5年余，加重2天。

病史：患者患慢性支气管哮喘5年多，反复发作，初诊症见气喘、咳嗽、胸闷、咽痒，稀白痰量多，偶有黄痰，畏寒，纳差，体倦乏力，动则喘甚，大便溏，舌质红、苔白厚，脉滑。

中医诊断：哮喘（肺肾亏虚）。

西医诊断：慢性支气管哮喘。

处方：射干麻黄汤、二陈汤合三子养亲汤加减。

麻黄10g，射干15g，清半夏12g，青皮10g，陈皮10g，白芍30g，炒紫苏子12g，白芥子15g，炒莱菔子10g，生黄芪30g，黄芩15g，蝉蜕（后下）10g，地龙15g，蛤蚧10g，五味子10g，干姜10g，细辛10g，补骨脂15g，桔梗10g，僵蚕15g，甘草10g，熟地黄24g，砂仁（后下）10g，山茱萸15g。

5剂，水煎服，1剂/日，分两次服用。

二诊（2019年11月18日）：患者诸症减轻，仍有气喘乏力，咳痰，苔白厚，脉滑。

首诊方加党参20g，川贝母10g，紫河车15g。

7剂，水煎服，1剂/日，分两次服用。

【按语】 患者因脾肾阳虚，痰浊壅肺故治以化痰止咳、纳气平喘，方用射干麻黄汤、二陈汤合三子养亲汤加减以宣肺平喘、下气止咳、燥湿化痰；蛤蚧、熟地黄、山茱萸、补骨脂以补肾纳气平喘；蝉蜕、地龙、僵蚕以活血通络、祛风止咳。二诊时，患者诸症减轻，仍有气喘乏力，咳痰，故在原方的基础上增加党参以增强补气健脾之力，川贝母化痰止咳，紫河车为血肉有情之品，能温肾、补精髓、益气养血，《本草备要》曰："紫河车即胞衣，一名混沌皮，大补气血。甘咸性温。本人之血气所生，故能大补气血，治一切虚劳损极。"

案 2

王某，男，69岁，郑州市人。2016年7月9日初诊。

主诉： 哮喘20余年。

病史： 患者患哮喘20余年，初诊症见气喘，吐青痰，质稠量少，双目昏花，冬天时下肢肿，纳食可，睡眠可，大便可，每日一行。舌体胖、舌尖红、舌质紫、苔白滑，脉濡涩。

中医诊断： 哮喘（脾肾亏虚）。

西医诊断： 慢性支气管哮喘。

处方： 金水六君煎、参蛤散合三子养亲汤加减。

生黄芪50g，清半夏15g，青皮10g，陈皮10g，生晒参20g，炒白芥子30g，炒苏子30g，黄芩30g，杏仁10g，炒莱菔子15g，葶苈子20g，桔梗15g，五味子15g，补骨脂30g，丹参30g，赤芍10g，白芍10g，僵蚕30g，蝉蜕（后下）10g，地龙30g，蛤蚧15g，紫河车15g，肉桂6g，制附子（先煎）6g，桂枝10g，丹皮15g，熟地黄45g，砂仁（后下）10g，甘草10g，大枣（切开）5枚。

7剂，水煎服，1剂/日，分两次服用。

二诊（2016年7月16日）：患者服用上方后，哮喘减轻，纳食尚可，腹胀，食后消化不良，大便稀，2~3次/日，眼花，舌体胖大、舌质紫、苔薄白，脉濡。

首诊方加土炒白术30g，茯苓30g，紫石英15g，改制附子（先煎）为

10g。

10 剂，水煎服，1 剂 / 日，分两次服用。

三诊（2016 年 7 月 26 日）：患者服用上方后，哮喘减轻，活动时加重，纳食可，腹胀，喘时加重，大便稀，1 次 / 日，眼花，舌体胖大、舌质紫、舌尖红、苔白厚，脉细涩。

上方加胆南星（先煎）20g，炒苍术 30g，滑石 30g，川厚朴 15g，改肉桂为 10 克。

14 剂，水煎服，1 剂 / 日，分两次服用。

四诊（2016 年 8 月 9 日）：患者服用上方后，哮喘好转，眼花，睡眠差，易早醒，纳食可，腹胀，大便稀，1 次 / 日，舌体胖大、舌质紫、苔薄黄，脉细。

上方加射干 15g，将黄芪用量调为 60g，生晒参为 30g，葶苈子为 30g，大枣（切开）10 枚。

7 剂，水煎服，1 剂 / 日，分两次服用。

【按语】 患者病久，年迈阴虚，精血不足，脾弱失运，下元失纳，积痰随气而升，故发为哮喘，吐青痰，质稠量少，肝肾阴虚至双目昏花。故治以固肾纳气平喘，方用金水六君煎、参蛤散合三子养亲汤加减。蛤蚧、熟地黄、紫石英、补骨脂以补肾纳气平喘；蝉蜕、地龙、僵蚕以活血通络、祛风止咳；紫河车为血肉有情之品，能温肾、补精髓、益气养血；三子养亲汤温肺化痰。二诊时，患者诸症减轻，仍有气喘，眼花，腹胀，食后消化不良，大便稀，故在首诊方的基础上增加了紫石英，加大了制附子用量，增强了温肾纳气平喘之效；增加了白术、茯苓以增强补气健脾之力。三诊时，患者虽哮喘减轻，但活动时仍加重，喘时腹胀也甚，故加大肉桂用量，增加胆南星、苍术、滑石、厚朴，增强温阳化痰祛湿之效。四诊患者哮喘好转，出现眠差、腹胀、便稀，故在三诊方基础上，加大生晒参、黄芪、葶苈子、大枣用量，增加了射干，增强补气化痰安神之功。

第四节 肺 癌

一、病证概述

原发性支气管肺癌（简称"肺癌"），是由于正气内虚、邪毒外侵引起的，以痰浊内聚，气滞血瘀，蕴结于肺，以致肺失宣发与肃降为基本病机，以咳嗽、咯血、胸痛、发热、气急为主要临床表现的一种恶性疾病。本病类属于中医"肺岩""肺积""痞癖""咳嗽""咯血""胸痛"等范畴。

肺癌是常见的恶性肿瘤之一，发病率居全部肿瘤的第1或第2位，且有逐年增高的趋势，发病年龄多在40岁以上，男女之比约为5：1。

肺癌是中西医学共同的疾病名称，西医学对肺癌按组织学分类，分为鳞状上皮细胞癌、小细胞癌、腺癌、大细胞癌等，其中以鳞状上皮细胞癌多见。由于肿瘤部位的不同，临床常分为中央型肺癌和周围型肺癌，以中央型肺癌常见。

范围：原发性支气管肺癌、肺部其他原发性恶性肿瘤、肺转移性肿瘤等，可参照本节进行辨证论治。

二、诊断与鉴别诊断

（一）诊断要点

1. 近期发生的呛咳、顽固性干咳持续数周不愈，或反复咯血痰，或不明原因的顽固性胸痛、气急、发热，或伴消瘦、疲乏等。

2. 年龄在40岁以上，有长期吸烟史的男性。

3. 辅助检查：痰脱落细胞学检查是早期诊断肺癌的简单而有效的方法，阳性率在80％左右，多次检查阳性率可提高。胸部X线检查、CT、支气管碘油造影，有助于肺癌的早期诊断。纤维支气管镜检查，可确定病变性质，病理检查是确诊肺癌的重要方法。

此外，对临床上高度怀疑为肺癌的病例，经上述检查未能确诊，且有切除条件者，可及时剖胸探查。

肺癌的细胞学分类诊断属西医学范畴，但它对估计病情、判断预后、选择治疗方案等有重要意义，所以也尽可能了解肺癌细胞学性质，结合患者的全身情况、肿瘤发展情况等，以合理安排综合治疗方案。

（二）鉴别诊断

1. 肺痨　肺痨与肺癌均有咳嗽、咯血、胸痛、发热、消瘦等症状，二者很容易混淆，应注意鉴别。肺痨多发生于青壮年，而肺癌好发于40岁以上的中老年男性。部分肺痨患者已愈合的结核病灶所引起的肺部瘢痕可恶变为肺癌。肺痨经抗痨治疗有效，肺癌经抗痨治疗则病情无好转。此外，现代诊断方法如肺部X线检查、痰结核菌检查、痰脱落细胞学检查、纤维支气管镜检查等，有助于二者的鉴别。

2. 肺痈　肺痈患者也可有发热、咳嗽、咯痰的临床表现，应注意鉴别。典型的肺痈是急性发病，高热、寒战、咳嗽、咳吐大量脓臭痰、痰中可带血，可伴有胸痛；肺癌发病较缓，热势一般不高，呛咳、咯痰不爽或痰中带血，伴见神疲乏力、消瘦等全身症状。肺癌患者在外感寒邪时，也可出现高热、咳嗽加剧等症，此时更应详细询问病史，四诊合参，并借助肺部X线检查、痰和血的病原体检查、痰脱落细胞学检查等实验室检查加以鉴别。

3. 肺胀　肺胀是多种慢性肺系疾患反复发作、迁延不愈所致的慢性肺部疾病。病程长达数年，反复发作，多发生于40岁以上人群，以咳嗽、咯痰、喘息、胸部膨满为主症；肺癌则起病较为隐匿，以咳嗽、咯血、胸痛、发热、气急为主要临床表现，伴见消瘦乏力等全身症状，借助肺部X线检查、痰脱落细胞学检查等不难鉴别。

三、辨证论治

（一）临床表现

肺癌的证候复杂，常因癌肿发生的部位、大小、种类、发展阶段及有无转移或并发症而有所不同。中心型肺癌出现症状早而明显，周围型肺癌早期无症状。通常认为，咳嗽、咯血、胸痛、发热、气急等，多见于肺癌的各种证型。

1. 咳嗽是最为常见的早期症状，患者常是阵发性呛咳，或呈高音调金属音的阻塞性咳嗽，无痰或仅有少量白色黏液痰。如痰郁化热，则咳嗽加剧，且见痰黄稠而黏，久则肺阴与肺气俱伤。肺阴伤则可见干咳、咯血；肺气伤则可见咳声低弱、短气等症。病至晚期则见咳声低怯、端坐喘息、声音嘶哑、唇绀、面浮肢肿等气血阴阳俱衰的见证。

2. 咯血时作时止，量可多可少，色或鲜红，或深暗，多兼泡沫，或痰中带血互不相混，伴腐肉而出；大络破损或癌巢破溃空洞形成可致出血不止，或阻塞气道窒息，或气随血脱均可猝死。虚证咯血，多不能自止，痰血相混，久而不止。但多为先实而后虚，虚实夹杂。

3. 胸痛患者多有程度不同的胸痛。肺癌早期胸痛不著，胸闷满胀，疼痛而不固定，多以气滞为主；晚期邪毒浸渍，瘀血不行则疼痛夜甚，固定不移，如锥如刺，甚至终日不休，痛不可耐，甚则破骨坏肉，痛不可按，不得转侧。

4. 发热为肺癌常见之证，一般多属阴虚内热，故见午后或夜间发热，或手足心热，伴有心烦、盗汗、口干、咽燥等症，发热亦可由痰瘀内阻、毒热内蕴引起，热势壮盛，久稽不退。

5. 气急初期正气未大衰，表现为息高声粗，胸憋气急，多见实证。晚期邪毒盘踞日甚，肺之气阴俱损，则气短喘息而声息低怯，胸闷而不甚急，因少气不足以息故动则尤甚，静而喜卧不耐劳作，气息低微，此为邪实而正虚。

肺癌晚期，癌肿邪毒可导致消瘦和虚损证候。不同部位的远处转移常可引起相应症状的发生。

（二）辨证要点

1. **辨证候虚实**　肺癌的发生多与肺气不足，痰湿瘀血阻滞有关。肺癌早期，多见气滞血瘀，痰湿毒蕴之证，以邪实为主；肺癌晚期，多见阴虚毒热，气阴两虚之证，以正虚为主。临床上，多病情复杂，虚实互见。

2. **辨邪正盛衰**　肺癌是高度恶性的肿瘤，发展快，变化速。辨明邪正盛衰，是把握扶正祛邪治则和合理遣方用药的关键。一般说来，肺部癌瘤及症状明显，但患者形体尚丰，生活、活动、饮食等尚未受阻，此时多为邪气盛而正气尚充，正邪交争之时；如病邪在肺部广泛侵犯或多处转移，全身情况较差，消瘦、乏力、衰弱、食少，生活行动困难，症状复杂多变者，多为邪毒内盛而正气明显不支的正虚邪实者。

（三）治疗原则

扶正祛邪、标本兼治是治疗肺癌的基本原则。本病整体属虚，局部属实，正虚为本，邪实为标。肺癌早期，以邪实为主，治当行气活血、化瘀软坚和清热化痰、利湿解毒；肺癌晚期，以正虚为主，治宜扶正祛邪，分别采用养阴清热、解毒散结及益气养阴、清化痰热等法。临床还应根据虚实的不同，每个患者的具体情况，按标本缓急恰当处理。由于肺癌患者正气内虚，抗癌能力低下，虚损情况突出，因此，在治疗中要始终顾护正气，保护胃气，把扶正抗癌的原则，贯穿肺癌治疗的全过程。应在辨证论治的基础上选加具有一定抗肺癌作用的中草药。

肺癌，临床常见，崔师认为痰瘀浊毒这些病理产物导致了"积"即癌瘤的形成，根本在于正气之虚，在临证治疗中，每用生半夏、生南星、生牡蛎等生药以加强化痰散结之功，又用白英、白屈菜、半枝莲、猫爪草、蚤休以解毒抗癌，再辅以健脾益气等扶正之品，标本兼治，有助于患者证候的缓解，延长生命，提高生活质量。

（四）分证论治

1. 气血瘀滞证 症状：咳嗽不畅，胸闷气憋，胸痛有定处，如锥如刺，或痰血暗红，口唇紫暗，舌质暗或有瘀斑、苔薄，脉细弦或细涩。治则：活血散瘀，行气化滞。方药：血府逐瘀汤。

2. 痰湿蕴肺证 症状：咳嗽，咯痰，气憋，痰质稠黏，痰白或黄白相兼，胸闷胸痛，纳呆便溏，神疲乏力，舌质淡、苔白腻，脉滑。治则：行气祛痰，健脾燥湿。方药：二陈汤合瓜蒌薤白半夏汤。

3. 阴虚毒热证 症状：咳嗽无痰或少痰，或痰中带血，甚则咯血不止，胸痛，心烦寐差，低热盗汗，或热势壮盛，久稽不退，口渴，大便干结，舌质红、舌苔黄，脉细数或数大。治则：养阴清热，解毒散结。方药：沙参麦冬汤合五味消毒饮。

4.**气阴两虚证**　症状：咳嗽痰少，或痰稀而黏，咳声低弱，气短喘促，神疲乏力，面色㿠白，形瘦恶风，自汗或盗汗，口干少饮，舌质红或淡，脉细弱。治则：益气养阴。方药：生脉饮合百合固金汤。

四、临床验案

案 1

陈某，男，50 岁，2013 年 10 月 26 日初诊。

主诉：右侧胸部、背部疼痛半年余。

病史：患者半年多前出现右侧胸部、背部疼痛。目珠黄，体瘦，纳眠可，平素大便难，2~3 天一行，近来正常，时干咳，少痰，丙肝，舌体胖大、质紫红、苔黄厚。2013 年 5 月 30 日行肺部手术。

中医诊断：肺积（痰瘀互结）。

西医诊断：肺癌术后化疗放疗。

处方：自拟扶正抗癌方加减。

生黄芪 30g，生晒参 30g，生半夏 18g，升麻 30g，石韦 30g，鸡血藤 15g，白花蛇舌草 30g，猫爪草 30g，生南星 15g，露蜂房 15g，炒薏苡仁 60g，蚤休 10g，砂仁（后下）15g，紫苏梗 30g，桔梗 15g，鸡内金 15g，焦三仙 15g，夏枯草 30g，川贝母 15g，浙贝母 20g，生牡蛎（先煎）30g，僵蚕 30g，苏子 30g，制鳖甲（先煎）30g，淫羊藿 30g，甘草 10g。

15 剂，水煎服，1 剂 / 日，分两次服用。

二诊（2013 年 11 月 5 日）：患者咳嗽，多黏白色痰，足肿，右胸背疼痛，止痛药停三天又痛。大便易通畅，2 次 / 日。饮食一般。左足骨髓炎病史。舌质紫、苔厚薄黄，脉细滑数。

生半夏（先煎）30g，生南星（先煎）20g，生薏苡仁 60g，生黄芪 50g，生晒参 30g，露蜂房 15g，杏仁 10g，桔梗 15g，芦根 15g，冬瓜仁 30g，僵蚕 30g，夏枯草 30g，川贝母 15g，黄芩 15g，玄参 30g，当归 30g，白花蛇舌草 30g，猫爪草 30g，延胡索 30g，制鳖甲（先煎）30g，白英 30g，白屈菜 30g，炙枇杷叶 15g，炙紫菀 30g，砂仁（后下）15g，丹参 30g，土茯苓 45g，天冬 30g，金荞麦根 30g，旋覆花布包 15g，生蒲黄（布包）20g，炒五灵脂 20g，甘草 10g。

15 剂，水煎服，1 剂／日，分两次服用。

后以上方加减治疗三月余，疼痛明显缓解，病情稳定。

【按语】 该患者以胸背疼痛为主诉来诊，既往肺部行手术治疗，现在疼痛表明肺癌已发生转移，疾病进入后期，初诊治疗以黄芪、生晒参、白花蛇舌草、露蜂房、鸡血藤等以扶正抗癌，升麻、石韦是崔师临证升白细胞常用对药，生半夏、生南星、僵蚕、苏子、川贝母、浙贝母、生牡蛎、桔梗等以化痰散结，砂仁、紫苏梗以理气，鸡内金、焦三仙以健脾消食，顾护脾胃之本，使其得气血生化之源。二诊，患者仍有疼痛，合入失笑散（蒲黄、五灵脂）以活血止痛；患者咳嗽痰多，所以合入芦根、冬瓜仁，取千金苇茎汤以化痰涤浊，白英、白屈菜和白花蛇舌草、猫爪草皆是崔师治疗肺癌的专用对药。以此加减治疗，终获病情稳定，痛苦减轻。

案 2

曲某，男，63 岁，2014 年 4 月 26 日初诊。

主诉：咳嗽加重 1 个月。

病史：患者近 1 个月咳嗽加重，吐黄黏痰夹血丝，晨起及阴天咳重。怕冷。纳可，大便可，1 次／日。2014 年 4 月 9 日河南省某医院诊为"右肺鳞癌"。舌质红、舌体胖，津多。脉沉细滑。

中医诊断：肺积（阴阳俱虚、肺络受损）。

西医诊断：①支气管肺癌；②咯血。

处方：三生汤加减。

生半夏 20g，生黄芪 50g，灵芝 15g，生薏苡仁 60g，黄芩 20g，杏仁 10g，前胡 15g，生南星 15g，仙鹤草 30g，煅花蕊石 30g，三七（煎入）10g，炒车前子（布包）15g，川贝母 15g，天竺黄 20g，北沙参 30g，天冬 20g，麦冬 20g，太子参 30g，竹茹 15g，茜草 15g，芦根 30g，桔梗 15g，僵蚕 30g，夏枯草 30g，生牡蛎（先煎）30g，白花蛇舌草 30g，浙贝母 30g，蚤休 10g，猫爪草 30g，甘草 10g。

15 剂，水煎服，1 剂 / 日，分两次服用。

二诊（2014 年 5 月 10 日）：患者自诉服上药后效可，咳嗽及咯血量少，痰变稀，纳可，眠可，二便正常，舌质紫、体胖，苔白稍厚，水滑，脉沉弦滑有力。

上方加麻黄 10g，白及 15g，生地榆 15g，制附子（先煎）15g，肉桂 10g，改炒车前子（布包）25g。

15 剂，水煎服，1 剂 / 日，分两次服用。

三诊（2014 年 5 月 31 日）：患者服 5 月 10 日方后咳嗽继减。整体状态改善，晨起咳脓血痰，色鲜艳。纳眠可，二便正常。舌质紫、体胖、苔白根厚，水滑，脉细滑数。

2014 年 5 月 10 日方：改麻黄为炙麻黄 10g；加射干 15g，炒蒲黄（布包）15g，制鳖甲（先煎）30g。

15 剂，水煎服，1 剂 / 日，分两次服用。

四诊（2014 年 6 月 17 日）：患者每日晨起咳嗽，咯痰，色红绿夹杂，咳嗽较前减少，痰量减少，面色萎黄，天阴咳嗽加重（气管炎病史 20 年），神疲倦较前好转，纳眠可，大便溏，2~3 次 / 日。舌体胖大、质紫、苔白厚裂纹，水滑欲滴，脉滑。

生黄芪 30g，生半夏 20g，生南星 20g，灵芝 15g，生薏苡仁 60g，夏枯草 30g，猫爪草 30g，白花蛇舌草 30g，露蜂房 15g，生晒参 15g，黄芩 20g，杏仁 10g，五味子 15g，炒车前子（布包）15g，桔梗 15g，僵蚕 30g，川贝母 15g，蚤休 10g，仙鹤草 30g，浙贝母 30g，生牡蛎（先煎）30g，制鳖甲（先煎）30g，土茯苓 30g，炙麻黄 9g，百部 30g，三七（煎入）10g，甘草 10g。

15 剂，水煎服，1 剂 / 日，分两次服用。

五诊（2014年7月19日）：患者自诉服上药后效佳，已半月未咳血，纳改善，时仍有痰，大便可，1次／日，舌体胖、质紫，苔白稍厚。脉滑细数。

2014年6月17日方加壁虎15g，海藻（洗净）30g，改生黄芪为50g。

15剂，水煎服，1剂／日，分两次服用。

后间断调理，1年后复诊患者无明显不适。

【按语】 该患者右肺鳞癌，以咳嗽、咯血为主要问题来诊，晨起及阴天加重，怕冷，脉沉细，证属阳气不足，之所以初诊未用麻黄、附子等热药，盖因痰质黄黏，所以用黄芪、灵芝、太子参、沙参、麦冬、天冬以益气养阴润肺，辅以黄芩、浙贝母、竹茹、天竺黄以化痰热；仙鹤草、煅花蕊石、三七以止血。二诊，症状减轻，痰质变稀，加用麻黄、附子、肉桂以温化痰饮；白及、地榆以止血。三诊，继续以蒲黄止血，盖患者状态改善，加入鳖甲以软坚散结。四诊，仍以扶正为主。五诊，患者咳血已止，症状改善，加入壁虎，合前方三七为虎七散以抗癌消瘤，加海藻既能化痰，亦能散结，以扶正兼祛浊邪调治，效果良好。

第二章

心系疾病

　　心位于胸中，两肺之间，膈膜之上，外有心包络卫护，主宰人的整个生命活动，故有"君主之官""生之本"的称谓。心的主要生理功能是主血脉和主神明。心以阳气为用，饮食水谷经脾胃运化而生成的水谷精微，须经心火（即心阳）的"化赤"作用才能转化为血液，同时心气可激发心脏的搏动，推动血液运行于脉中，流注于全身，周而复始，循环不休，发挥着营养和濡润作用，以使生机不息。心藏神，能够主宰五脏六腑、形体官窍等生命活动和意识、思维等精神活动，协调各脏腑功能，所有复杂的精神活动实际上都是在"心神"的主导下，由五脏协作共同完成的。因此情志所伤，首伤心神，内伤七情、五志过极均会导致心神受损，从而使心的生理功能失常，脏腑气机紊乱，主要病理变化为心气血阴阳失调。如饮食劳倦、七情所伤、感受外邪及药食不当等扰乱心神或心神失养，使心主不安则为心悸；寒邪内侵、饮食情志失节、劳倦内伤等痹阻胸阳，阻滞心脉则为胸痹；心神不安，神不守舍而不得卧则为不寐。

　　心主人身之神，为"五脏六腑之大主"，能生血、主血脉、通神明，调控全身脏腑的活动，若心神异常，亦会损及相应脏腑。心主血功能失常，不能"奉心化赤"，则肝血亦可亏虚，可导致血不养筋、血虚生风等；心阳不能下行温助肾阳，则水火失济，心肾不交；心神受损，不能驾驭精气，导致全身脏腑气机失调，则脾胃无力运化，宗气不行，肺失宣降。因此，心系病证可涉及心、肝、脾、肾、肺、胃等多个脏腑，临证时需谨慎辨证。

第一节 心 悸

一、病证概述

心悸，是指患者时感心慌不安，心跳剧烈，不能自主的疾病，每遇情绪激动时症状加重。病情轻者，患者偶感心中惊悸，病情严重者则发为"怔忡"，甚至每日感到心中跳动不安，常伴有胸闷、气短、失眠、健忘、眩晕、耳鸣等。

《内经》中虽无本病病名，但对与本病相关的病因、病证表现、预后等均有所认识。病因方面，有宗气外泄、突受惊恐、复感外邪、心脉不通等；病证表现方面，有"乳之下，其动应衣"（《素问·平人气象论》），"惊则心无所依，神无所归，虑无所定"（《素问·举痛论》），"烦则心下鼓"（《素问·痹论》）等记载；预后方面，认识到严重脉律失常则预后不良，如《素问·平人气象论》曰："脉绝不至曰死，乍疏乍数曰死。""心悸"一名首见于东汉·张仲景的《伤寒论》和《金匮要略》，《伤寒论》中言："伤寒，脉结代，心动悸，炙甘草汤主之。"《金匮要略》中言："寸口脉动而弱，动即为惊，弱即为悸。"认为主要病因有惊扰、水饮、虚劳及汗后受邪等。元·朱丹溪认为心悸的发病应责之于虚与痰。明·虞抟详细论述了惊悸和怔忡的区别、联系。清·李用粹将心悸分为肝胆心虚、郁痰、停饮、气虚、血虚、痰结、气郁、阴火等八个方面。清·唐容川在《血证论》中，将本病病因病机归于虚、痰、瘀、火四个方面，所列方药已较为完备。

范围：西医学的心律失常、心功能不全、心肌炎、神经官能症、甲状腺功能亢进等以心悸为主要表现者，可参照本节内容辨证论治。

二、诊断与鉴别诊断

（一）诊断要点

1. 病史　发病常与情志刺激（如惊恐、紧张）及劳倦、饮酒、饱食、服用特殊药物等有关。

2. 症状　①自觉心中悸动不安，心搏异常，或快速，或缓慢，或跳动过重，或忽跳忽止，呈阵发性或持续不解，甚则不能自主。②可见数、促、结、代、涩、缓、沉、迟等脉象。③常伴有胸闷不舒，易激动，心烦寐差，颤抖乏力，头晕等症。④中老年患者，可伴有心胸疼痛，甚则喘促，汗出肢冷，严重者可有晕厥。

3. 辅助检查　可进行心电图检查或 24h 动态心电图监测，观察有无心律失常；心脏彩超出现心腔结构扩大，射血分数下降，心室壁增厚等结果，均提示心功能不全。实验室检查出现红细胞计数低于 3×10^{12}/L、血红蛋白低于 70g/L，提示为贫血；血清总甲状腺素（TT4）、血清总三碘甲状腺原氨酸（TT3）、血清游离甲状腺素（FT4）和游离三碘甲状腺原氨酸（FT3）升高，血清 TSH 降低，均提示甲状腺功能亢进。

（二）鉴别诊断

本病应注意与消化系统疾病、呼吸系统疾病所引起的胸闷、心慌相鉴别。

三、辨证论治

本病以脏腑气血阴阳亏损为虚，以水饮、瘀血、痰火为实，常呈虚实错杂之证候。

1. 心虚胆怯证　症状：心悸不宁，善惊易恐，坐卧不安，不寐多梦而易惊醒，恶闻声响，食少纳呆，苔薄白，脉细数或细弦。

2. 心血不足证　症状：心悸气短，头晕目眩，失眠健忘，面色无华，倦怠乏力，纳呆食少，舌淡红，脉细弱。

3. **阴虚火旺证** 症状：心悸易惊，心烦失眠，五心烦热，口干，盗汗，思虑劳心则症状加重，伴耳鸣腰酸，头晕目眩，急躁易怒，舌红少津、苔少或无，脉细数。

4. **心阳不振证** 症状：心悸不安，胸闷气短，动则尤甚，面色苍白，形寒肢冷，舌淡苔白，脉虚弱或沉细无力。

5. **水饮凌心证** 症状：心悸眩晕，胸闷痞满，渴不欲饮，小便短少，或下肢浮肿，形寒肢冷，伴恶心，欲吐，流涎，舌淡胖、苔白滑，脉弦滑或沉细而滑。

6. **瘀阻心脉证** 症状：心悸不安，胸闷不舒，心痛时作，痛如针刺，唇甲青紫，舌质紫暗或有瘀斑，脉涩或结或代。

7. **痰火扰心证** 症状：心悸时发时止，受惊易作，胸闷烦躁，失眠多梦，口干苦，大便秘结，小便短赤，舌红、苔黄腻，脉弦滑。

崔师认为随着现代生活节奏的加快、压力的增加，特别是青年女性，由于其独特的生理，情绪容易波动，易罹患情志病。大多数心悸患者并没有明显的器质性病变，但是心悸、胸闷、气短的症状往往给患者造成极大的痛苦，随着病程的迁延，患者情绪易受影响，出现烦躁、失眠、焦虑的症状，耗伤人体的正气和阴津，失眠又加重阴津暗耗，使患者心悸症状加重，造成恶性循环。所以在临床用药时，崔师根据患者自身的体质，辨证处方，酌情添加养阴的药物治疗心悸，往往能取得较好的临床疗效。

四、临床验案

案 1

孙某，男，26岁，2018年10月13日初诊。

主诉： 心悸3个月。

病史： 患者诉2017年4月于河南省某医院行心脏预激综合征手术（射频消融术），有鼻窦炎10余年。近3个月出现室性早搏频发（4个月减肥50余斤），心悸，心律失常，头重、头痛下午及夜间较重，鼻塞，流少量脓黏鼻涕，纳眠可。大便黏滞，不成形，2次/日。舌质透紫、苔薄黄，脉细。

辅助检查： 心电图示频发室性早搏。

中医诊断： ①心悸（心阳不振）；②鼻渊。

西医诊断： 频发室性早搏。

处方： 透脓散、苍耳子散合桂枝汤加减。

生黄芪30g，当归15g，白芷30g，炮山甲15g，皂刺30g，丹参30g，辛夷10g，薄荷（后下）9g，黄芩20g，连翘30g，茶树根30g，桔梗15g，赤芍15g，桂枝15g，蒲公英30g，桑白皮30g，石菖蒲12g，苦参15g，丹皮15g，炙甘草10g。

7剂，水煎服，1剂/日，分两次服用。

二诊（2018年10月20日）：患者诉鼻塞流涕已愈，早搏仍频发，午饭后重，食欲欠佳，早晨喝完药后不欲饮食，晚上亦不进食，舌质红、苔白厚，脉细。

黄连15g，清半夏15g，青皮10g，陈皮10g，茯苓30g，竹茹15g，炒枳壳10g，土炒白术30g，杏仁10g，薏苡仁30g，生龙骨（先煎）50g，生牡蛎（先煎）50g，桂枝30g，赤芍15g，白芍15g，茶树根30g，藿香15g，生黄芪30g，丹参30g，郁金30g，桑寄生30g，生龙齿（先煎）30g，磁石（先煎）30g，生晒参30g，北沙参30g，玄参30g，丹皮15g，鸡内金15g，炙甘草10g。

7剂，水煎服，1剂/日，分两次服用。

三诊（2018年10月27日）：患者诉早晨及上午已无早搏，下午及晚上感觉有早搏，脉沉细，舌尖红，苔中根部白厚，大便臭。

上方改黄连15g，生龙骨（先煎）60g，生牡蛎（先煎）60g，生黄芪50g，炙甘草15g，加山萸肉30g。

7剂，水煎服，1剂/日，分两次服用。

患者服药1周后，鼻塞流涕即愈，后继续服药月余，现早搏仅偶尔发作。

【按语】 该患者频发早搏，舌质透紫，脉沉细，为心阳不振，血脉瘀阻，应当温振心阳，活血通络，兼顾鼻塞头痛等症状，给予疏风透邪通窍之品。因此崔师针对心阳不振，营卫失和之证，应用桂枝汤调和营卫。再以透脓散重用黄芪，与当归、川芎相配，有益气和血的作用，炮山甲、皂角刺可疏通经脉，故全方又有补气通络作用。苍耳子散为治鼻鼽第一方，苍耳子散为"手太阴、足阳明药也；凡头面之疾，皆由清阳不升、浊阴逆上所致"。三方合用，有针对性地治疗，方可药到病除。因其食欲不佳，胃纳不香，故二、三诊改用黄连温胆汤合桂枝汤加减治疗，使心脾同治，燥湿化痰，和胃利胆，标本兼顾。

案 2

王某，女，49 岁，2019 年 5 月 25 日初诊。

主诉：心跳快 5 年。

病史：自觉心跳快，胸闷，乏力，易汗出，面色少华，纳眠可，大便干结，3~4 天 1 次，舌质淡，苔黄，脉沉滑。

辅助检查：心电图示心律失常。

中医诊断：①心悸（心血不足）；②便秘。

西医诊断：①心律失常；②功能性便秘。

处方：当归芍药散、瓜蒌薤白汤、冠心 2 号方合桂枝甘草汤加减。

生地黄 30g，当归 30g，白芍 30g，生白术 60g，炒枳实 30g，槟榔 15g，生黄芪 30g，丹参 30g，桂枝 20g，桑寄生 30g，杏仁 10g，桔梗 15g，苦参 15g，黑芝麻 30g，全瓜蒌 70g，薤白 30g，川芎 15g，生大黄（后下）6g，炙甘草 15g。

7 剂，水煎服，1 剂 / 日，分两次服用。

患者服药后效佳，依方调治月余而愈。

【按语】 方中重用芍药、当归养血止痛；生地黄养阴生津，又能祛瘀止痛；生黄芪补一身之气；桑寄生补肝肾通经络；又助以川芎活血通络止痛，行气开郁，通行十二经；丹参活血化瘀，通络止痛，宁心安神；生白术益脾燥湿；瓜蒌理气宽胸、涤痰散结，并可稀释软化稠痰以通胸膈痹塞；薤白通阳散结，行气止痛；瓜蒌实配伍薤白，温通滑利，善散阴寒之凝滞，行胸阳之壅结，为治疗心悸的常用对药；桂枝味辛温，色赤入心，长于温通经脉，和营通阳，平冲降逆，定惊悸；甘草味甘平，甘缓和中，缓急定悸，又长于补中焦之气，能助阳气，桂枝、甘草二者相合，即辛甘化阳，心阳得复，心悸自平；枳实破气导滞；杏仁上肃肺气、下降大肠；黑芝麻质润多脂，配伍以生大黄，润肠与泻下同用；桔梗提壶揭盖上开宣肺气。全方配伍得宜，共奏补血养心、温通心阳、润肠通便之功效。

 案 3

张某，女，52岁，2019年12月28日初诊。

主诉： 心慌2年余。

病史： 患者诉有高血压、高血糖（数值未知）病史，现自觉心慌，易急躁，两侧太阳穴处头痛，睡眠不佳，易醒，浑身乏力，平素怕热，易出汗，纳可，二便正常。舌质紫、苔白厚，脉弦滑。

中医诊断： 心悸（阴虚火旺）。

西医诊断： 心律失常。

处方： 二仙汤、桂枝甘草龙骨牡蛎汤合二至丸加减。

知母30g，黄柏30g，当归10g，巴戟天15g，仙茅15g，淫羊藿30g，莲子心12g，丹皮15g，焦栀子20g，柴胡15g，赤芍15g，白芍15g，桂枝15g，生龙骨（先煎）50g，生牡蛎（先煎）50g，茯苓30g，茯神30g，石菖蒲15g，丹参30g，郁金30g，炒莪术30g，藿香30g，佩兰30g，霜桑叶30g，浮小麦30g，甘草10g，旱莲草20g，女贞子20g，大枣（切开）5枚。

7剂，水煎服，1剂/日，分两次服用。

二诊（2020年1月11日）：服药后无不适。心慌、急躁减轻，头痛已愈，眠可，双目视物模糊，纳可，二便正常。今晨测量血压167/103mmHg，空腹血糖8.3mmol/L。舌质紫、苔白厚，脉沉。

黄连15g，肉桂10g，清半夏15g，青皮10g，陈皮10g，炒枳壳12g，竹茹15g，生黄芪30g，川芎30g，丹皮15g，赤芍15g，桂枝30g，谷精草30g，青葙子30g，枸杞子15g，蝉蜕（后下）10g，夏枯草30g，地龙30g，桑寄生30g，山萸肉50g，焦栀子20g，浮小麦30g，霜桑叶30g，甘草10g，黄芩20g，葛根30g，丹参30g，炒苍术30g，玄参30g。

7剂，水煎服，1剂/日，分两次服用。

三诊（2020年1月4日）：上药未服尽，心慌基本已愈，双目仍视物模糊，纳眠可，二便正常，大便一日两行，舌质紫、苔黄厚（染苔），脉沉细。

上方加草果10g，知母30g，川厚朴15g，菊花10g，去蝉蜕。

7剂，水煎服，1剂/日，分两次服用。

【按语】 崔师善于将经方与时方相结合，不拘泥于一家之言，针对此患者，用二仙汤、桂枝甘草龙骨牡蛎汤合二至丸为主方，以温养心脉，补肾之阴阳；同时配以清热凉血、除烦安神药物之莲子心、焦栀子、浮小麦、丹参、丹皮等，诸药可入心经，解心慌之症；再加菖蒲、郁金等药，能走上焦，行胸膈之气滞；柴胡加芍药，散收合用，疏肝柔肝，有助于行气行血；大枣、茯苓、藿香、佩兰等健脾化湿，以助中焦枢机运转复常；全方同奏滋阴降火、养心安神之功。二、三诊改用交泰丸合温胆汤加减，升阳泻阴，降压调脂，降低血糖，以改善高血压、高血糖等基础病证。

第二节 胸 痹

一、病证概述

胸痹是指以胸部闷痛，甚则胸痛彻背、喘息不得卧为主症的一种疾病，轻者仅感胸闷如窒，呼吸欠畅，重者则有胸痛，严重者心痛彻背，背痛彻心。本病以中老年人多见，但近年来有年轻化趋势。

"胸痹"二字首见于《灵枢·本脏》："肺大则多饮，善病胸痹，喉痹，逆气。"《灵枢·五邪》指出其临床表现："邪在心，则病心痛。"《素问·脏气法时论》亦说："心病者，胸中痛，胁支满，胁下痛，膺背肩胛间痛，两臂内痛。"《素问·缪刺论》又有"卒心痛""厥心痛"之称。《灵枢·厥病》把心痛严重、且迅速造成死亡者，称为"真心痛"，谓："真心痛，手足青至节，心痛甚，旦发夕死，夕发旦死。"东汉·张仲景《金匮要略》正式提出"胸痹"的名称，并进行了专门的论述。把病因病机归纳为"阳微阴弦"，即上焦阳气不足，下焦阴寒气盛，乃本虚标实之证。在治疗上，根据不同证候，制定了瓜蒌薤白白酒汤等方剂，以取温通散寒，宣痹化湿之效，体现了辨证论治的特点。宋金元时代有关胸痹的论述更多，治疗方法也十分丰富。如《圣济总录·胸痹门》有"胸痹者，胸痹痛之类也……胸脊两乳间刺痛，甚则引背胛或彻背膂"的症状记载。《太平圣惠方》将心痛、胸痹并列。在"治卒心痛诸方""治久心痛诸方""治胸痹诸方"等篇中，收集治疗本病的方剂甚丰，观其制方，芳香、温通、辛散之品；每与益气、养血、滋阴、温阳之品相互为用，标本兼顾，丰富了胸痹的治疗内容。

范围：根据本证的临床特点，主要与西医学所指的冠状动脉粥样硬化性心脏病（心绞痛、心肌梗死）关系密切，其他如心包炎、二尖瓣脱垂综合征、病毒性心肌炎、心肌病、慢性阻塞性肺气肿、慢性胃炎等，出现胸闷、心痛彻背、短气、痛不得卧等症状者，亦可参照本节内容辨证论治。

二、诊断与鉴别诊断

（一）诊断要点

1. **病史**　多见于中年以上，常因操劳过度、抑郁恼怒、多饮暴食或气候变化而诱发，亦有无明显诱因或安静时发病者。

2. **症状**　①胸部憋闷疼痛，甚则痛彻左肩背、咽喉、胃脘部、左上臂内侧等部位，一般持续几秒到几十分钟，休息或用药后可缓解。②突然发病，时作时止，反复发作。③常伴有心悸、气短、汗出，甚则喘息不得卧。④严重者可见胸痛剧烈，持续不解，汗出肢冷，面色苍白，唇甲青紫，脉散乱或微细欲绝等危候，甚至导致猝死。

3. 辅助检查　心电图、心肌标志物、动态心电图、心脏彩色多普勒、冠状动脉CTA、冠状动脉造影检查和平板运动试验等有助于本病的诊断，可明确病变部位与严重程度。如天门冬氨酸氨基转移酶（AST）、肌酸磷酸激酶（CK）、乳酸脱氢酶（LDH）升高，提示可能为心肌梗死。

（二）鉴别诊断

本病应当注意与肺系疾病之悬饮、脾胃疾病之胃脘痛相鉴别。悬饮表现为持续不解的胸胁痛，并伴有咳唾，转侧、呼吸时疼痛加重，肋间饱满，以及咳嗽、咳痰等肺系证候。胃脘痛则与饮食相关，以胃脘部疼痛为主，持续时间较长，并伴有泛酸、嘈杂、嗳气、呃逆等胃部症状。

三、辨证论治

本病以气血阴阳亏虚为本，以血瘀、寒凝、气滞、痰阻为标，总属本虚标实，"阳微阴弦"是其基本病机，辨证时当分清标本缓急。

1. 心血瘀阻证　症状：心胸疼痛，如刺如绞，痛有定处，入夜为甚，甚则心痛彻背，背痛彻心，或痛引肩背、舌质紫暗或有瘀点、瘀斑，苔薄，脉弦涩。

2. 气滞心胸证　症状：心胸满闷，隐痛阵发，时欲太息，遇情志不遂时容易诱发或加重，或兼有胸胁胀满，得嗳气或矢气则舒，苔薄或薄腻，脉细弦。

3. 痰浊闭阻证　症状：胸闷重而心痛微，痰多气短，头身困重，形体肥胖，遇阴雨天易发作或加重，伴有倦怠乏力，纳呆便溏，咳吐痰涎，舌体胖大且边有齿痕、苔浊腻或白滑，脉滑。

4. 寒凝心脉证　症状：猝然心痛如绞，心痛彻背，喘不得卧，多因气候骤冷或外感风寒而诱发或加重，伴形寒，甚则手足不温，冷汗自出，胸闷气短，心悸，面色苍白，苔薄白，脉沉紧或沉细。

5. 气阴两虚证　症状：心胸隐痛，时作时休，心悸气短，动则尤甚，伴神疲懒言，易汗，舌质淡红、舌体胖、边有齿痕，苔薄白，脉虚细缓或结代。

6. 心肾阴虚证　症状：心痛憋闷，心悸盗汗，虚烦不寐，腰酸膝软，头晕耳鸣，口干便秘，舌红少津、苔薄或剥，脉细数或促代。

7. 心肾阳虚证 症状：心悸而痛，胸闷气短，动则尤甚，自汗，面色㿠白，神倦怯寒，四肢欠温或肿胀，舌质淡胖、边有齿痕、苔白或腻，脉沉细迟。

8. 痰瘀互结证 症状：胸闷、胸痛，心悸头晕，肢体困重，食少纳呆，口唇紫暗，舌暗有瘀斑、苔腻，脉细涩。

胸痹一证，根于心，和肝、肺、脾、肾亦有着密切的关系。临床需注意分辨标本缓急，急则治其标，缓则治其本，在发作期以标实为主，应"泻其有余"，在缓解期以本虚为主，应"补其不足"，是其证，用其方，因本病发展较快，需加减化裁，灵活配伍。另外还要嘱患者注意调摄精神，畅达情志，避免情绪波动，清淡饮食调整作息，以预防疾病的进展及复发。

四、临床验案

案 1

尚某，男，55岁，2018年2月3日初诊。

主诉： 高血压3年，加重3天。

病史： 患者有高血压病史3年，自诉3天前因测血压，发现血压（180~190/85~95mmHg）比之前升高，口服降压药（药品不详）后仍心慌，时胸闷，手腕疼，纳眠可，大便调，1次/日，舌质紫、苔白厚腻，有纵裂纹，脉沉细。

辅助检查： 总胆固醇、三酰甘油升高，血糖升高。

中医诊断： ①胸痹（痰瘀互结）；②心悸。

西医诊断： ①高血压病；②高脂血症；③糖尿病。

处方： 瓜蒌薤白白酒汤、茯苓杏仁甘草汤合冠心2号方加减。

全瓜蒌30g，薤白30g，川芎15g，赤芍15g，丹皮15g，益母草30g，杜仲30g，桑寄生30g，野菊花30g，黄芩20g，茯苓30g，杏仁

10g，薏苡仁 30g，夏枯草 30g，川牛膝 30g，地龙 30g，泽泻 30g，丹参 30g，葛根 30g，桂枝 5g，生水蛭 10g，生山楂 30g，决明子 30g，炙甘草 10g，蒸首乌 12g。

7 剂，水煎服，1 剂 / 日，分两次服用。

二诊（2018 年 2 月 10 日）：患者诉服药两剂后，胸闷心慌症状消失，血压降至 160/85mmHg，纳眠可，大便调，1 次 / 日，性功能差，舌质红、苔黄厚，有纵裂纹。

茯苓 30g，桂枝 15g，土炒白术 15g，丹参 30g，葛根 30g，生黄芪 30g，党参 30g，夏枯草 30g，黄精 30g，豨莶草 30g，益母草 30g，黄芩 30g，黄连 10g，川牛膝 30g，车前草 15g，清半夏 15g，青皮 10g，陈皮 10g，杏仁 10g，薏苡仁 30g，制鳖甲（先煎）30g，制龟板（先煎）30g，桑寄生 30g，野菊花 15g，苍术 30g，藿香 30g，焦栀子 20g，鬼针草 30g。

7 剂，水煎服，1 剂 / 日，分两次服用。

三诊（2018 年 3 月 24 日）：患者服药后效佳，继续坚持服药又 1 个月。现血压基本控制在 147/85mmHg，血糖 8.8mmol/L，纳眠可，二便调。

【按语】　该患者患高血压 3 年，病程长，胸闷，舌质紫，说明脉络瘀阻不通，应当活血化瘀，以通血脉；舌有纵裂纹，苔厚腻，脉沉细，说明存在痰浊中阻、气血不足；患病时间长，瘀血、痰浊滞阻于血脉，其病机复杂，治疗上应当以活血祛瘀、化痰祛湿为主，兼以补气养血。因此崔师选用瓜蒌薤白白酒汤、茯苓杏仁甘草汤合冠心 2 号方加减来治疗胸痹。

《金匮要略·胸痹心痛短气病脉证治第九》云："胸痹，胸中气塞，短气，茯苓杏仁甘草汤主之。"方中以茯苓为君，作用于中焦，可健脾化痰逐中焦之水，平上冲之气；臣以杏仁，作用于上焦逐胸中之水，降肺之逆气，又可开胸散结；甘草为使，调中和脾；并辅以仲景治胸痹第一药方之瓜蒌薤白白酒汤，方中瓜蒌善于开胸散结、畅气涤痰，薤白通阳散结、行气止痛、温通滑利，两药相配伍，既能祛痰结又能通阳气，相辅相成；冠心 2 号方则活血化瘀、宣通包络、通痹止痛；黄精四草（黄精、夏枯草、豨莶草、车前草、益母草）乃降压专方；再伍以鬼针草、牛膝、杜仲、山楂等降压降脂专药，增加全方疗效。以上诸药合用，共奏活血散瘀，化痰通络，补益精血之功效。

案 2

任某，女，55 岁，2019 年 4 月 20 日初诊。

主诉：心慌、胸痛 3 天。

病史：患者诉有心绞痛、心肌缺血 10 年病史，偶有胸口痛，痛甚彻背，近 3 天心慌、胸痛，自觉咽喉灼热，常叹气，乏力，纳呆，眠一般，大便 2 天 1 次，舌质透紫、苔白，脉沉细数弱。

中医诊断：①胸痹（痰瘀互结）；②心悸。

西医诊断：①心绞痛；②心肌缺血。

处方：冠心 2 号方、桂枝芍药龙骨牡蛎汤、瓜蒌薤白白酒汤、生脉饮合金铃子散加减。

生黄芪 30g，生晒参 30g，麦冬 20g，五味子 15g，桂枝 20g，川芎 30g，生龙骨（先煎）30g，生牡蛎（先煎）30g，玉竹 30g，茶树根 30g，瓜蒌皮 20g，薤白 20g，桑寄生 30g，丹皮 15g，赤芍 15g，丹参 30g，郁金 30g，延胡索 30g，川楝子 10g，生地黄 18g，炙甘草 12g。

7 剂，水煎服，1 剂 / 日，分两次服用。

二诊（2019 年 4 月 27 日）：患者服前药效佳。现诸症大减，叹气已愈，仍偶有心慌，乏力多梦，欲继续调理。

上方加玄参 24g，党参 30g，淫羊藿 30g，枸杞子 20g，改生黄芪为 45g。

7 剂，水煎服，1 剂 / 日，分两次服用。

【按语】 崔师结合患者体质特点以及病情发展情况，灵活辨证，选择冠心 2 号方、桂枝芍药龙骨牡蛎汤、瓜蒌薤白白酒汤、生脉饮以及金铃子散合用加减来治疗本病证。取冠心 2 号方中丹参活血化瘀，通络止痛，宁心安神；川芎活血止痛，行气开郁，能气能血，通行十二经；赤芍祛瘀止痛，清热凉血，三药合用，共奏活血化瘀、通痹止痛之功。桂枝芍药龙骨牡蛎汤中桂枝、芍药、甘草，三药同用，辛甘化阳、酸甘化阴；龙骨、牡蛎重镇潜敛，以安心神，使标本兼治，有调和阴阳，潜镇摄纳之效。瓜蒌、薤白宣通阳气，祛痰利气止痛，是治疗胸痹的主治基础方剂。辅以金铃子散疏肝泄热、行气止痛，生脉饮益气生津润肺。诸药共用，共奏行气通络止痛，宣通阳气，滋养阴津之功效。二诊加玄参、党参、淫羊藿、枸杞子，以及加大黄芪用量，皆因患者胸痹已缓，仍余乏力多梦，此时应补肾益气，"缓则治其本"，此二诊化裁之意。

第三节 不 寐

一、病证概述

不寐是以经常不能获得正常睡眠为特征的一类病证，主要表现为睡眠时间、深度的不足，轻者入睡困难，或寐而不酣，时寐时醒，或醒后不能再寐，重则彻夜不寐，常影响人们的正常工作、生活、学习和健康。

不寐首见于《内经》，称为"不得卧""目不瞑"，认为是邪气客于脏腑，卫气行于阳，不能入阴所得。《素问·逆调论》记载有"胃不和则卧不安"。后世医家引申为凡脾胃不和，痰湿、食滞内扰，以致寐寝不安者均属于此。东汉·张仲景《伤寒论》及《金匮要略》中将其病因分为外感和内伤两类，提出"虚劳虚烦不得眠"的论述，至今临床仍有应用价值。《景岳全书·不寐》中将不寐病机概括为有邪、无邪两种类型。

范围：西医学的神经官能症、围绝经期综合征、慢性消化不良、贫血、动脉粥样硬化症等，以不寐为主要临床表现时，可参照本节内容辨证论治。

二、诊断与鉴别诊断

（一）诊断要点

1. 轻者入寐困难或寐而易醒，醒后不寐，连续3周以上，重者彻夜难眠。

2. 常伴有头痛、头昏、心悸、健忘、神疲乏力、心神不宁、多梦等症。

3. 本病证常有饮食不节、情志失常、劳倦、思虑过度、病后体虚等病史。

（二）鉴别诊断

不寐应与一时性失眠、生理性少寐、他病痛苦引起的失眠相区别。不寐是指单纯以失眠为主症，表现为持续的、严重的睡眠困难。若因一时性情志影响或生活环境改变引起的暂时性失眠不属病态。至于老年人少寐早醒，亦多属生理状态。若因其他疾病痛苦引起失眠者，则应以祛除有关病因为主。

三、辨证论治

1. **肝火扰心证**　症状：不寐多梦，甚则彻夜不眠，急躁易怒，伴头晕头胀，目赤耳鸣，口干而苦，不思饮食，便秘溲赤，舌红苔黄，脉弦而数。

2. **痰热扰心证**　症状：心烦不寐，胸闷脘痞，泛恶嗳气，伴口苦，头重，目眩，舌偏红、苔黄腻，脉滑数。

3. **心脾两虚证**　症状：不易入睡，多梦易醒，心悸健忘，神疲食少，伴头晕目眩，四肢倦怠，腹胀便溏，面色少华，舌淡苔薄，脉细无力。

4. **心肾不交证**　症状：心烦不寐，入睡困难，心悸多梦，伴头晕耳鸣，腰膝酸软，潮热盗汗，五心烦热，咽干少津，男子遗精，女子月经不调，舌红少苔，脉细数。

5.**心胆气虚证** 症状：虚烦不寐，触事易惊，终日惕惕，胆怯心悸，伴气短自汗，倦怠乏力，舌淡，脉弦细。

不寐属心神病变，重视精神调摄和讲究睡眠卫生具有实际的预防意义。《内经》云："恬淡虚无，真气从之，精神内守，病安从来。"积极进行心理情志调整，克服过度的紧张、兴奋、焦虑、抑郁、惊恐、愤怒等不良情绪，做到喜怒有节，保持精神舒畅，尽量以放松的、顺其自然的心态对待睡眠，反而能较好地入睡。

四、临床验案

案 1

张某，男，39岁，2020年7月18日初诊。

主诉：眠差易醒半年余。

病史：于凌晨一两点易醒，醒后便入睡困难，晨起倦怠，日常容易急躁，纳可，二便正常。舌体胖大，舌边尖红，舌质透紫，苔薄白，有纵裂纹，脉沉弦滑。

中医诊断：不寐（肝火扰心）。

西医诊断：失眠。

处方：丹栀逍遥散合交泰丸加减。

丹皮15g，焦栀子10g，柴胡12g，当归10g，赤芍12g，白芍12g，茯苓10g，茯神10g，土炒白术15g，薄荷（后下）9g，石菖蒲15g，远志15g，磁石（先煎）30g，黄连10g，肉桂1.5g，夜交藤60g，黄精30g，青皮10g，陈皮10g，甘草10g。

7剂，水煎服，1剂/日，分两次服用。

【按语】 主方应用丹栀逍遥散，疏肝健脾，养血安神，柴胡为君疏肝解郁，当归养血和血，配赤、白芍以养阴柔肝，佐青、陈皮理气，土炒白术、茯苓共用健脾，使中枢得运，气血生化有源，薄荷、丹皮、栀子以清郁热。黄连、肉桂为交泰丸，寒温并用，泻南补北，交通心肾；石菖蒲、远志、磁石、夜交藤等药物有安神助眠之佳效，加用性平之黄精，可补气养阴、健脾益肾；甘草调和诸药。治疗不寐，崔师多从心、肝、肾论治。本案眠差患者有一特点为凌晨 1~3 点易醒，"人卧则血归于肝"，又根据子午流注法所对应的十二经气血运行盛衰来判断正值肝经当令，应调补肝之气血，"夜卧则阳不入阴"，阴阳不调所致睡眠不佳，故应使阴阳相交，清解上中焦之热，调和肝脾，补肾安神，丹栀逍遥散合交泰丸加减治疗，见效明显。

案 2

冯某，女，65 岁，2017 年 6 月 3 日初诊。

主诉：眠差 8 个月。

病史：患者诉 8 个月前出现入睡困难，伴有口苦、纳差，另双手麻木，夜间尤甚。既往大便干结，每周 1 次，在外院服用中药大便 1 天 1 次。大便可，每 2 日 1 次。既往有脑梗死病史，舌质红、边有齿痕、苔薄白，脉沉弦。

中医诊断：不寐（痰热中阻）。

西医诊断：脑梗死后遗症。

处方：柴芩温胆汤、半夏秫米汤合酸枣仁汤加减。

柴胡 12g，黄芩 15g，清半夏（先煎）60g，青皮 10g，薏苡仁 60g，石菖蒲 12g，远志 15g，郁金 30g，生龙骨（先煎）30g，生牡蛎（先煎）30g，珍珠母（先煎）60g，夏枯草 30g，炒枣仁 30g，川芎 15g，知母 15g，茯神 30g，炒枳实 30g，竹茹 15g，夜交藤 60g，黄连 10g，肉桂 1.5g，磁石（先煎）30g，蝉蜕（后下）10g，熟地黄 60g，焦栀子 30g，甘草 10g，生地黄 30g，生大黄（后下）10g。

7 剂，水煎服，1 剂 / 日，分早晚两次服。

二诊（2017 年 6 月 10 日）：患者诉服上方口苦、眠差好转，但仍双手麻木，晨僵，大便每日 1 次，舌质红、苔薄黄，脉沉弦。

上方加桂枝 20g，桑枝 30g，赤芍 18g。

7 剂，水煎服，1 剂 / 日，分早晚两次服。

三诊（2017 年 6 月 17 日）：患者诉双手麻木好转，但眠差，入睡困难，纳可，大便可，舌质红、舌根部苔白厚，脉沉弦。

首诊方改熟地黄为 120g；加砂仁（后下）15g；改生龙骨（先煎）30g、生牡蛎（先煎）30g，为生龙齿（先煎）30g。

7 剂，水煎服，1 剂 / 日，分早晚两次服。

四诊（2017 年 6 月 24 日）：患者诉服上方效佳，要求巩固治疗，舌边有齿痕，色瘀滞，苔薄白，脉沉滑。

上方加桑枝 30g。

7 剂，水煎服，1 剂 / 日，分早晚两次服。

【按语】　患者因眠差 8 个月来诊，伴有口苦、纳差等肝胃不和之症，故用柴芩温胆汤合半夏秫米汤，调脾胃，清肝胆痰热，再辅以酸枣仁汤养心安神。崔师临证应用半夏秫米汤，一则半夏量大，每每 30g 起步，吴鞠通言："半夏一两降逆，二两安神"，验之临床此言非虚，另用薏苡仁代替秫米，用量宜大，健脾祛湿、化痰。交泰丸（黄连、肉桂），仅用 1.5g 肉桂，取其引阳入阴之功，量不宜大。龙骨、牡蛎、珍珠母、磁石，皆为重镇之品，又有补奇经，调节神经之妙。栀子、蝉蜕可除烦安神，石菖蒲、远志有化痰宁心之功，患者用大黄，概其有便秘病史，六腑通畅，五脏则安，则精神治也。二诊眠差好转，但双手麻木，仍有经络不通，辅以桂枝汤加桑枝通经络，调营卫。三诊患者麻木好转，但眠差反复，去桂枝之温散，重用熟地黄 120g，以滋肾阴，收敛外浮之阳，砂仁以防熟地黄之滋腻碍胃，有中医人喜用防己地黄汤治疗精神躁狂，治疗失眠，功在地黄。故效果明显。四诊继以上方巩固治疗，所加桑枝，贵在通络。

案 3

谢某，女，42 岁，2017 年 2 月 18 日初诊。

主诉：失眠 3 个月。

病史：患者诉 3 个月前无明显诱因出现眠差，入睡困难，伴有乏力，易感冒，面色黄，双目干涩疼痛，纳差，胃胀，大便黏滞不畅，末次月经2月9日，色量可。舌质红、苔黄厚腻，脉缓。

中医诊断：不寐（痰湿中阻）。

西医诊断：失眠。

处方：半夏秫米汤、柴芩温胆汤合酸枣仁汤加减。

柴胡15g，黄芩15g，清半夏（先煎）60g，青皮10g，陈皮10g，薏苡仁60g，黄连10g，肉桂1.5g，川芎15g，炒枣仁15g，知母15g，炒枳壳10g，赤芍15g，夜交藤60g，生龙骨（先煎）30g，生牡蛎（先煎）30g，珍珠母（先煎）60g，百合30g，合欢皮30g，黄精30g，甘草10g，乌药10g，大枣（切开）5枚。

7剂，水煎服，1剂/日，分早晚两次服。

二诊（2017年2月25日）：患者诉服上方入睡困难减轻，但仍眠差，时有低热（38℃左右），双膝关节疼痛，大便溏，舌质红，透紫气，苔黄厚腻，脉细数。

中医诊断：①不寐（气滞血瘀）；②痹证（湿热瘀滞）。

西医诊断：①失眠；②关节炎？

处方：小柴胡汤、桂枝汤、四妙散合活络效灵丹加减。

柴胡12g，黄芩15g，清半夏（先煎）60g，青皮10g，陈皮10g，太子参20g，藿香18g，炒苍术30g，盐黄柏15g，川牛膝30g，薏苡仁60g，豨莶草30g，桂枝12g，赤芍15g，白芍15g，炒枳壳15g，夜交藤60g，甘草10g，制乳香15g，制没药15g，丹参20g，当归12g，生姜5片，大枣（切开）5枚。

7剂，水煎服，1剂/日，分早晚两次服。

三诊（2017年3月4日）：患者诉服上方未再发热，但头晕，恶心，眠差，入睡困难，睡眠浅，易醒，纳可，大便可，每日1次，舌质红，苔薄白，脉细滑。查类风湿因子（＋）。

处方：血府逐瘀汤、酸枣仁汤、交泰丸加减。

柴胡12g，炒枳壳12g，赤芍15g，川芎15g，当归12g，桃仁10g，红花 15g，川牛膝 15g，桔梗 10g，生地黄 24g，熟地黄 24g，生龙齿（先煎）30g，磁石（先煎）30g，珍珠母（先煎）60g，黄连 10g，肉桂 1.5g，炒枣仁 15g，夜交藤 60g，石菖蒲 12g，远志 15g，合欢皮 30g，甘草 10g，土炒白术 30g，茯苓 30g，干姜 10g。

7 剂，水煎服，1 剂 / 日，分早晚两次服。

四诊（2017 年 3 月 11 日）：患者诉睡眠改善，时有头晕，纳可，大便可，四肢关节疼痛，末次月经 3 月 8 日，色量可，苔白厚腻，脉沉。

上方加延胡索 30g，鸡内金 30g，砂仁（后下）15g，天麻 20g，钩藤（后下）20g。

7 剂，水煎服，1 剂 / 日，分早晚两次服。

五诊（2017 年 3 月 18 日）：患者诉睡眠明显改善，纳可，四肢关节仍疼痛，大便溏，每日 1 次，有排不净感，舌质红、苔白厚腻，脉沉。

辅助检查：类风湿因子（－）。

穿山龙 30g，乌梢蛇 30g，川羌活 20g，独活 45g，络石藤 30g，桂枝 30g，赤芍 15g，白芍 20g，土炒白术 50g，制乳香 15g，制没药 15g，丹参 15g，豨莶草 30g，干姜 10g，炒车前子（布包）30g，川牛膝 15g，延胡索 30g，磁石（先煎）30g，夜交藤 60g，鸡血藤 30g，制附子（先煎）15g，细辛 10g，甘草 10g。

7 剂，水煎服，1 剂 / 日，分早晚两次服。

【按语】 患者以失眠 3 个月来诊，伴有纳差、胃胀等脾胃不和之症，故投以半夏秫米汤合百合汤加减；眼干涩痛等为血虚火旺之象，以酸枣仁汤合交泰丸治之；乏力、易感冒，以小柴胡汤加黄精治疗虚人感冒。二诊睡眠好转，但有发热、痹痛，未明确类风湿关节炎诊断，考虑患者乏力、易感冒，继续给予小柴胡汤、桂枝汤以调和营卫，四妙散和活血效灵丹以清热除湿、活血止痛。三诊，查类风湿因子阳性，服上方虽头晕、眠差、难以入睡，但未再发热，考虑其月经周期和久病入络，故用血府逐瘀汤加减以理气活血，合入酸枣仁汤以养心安神；因头晕、恶心，可知脾胃被湿邪所困，不能升清，配上白术、茯苓、干姜，有理中之意，温健脾胃以祛湿邪。四诊睡眠改善，但四肢关节疼痛，时有头晕，类风湿关节炎与免疫因素有关，中医认为风寒湿合而为痹，崔师考虑疼痛在四肢，仍以疏肝健脾，活血止痛为主，继续投前方，加延胡索以止痛，砂仁、鸡内金以助脾胃，天麻、钩藤以平肝风。待五诊，睡眠已明显改善，且复查类风湿因子转阴，四肢关节疼痛，仍考虑为痹证，改易他方以祛风除湿，温阳散寒，通络止痛而收功。

第三章

脑系疾病

　　脑藏于颅腔之中，由脑髓汇聚而成，位于头部之内，故又名"髓海"。脑的主要生理功能是主宰生命活动、精神活动和主感觉运动。脑为神明之所出，故有"元神之府"之称，是生命的枢机，主宰着人体的生命活动，若元神旺盛，则人体精力充沛、思维敏锐、脏腑气血安和；脑还具有主司记忆的功能，主宰着人体的意识、思维、情志等精神活动；脑为髓之海，头面之口、舌、眼、鼻、耳五官诸窍，皆与脑相通，因此视、听、言、动等人体感觉运动也都与脑相关。脑在上，易受外邪侵袭，无论外感、内伤或其他脏腑病变，皆可导致脑髓失养，元神失常，人体脏腑功能失控失序。如外感或内伤等病因导致经气壅遏或脑脉失养，则为头痛；风眩内动、清窍不宁或清阳不升，使脑窍失养，则为眩晕；脏腑功能受损，阴阳失衡，痰气瘀结，蒙蔽脑窍或心肝脾虚，神明失养则为癫病。

　　脑属奇恒之腑，具有藏而不泻的特点，主藏髓、主元神、司知觉运动，为诸阳之会，主要病理表现为髓海不足，元神失养或风火痰瘀等病邪阻遏脑窍，因此脑系病证的治疗当首分虚实，实则泻之，虚则补之，临床上应针对不同病证，辨证施用。

第一节　头　痛

一、病证概述

头痛，亦称头风，是临床常见的自觉症状，可单独出现，亦见于多种疾病的过程中。本节所讨论的头痛，是指因外感六淫、内伤杂病而引起的，以头痛为主要表现的一类病证。若头痛属某一疾病过程中所出现的兼症，不属本节讨论范围。

头痛的论述首载于《内经》，又称本病为"脑风""首风""真头痛""厥头痛"等，指出外感与内伤是导致头痛发生的主要病因，如《素问·风论》云："风气循风府而上，则为脑风。""新沐中风，则为首风。"且提出六经病变皆可导致头痛。

东汉·张仲景在《伤寒论》中论及太阳、阳明、少阳、厥阴病头痛的见症，并列举了头痛的不同治疗方药，如厥阴头痛："干呕，吐涎沫，头痛，吴茱萸汤主之。"金·李东垣《东垣十书》将头痛分为外感头痛和内伤头痛，根据症状和病机的不同而有伤寒头痛、湿热头痛、偏头痛、真头痛、气虚头痛、血虚头痛、气血俱虚头痛、厥逆头痛等，并补充了太阴头痛和少阴头痛。《丹溪心法·头痛》还有痰厥头痛和气滞头痛的记载，并提出头痛"如不愈各加引经药，太阳川芎，阳明白芷，少阳柴胡，太阴苍术，少阴细辛，厥阴吴茱萸"，至今对临床仍有指导意义。部分医著中还记载有"头风"一名，明·王肯堂《证治准绳·头痛》说："医书多分头痛头风为二门，然一病也，但有新久去留之分耳。浅而近者名头痛，其痛猝然而至，易于解散速安也。深而远者为头风，其痛作止不常，愈后遇触复发也。"但瘀血一说少有提及，清代医家王清任大倡瘀血之说，《医林改错·头痛》论述血府逐瘀汤证时说："查患头痛者无表证，无里证，无气虚、痰饮等证，忽犯忽好，百方不效，用此方1剂而愈。"至此，中医对头痛的认识日趋丰富。

范围：头痛可见于西医学内、外、神经、精神、五官等各科疾病中。本节所讨论主要为内科常见的头痛，如血管性头痛、紧张性头痛、三叉神经痛、外伤后头痛、部分颅内疾病、神经官能症及某些感染性疾病、五官科疾病的头痛等，均可参照本节内容辨证施治。

二、诊断与鉴别诊断

（一）诊断要点

1.**病史**　外感头痛者多有起居不慎，感受外邪的病史；内伤头痛者常有饮食、劳倦、房事不节、病后体虚等病史。

2.**症状**　①以头部疼痛为主症。疼痛的部位可发生在前额、两颞、巅顶、枕项或全头等。疼痛的性质可为跳痛、刺痛、胀痛、灼痛、重痛、空痛、昏痛、隐痛等。②头痛较甚者，可伴见恶心呕吐、畏光畏声、烦躁等症。头痛发作形式可为突然发作，或缓慢起病，或反复发作，时痛时止。疼痛的持续时间可长可短，可数分钟、数小时或数天、数周，甚则长期疼痛不已。

3.**辅助检查**　测量血压，血常规和头颅 CT 或 MRI 检查、脑电图及腰椎穿刺脑脊液等检查有助于头痛的诊断，必要时行精神、心理检查，或做五官科相应检查。

（二）鉴别诊断

本病应与真头痛相鉴别，真头痛为头痛的一种特殊重症，其特点为起病急骤，多表现为突发的剧烈头痛，持续不解，阵发加重，手足逆冷至肘膝，甚至呕吐如喷，肢厥、抽搐，较为凶险。

三、辨证论治

（一）外感头痛

1.**风寒头痛证**　症状：头痛时作，连及项背，呈掣痛样，时有拘急收紧感，常伴恶风畏寒，遇风尤剧，头痛喜裹，口不渴，舌淡红、苔薄白，脉浮或浮紧。

2. **风热头痛证**　症状：头痛而胀，甚则头胀如裂，发热或恶风，面红目赤，口渴喜饮，便秘尿赤，舌尖红、苔薄黄，脉浮数。

3. **风湿头痛证**　症状：头痛如裹，肢体困重，胸闷纳呆，小便不利，大便或溏，舌淡、苔白腻，脉濡。

（二）内伤头痛

1. **肝阳头痛证**　症状：头胀痛而眩，以两侧为主，心烦易怒，口苦面红，或兼胁痛，舌红、苔薄黄，脉弦数。

2. **血虚头痛证**　症状：头痛而晕，心悸怔忡，神疲乏力，面色少华；舌质淡、苔薄白，脉细弱。

3. **气虚头痛证**　症状：头痛隐隐，时发时止，遇劳则加重，纳食减少，倦怠乏力，气短自汗，舌质淡、苔薄白，脉细弱。

4. **痰浊头痛证**　症状：头痛昏蒙沉重，胸脘痞闷，纳呆呕恶；舌淡、苔白腻，脉滑或弦滑。

5. **肾虚头痛证**　症状：头痛且空，眩晕耳鸣，腰膝酸软，神疲乏力，少寐健忘，遗精带下，舌红少苔，脉细无力。

6. **瘀血头痛证**　症状：头痛经久不愈，痛处固定不移，痛如锥刺，或有头部外伤史，舌质紫暗，可见瘀斑、瘀点，苔薄白，脉细或细涩。

头痛多以感受外邪，或脏腑功能失调为主因，导致经气不通，不通则痛，或经脉失养，不荣则痛。崔师指出，临床辨证关键在于分清外感与内伤，明辨头痛性质、部位及顺逆。外感头痛起病较急，病程较短，多与风、寒、湿、热相关，以实证为主；内伤头痛多起病较缓，病程较长，多与气、血、痰、瘀、虚相关，多属虚证或本虚标实、虚实夹杂之证。头痛病位在脑，与肝、脾、肾三脏密切相关。外感头痛治以祛风为主，兼以散寒、清热、祛湿。内伤头痛之属虚者以补养气血或益肾填精为主，属实者当以平肝潜阳、化痰除湿、活血化瘀为法。若本虚标实、虚实夹杂者，宜攻补兼施，标本兼治。此外，临床辨治头痛时还可使用引经药。

四、临床验案

案 **1**

宋某，女，50 岁，2019 年 1 月 15 日初诊。

主诉：头痛 3 年。

病史：头痛，或跳痛，或闷痛，应激（紧张、寒冷、压力大）加重，脱发，绝经 1 年，时有烘热，纳眠可，大便可，1 次 / 日，舌质红、苔黄厚黏腻，脉沉。

中医诊断：头痛（痰浊头痛）。

西医诊断：头痛。

处方：温胆汤、散偏汤合通窍活血汤加减。

清半夏 15g，青皮 10g，陈皮 10g，炒枳实 12g，竹茹 15g，胆南星（先煎）15g，川芎 30g，当归 12g，柴胡 15g，制香附 15g，白芷 30g，白芍 30g，炒白芥子 30g，莲子心 12g，蔓荆子 30g，壁虎 15g，土茯苓 30g，生牡蛎（先煎）30g，浙贝母 15g，羌活 15g，防风 15g，桃仁 10g，红花 15g，甘草 10g。

7 剂，水煎服，1 剂 / 日，分早晚两次服。

二诊（2019 年 1 月 22 日）：患者诉仍头痛，1 周内发作 3~4 次，持续时作几分钟至几小时，纳眠可，二便可，舌质红、苔黄厚腻，脉沉。

上方改壁虎为 30g，当归 15g，去莲子心，加络石藤 15g，九香虫 10g。

7 剂，水煎服，1 剂 / 日，分早晚两次服。

三诊（2019 年 2 月 26 日）：患者诉服药后，头痛减轻，昨天头闷痛，休息时间减少，白带色黄，纳眠可，大便调，1 次 / 日，舌质红、苔黄，脉沉。

上方改壁虎为 18g，加三七（煎入）9g。

15 剂，水煎服，1 剂 / 日，分早晚两次服。

四诊（2019年3月12日）：患者诉服药后，头痛症状未出现，纳眠可，大便稀，4次/日，舌质红、苔薄白，脉沉。

党参20g，土炒白术30g，茯苓30g，干姜6g，黄连10g，广木香12g，焦楂10g，薤白10g，炒车前子（布包）15g，生黄芪15g，羌活15g，川芎12g。

7剂，水煎服，1剂/日，分早晚两次服。

患者治疗效果好，坚持继续服药，又复诊2次，头痛未再发作。

【按语】 该患者以头痛3年为主诉，崔师结合患者患病的病因病机特点灵活用药，患者头痛经久不愈，痰浊瘀血阻滞经络，治以化痰散结、通窍活血，方以温胆汤、散偏汤合通窍活血汤加减。

案 2

任某，女，39岁，2018年3月6日初诊。

主诉：头痛6年。

病史：巅顶头痛，生气后易诱发，2~3天后缓解，平素脾气急，易发怒，身乏力，纳可，眠差，易醒，醒后难入睡，大便调，1次/日，末次月经3月5日，月经正常，舌尖红、苔薄白，舌边瘀斑，脉弦滑。

中医诊断：头痛（肝阳上亢兼瘀血头痛）。

西医诊断：头痛。

处方：通窍活血汤合头痛方加减。

九香虫15g，桃仁10g，红花15g，当归15g，生龙骨（先煎）30g，生牡蛎（先煎）30g，赤芍15g，白芍15g，川芎30g，羌活15g，络石藤20g，夜交藤60g，藁本30g，白芷30g，黄芩20g，夏枯草30g，磁石（先煎）30g，钩藤（后下）20g，苦丁茶6g，延胡索30g，甘草10g，石菖蒲12g，远志15g，老葱白3段，生姜3片，黄酒（煎入）500mL。

15剂，水煎服，1剂/日，分早晚两次服。另全蝎、蜈蚣胶囊各一袋，口服，每次各3粒，每天3次。

二诊（2018年3月31日）：患者诉服药后发作次数以及头痛程度

均较以前明显改善，眠差，醒后难入睡，纳可，大便可，1次/日，舌质红、苔薄白，右舌边瘀斑，近半个月鼻炎复发，流清鼻涕不多，脉弦滑。

上方加炒枣仁30g，桑叶15g，桑白皮20g，黄酒（煎入）500mL。

15剂，水煎服，1剂/日，分早晚两次服。

三诊（2018年5月15日）：患者诉：服药1个月，头已经基本不痛，纳眠可，大便可，1次/日，末次月经5月1日，平时急躁易怒。

九香虫15g，桃仁10g，红花15g，川芎30g，当归15g，丹参20g，羌活15g，络石藤15g，壁虎15g，蔓荆子30g，白芷30g，防风15g，土茯苓30g，生龙骨（先煎）30g，生牡蛎（先煎）30g，夏枯草30g，木贼草15g，霜桑叶15g，桑白皮15g，丹皮15g，赤芍15g，白芍15g，凌霄花15g，僵蚕30g，蝉蜕（后下）9g，甘草10g。

15剂，水煎服，1剂/日。分早晚两次服。

四诊（2018年6月23日）：患者诉服药后头痛基本已愈，末次月经5月30日，月经正常。欲调面斑。有鼻炎，遇冷空气流清鼻涕，时打喷嚏，急躁易怒，纳眠可，大便可，1次/日，舌质红、苔薄白，边瘀斑。

处方： 柴胡12g，炒枳实12g，川芎15g，桃仁10g，红花15g，生地黄24g，熟地黄24g，赤芍15g，白芍15g，丹参15g，桑白皮15g，凌霄花15g，玫瑰花15g，僵蚕18g，木贼草15g，菟丝子20g，蝉蜕（后下）10g，甘草10g。

15剂，水煎服，1剂/日。分早晚两次服。

患者头痛已愈，面斑转淡，纳眠可，二便调。1个月后电话随访，未见头痛复发。

【按语】 崔师认为该患者肝阴不足，肝阳偏亢，并有瘀血痹阻经络，治以平肝益阴，通窍活血，通络止痛兼顾养心安神，方用通窍活血汤合头痛方随证加减。

第二节 眩 晕

一、病证概述

眩晕的病证首见于《内经》，称之为"眩冒""眩"。其轻者闭目即止；重者如坐车船，旋转不定，不能站立，或伴有恶心、呕吐、汗出、面色苍白等，甚者可突然昏倒等症状。本证多见于中老年人，亦可发于青年人。

有关眩晕的论述，《素问》主要有《至真要大论》《六元正纪大论》；《灵枢》主要有《海论》篇、《口问》篇和《卫气》篇。《灵枢·口问篇》中道："上气不足，脑为之不满，耳为之苦鸣，头为之苦倾，目为之眩。"说明气虚清阳不升，头窍失养，可致眩晕。《灵枢·卫气失常》中有"下虚则厥，下盛则热，上虚则眩，上盛则热痛"，也是说人体之气不足、供养不到头上就会气血虚弱。《灵枢·海论》："髓海不足，则脑转耳鸣，胫酸眩冒，目无所见，懈怠安卧。"这一段讲的仍然是一个虚证。故总的来看，《内经》对眩晕的认识大多以虚证为主，认为气是运送精气和营养的推动力，气不足了，推动乏力，就会导致头部亏空发为眩晕。在《素问·至真要大论》中说："诸风掉眩，皆属于肝。"又明确指出眩晕大多数和肝有关，这对后世影响深远。后世医家在此基础上，发展为肝风内动引起内风造成眩晕的理论，并据此制定了治疗眩晕的原则，即平肝潜阳，镇肝息风。

《内经》以降，历代诸家均在此学术思想上有所发展。张仲景认为：阳虚水停，水气上冲而致眩晕，创苓桂术甘汤、泽泻汤、真武汤健脾利水，及温阳蠲饮和温肾化气引水之法，又分邪犯少阳、疏肝利胆之法，用小柴胡汤斡旋少阳枢机，透达郁火，升清降浊治疗眩晕。对眩、呕、悸选具有止呕降逆的小半夏汤及小半夏加茯苓汤治疗。《金匮要略·痰饮咳嗽病脉证并治》有云："卒呕吐、心下痞、膈间有水、眩悸者，小半夏加茯苓汤主之。"朱丹溪则认为"无痰不作眩"，认为痰因火动，已扰清窍可致头眩；也有因痰湿蒙蔽清窍，清阳不升，而致头眩；也有因热痰挟风者，还需清热化痰，息风止眩。另外，痰在体内，随气机升降而出入，所以理气运痰以除眩。历代医家不断丰富眩晕的病因病机，总结出风、火、痰、虚、瘀等引起的清窍失养，以头晕、眼花为主症的一类病证。

范围：眩晕是临床的常见症状，可见于现代医学的多种疾病。本节主要讨论临床表现以眩晕为主要症状的动脉粥样硬化、高血压疾病，可参照本节进行辨证论治。

二、诊断与鉴别诊断

（一）诊断要点

1. **病史** 本病发作前有无发热史、外伤史、用药史、代谢紊乱史，以及精神紧张、压抑或过于激动等，均应详细询问。老年患者多患有心血管病史，患高血压、动脉粥样硬化时易发生脑干、小脑梗死或供血不足，眩晕可成为脑中风非常重要的"报警信号"。

2. **症状** 大多数患者起病隐匿，早期症状缺如或不明显，只有发展到心脑肾等脏腑和组织明显受累时，才出现相应临床表现，或常在体检或其他疾病就医时被发现。症状包括头晕、心悸、胸闷、失眠、健忘、易发怒或情绪激动，或触诊体表动脉可发现变粗、变长、迂曲和变硬，或出现视物模糊、眼底出血、渗出和视盘水肿等，严重者出现心脑肾疾病危急征象。

3. **体征** 叩诊时可发现胸骨柄后主动脉浊音区增宽，主动脉瓣区第二心音亢进而带金属音调，伴收缩期杂音。长期持续高血压可见心尖搏动向左下移位，心界向左下扩大等左心室肥大体征，还可闻及第四心音。主动脉粥样硬化形成主动脉瘤，以发生在肾动脉开口以下的腹主动脉处为最多见，其次在主动脉弓和降主动脉。腹主动脉瘤多在体检时腹部发现有搏动性肿块；腹壁上相应部位可听到杂音，股动脉搏动可减弱。肾动脉粥样硬化可有肾区血管杂音等，下肢动脉粥样硬化可见足背动脉搏动消失，严重者可发生坏疽。

4. **辅助检查** ①血液生化检查：测定血钾、尿素氮、肌酐、尿酸、空腹血糖和血脂等。②影像学检查：头颅 X 线片、脑电图、脑血流图、胸片、经颅多普勒（TCD）、头颅 CT 及核磁共振成像检查等。

（二）鉴别诊断

1. **眩晕与中风** 中风以猝然昏仆、不省人事，伴口眼㖞斜、半身不遂、言语謇涩或失语；或不经昏仆，仅以口眼㖞斜、半身不遂为特征；中风昏仆与眩晕之仆倒相似，但眩晕之昏仆无半身不遂及不省人事、口眼㖞斜诸症。也有部分中风患者，以眩晕、头痛为先兆表现，故临床当注意中风与眩晕的区别与联系。

2. **眩晕与厥证** 厥证以突然昏仆、不省人事、四肢厥冷为特征，发作后可在短时间内苏醒，严重者可一厥不复而死亡；眩晕严重者也有欲仆或眩晕仆倒的表现，但无昏迷、不省人事的表现。

3. **眩晕与痫病** 痫病昏仆常有昏迷不省人事，且伴口吐涎沫、两目上视、抽搐、口中发出猪羊叫声等症状；眩晕重者虽可仆倒，但无抽搐、两目上视、不省人事、口吐涎沫等症。做脑电图多有异常改变，有助于鉴别。

三、辨证论治

本病为慢性病，正气虚是基础，尤其是脾虚贯穿于疾病的始终，辨证施治立足于脾胃，除健脾益气外，亦应针对不同证候加减之，并同时注意气滞、痰浊、血瘀兼顾同治。

1. **肝阳上亢证** 症状：眩晕耳鸣，头痛头胀，烦躁易怒，失眠多梦，口干口苦，诸症俱可因劳累及情绪激动后诱发或加重，颜面潮红，甚则面红如醉，舌红、苔薄黄，脉弦。

2. **气血亏虚证** 症状：头晕目眩，少气乏力，遇劳则更甚，形体消瘦，面色少华，心悸少寐，精神不振，纳食减少，舌淡、苔薄白，脉细弱。

3. **肾精不足证** 症状：眩晕头痛，失眠，记忆力减退，腰膝酸软，发脱齿摇，耳鸣耳聋，动作迟缓，精神呆钝，舌淡暗、苔薄白，脉细。

4. **气滞血瘀证** 症状：头晕头痛，心胸满闷，或兼有健忘，失眠，心悸，情志不遂时易诱发或加重，或有情志抑郁，口唇紫暗，舌质紫暗或见瘀斑，脉弦涩。

5. **痰浊中阻证** 症状：眩晕，头重如裹，倦怠，容易胸闷心悸，胃脘痞闷，恶心呕吐，少食多寐，舌胖苔浊腻或白厚而润，脉滑或弦滑。

6. **痰瘀阻络证** 症状：时或头晕，体肥少动，嗜睡，或胸胁胀闷不适，心悸不宁，局部刺痛，或肢体麻木，痿废，舌质紫暗或淡暗，可有瘀斑，舌下瘀筋，苔白腻或黄腻，脉弦滑或沉涩。

本病虚实夹杂，以脾虚为基础，和心肝肾有着密切的关系，病机复杂，常多种疾病同时出现。应重视脾胃与五行相生、气血生化、气机升降的密切联系，以消其源。崔师强调一定要抓主证、抓病机、选主方、用主药，并注重从郁、瘀、痰、湿论治。另外，还应借助现代中药药理研究成果宏观辨治疾病，其次要注重调畅情志，生活方式上注意调护，少食冷饮及甘美多肥之品。

四、临床验案

案 1

杨某，男，60岁，2018年11月27日初诊。

主诉：头晕头蒙，伴时有耳鸣半年。

病史：患者2017年行多发性胃息肉切除术，有原发性醛固酮增多症，继发性高血压2年，双侧颈动脉粥样硬化伴右侧斑块3年，高脂血症8年。刻下：头晕头蒙，时有耳鸣，血压152/90mmHg，服雅施达每日1片。泛酸，服奥美拉唑可控制。纳眠可，大便调，1~2次/日，舌体胖大，舌质淡紫、苔薄白腻，边有齿印，脉滑大，重按略涩。

辅助检查：2018年9月20日做以下检查。①血脂检查：三酰甘油3.43mmol/L；②肺部CT：左肺下叶小结节，右肺上叶钙化灶；③肝脏B超：轻度脂肪肝；④甲状腺B超：双叶甲状腺囊性结节（2级）；⑤超声检测颈动脉提示为双侧颈动脉斑样硬化伴右侧斑块：斑块大小约5.1mm×2.3mm，双侧颈动脉内一中膜不均匀增厚。

中医诊断：眩晕（痰瘀阻络）。

西医诊断：①双侧颈动脉粥样硬化；②高血压；③高脂血症。

处方：崔应民自拟方加减。

生黄芪30g，生晒参30g，生半夏15g，生南星15g，生薏苡仁90g，土茯苓30g，夏枯草30g，蚤休12g，瓦楞子30g，丹参30g，露蜂房15g，浙贝母30g，生牡蛎（先煎）30g，制鳖甲（先煎）30g，白毛藤30g，桔梗15g，黄连15g，肉桂10g，海藻（洗净）30g，炙甘草10g。

7剂，水煎服，1剂/日，分两次服用。消斑通脉胶囊，3次/日，5粒/次。

二诊（2018年12月4日）：服药后，头晕减轻，纳眠可，大便调，2次/日，舌体胖大、质红、苔黄，脉弦滑有力。

生黄芪30g，生晒参30g，生山楂30g，蒸首乌18g，煅乌贼骨（先煎）15g，川贝母12g，黄连10g，吴茱萸6g，败酱草30g，土炒白术20g，茯苓20g，干姜6g，泽泻15g，土茯苓30g，生薏苡仁30g，决明子15g，鬼箭羽15g，生蒲黄（布包）15g，蚤休12g，丹参20g，甘草10g，生姜12g。

7剂，水煎服，1剂/日，分两次服用。

三诊（2018年12月15日）：因生气，出现早搏，舌质淡、舌苔白腻，脉弦大。

丹皮15g，焦栀子20g，柴胡12g，当归10g，赤芍15g，白芍15g，丹参30g，郁金30g，茯苓30g，土炒白术30g，杏仁10g，薏苡仁30g，黄连10g，生龙骨（先煎）30g，生牡蛎（先煎）30g，苦参15g，茶树根30g，桂枝20g，夏枯草30g，地龙30g，制香附12g，生黄芪30g，生晒参20g，炙甘草15g。

7剂，水煎服，1剂/日，分两次服用。

四诊（2018年12月25日）：服药后，早搏已经治愈，无不适，偶尔胃泛酸，纳眠可，大便不成形，2次/日，舌体胖大、质红、苔薄白腻，脉象稍弦滑。

上方加藿香30g，炒苍术30g。

7剂，水煎服，1剂/日，分两次服用。

随访：于2019年2月13日于河南省某医院检验血脂六项提示：三酰甘油1.75mmol/L，高密度脂蛋白胆固醇0.95mmol/L，颈动脉超声检查未见斑块。后续患者因无不适症状未再来复诊，继续服用消斑通脉胶囊。

【按语】　本案中患者为老年男性，唐·孙思邈《千金要方》中指出："人年五十以上，阳气日衰，损与日增。"随着年龄的增长，特别是中年以后正气亏虚，肾阳不足，失于温运，患者长期饮食不节，膏粱厚味，伤脾胃之络，生痰生湿，痰湿胶着难解，又加重损伤脾胃，缠绵难愈，气血津液失调，日久痰瘀毒阻塞于脉络为斑块。方中生黄芪、生晒参大补元气，肉桂温经通脉，以上三药治本，阻断痰瘀之生成。生南星、生半夏、生薏苡仁为崔师自拟之"三生方"，患者病情迁延日久，脾肾亏虚，久病入络，脉络失却滋养，引致内生风痰，易致外风引动内风而发病，三药未病先防；半夏、南星善治风痰，薏苡仁祛湿健脾治本，三药标本兼顾；土茯苓、杏仁以解毒健脾养心；黄连解毒通络，《仁斋直指方》言其"能去心窍恶血"；夏枯草清肝平肝，有明显的降血压功用；丹参祛瘀通络；瓦楞子、浙贝母、牡蛎、鳖甲力专软坚散结；海藻、甘草相配，软坚化痰之功尤著；白毛藤祛风利湿通络；蚤休清热解毒，药理研究有抗炎的作用；露蜂房解毒祛风，药理研究有抗菌降压作用。以上诸药相配，痰瘀毒同治。桔梗辛散上行，甘草调和诸药为佐。纵览全方，皆以化痰祛瘀，通络解毒为主，突出通络在动脉粥样硬化辨治的特点，充分体现案例病机与方剂机制紧紧相扣，药理与病理严谨相合。

案 2

尚某，女，55岁，2018年2月3日初诊。

主诉：血压升高3日余。

病史：高血压病3年余，总胆固醇，三酰甘油升高，血糖升高，3

天前因测血压，发现血压 180~190/85~95mmHg，比之前升高，口服降压药（药品不详），仍心慌，时胸闷，手腕疼，纳眠可，大便调，1 次 / 日，舌质紫、苔白厚腻，有纵裂纹，脉沉细。

中医诊断：①眩晕（痰瘀阻络）；②心悸；③胸痹。

西医诊断：①高血压病；②高脂血症；③糖尿病。

处方：茯苓杏仁甘草汤合冠心 2 号方加减。

全瓜蒌 30g，薤白 30g，川芎 15g，赤芍 15g，丹皮 15g，益母草 30g，杜仲 30g，桑寄生 30g，野菊花 30g，黄芩 20g，茯苓 30g，杏仁 10g，薏苡仁 30g，夏枯草 30g，川牛膝 30g，地龙 30g，泽泻 30g，丹参 30g，葛根 30g，桂枝 5g，生水蛭 10g，生山楂 30g，决明子 30g，炙甘草 10g，蒸首乌 12g。

7 剂，水煎服，1 剂 / 日，分两次服用。

二诊（2018 年 2 月 10 日）：心慌症状消失，血压降至 160/85mmHg，纳眠可，大便调，1 次 / 日，舌质红、苔黄厚，有纵裂纹，性功能差。

茯苓 30g，桂枝 15g，土炒白术 15g，丹参 30g，葛根 30g，生黄芪 30g，党参 30g，夏枯草 30g，黄精 30g，豨莶草 30g，益母草 30g，黄芩 30g，黄连 10g，川牛膝 30g，车前草 15g，清半夏 15g，青皮 10g，陈皮 10g，杏仁 10g，薏苡仁 30g，制鳖甲（先煎）30g，制龟板（先煎）30g，桑寄生 30g，野菊花 15g，苍术 30g，藿香 30g，焦栀子 20g，鬼针草 30g。

7 剂，水煎服，1 剂 / 日，分两次服用。

三诊（2018 年 2 月 24 日）：血压 150/80mmHg，空腹血糖 9.0mmol/L，近 1 周胸闷气短，牙龈红肿，纳眠可，大便调，1~2 次 / 日，舌体胖、质红、苔黄腻，有纵裂纹，边有齿印。

瓜蒌皮 30g，薤白 30g，黄连 15g，肉桂 10g，丹参 30g，赤芍 15g，白芍 15g，茯苓 30g，川芎 30g，葛根 30g，苍术 30g，白术 30g，藿香 30g，杏仁 10g，薏苡仁 30g，生黄芪 30g，夏枯草 30g，地龙 30g，土元 30g，姜黄 15g，石斛 15g，草果 10g，知母 30g，土茯苓 30g，鬼箭羽 30g，生蒲黄（布包）15g，制鳖甲（先煎）30g，制龟板（先煎）30g，炒乌梅

12g，桂枝 15g，炙甘草 10g。

15 剂，水煎服，1 剂 / 日，分两次服用。复方黄连素 1 盒，每日 3 次，每次 5 片；脂血消 500 粒，每次 5 粒，每日 3 次。

患者依从性好，又继续坚持服药一个月。现血压基本控制在 147/85mmHg，血糖 8.8mmol/L，纳眠可，二便调。

【按语】 崔师以冠心 2 号方加减行气活血，祛瘀通络，茯苓杏仁甘草汤加减健脾利水，开胸降气。方中瓜蒌善于开胸散结、畅气涤痰，辅以通阳散结、行气止痛、温通滑利的薤白，两药相配伍，一散一收，一通一降，化痰散结，温通心阳以除胸痹，既能祛痰结又能通阳气，相辅相成；夏枯草清火明目，降压；地龙通行经络与川芎等活血药配伍增强通脉行气之效；杜仲、桑寄生补肝肾强筋骨，有调节血压，降低胆固醇等作用；牛膝活血通经、补肝肾强筋骨；山楂活血祛瘀降脂；决明子平抑肝阳止眩晕；蒸首乌补肝肾强筋骨、益精血。诸药合用，共奏通血脉，降血压，滋补精血之效。泽泻淡渗利尿泄湿；葛根具有改善脑部血液循环之效，对于高血压引起的一系列临床常见症状有明显的缓解作用；益母草活血化瘀；野菊花清热降火，具有明显的降压作用，诸药合用降低血压。丹参、川芎、赤芍三药合用，共奏活血化瘀、通痹止痛之功；水蛭活血化瘀；赤芍、丹皮凉血散瘀，药理作用均有明显增加冠脉血流量的作用；茯苓可健脾化痰逐中焦之水，平上冲之气；薏苡仁淡渗健脾；杏仁作用于上焦逐胸中之水，开胸散结；黄芩燥湿；桂枝、甘草助心阳通血脉。以上诸药合用，共奏活血散瘀，化痰通络、补益精血之功效。

第三节 癫 痫

一、病证概述

癫病以精神抑郁，表情淡漠，沉默痴呆，语无伦次，静而多喜为特征。

痫病是一种反复发作性神志异常的病证，亦名"癫病"，俗称"羊痫风"。临床以突然意识丧失，甚则仆倒，不省人事，强直抽搐，口吐涎沫，两目上视或口中怪叫，移时苏醒，一如常人为特征。发作前可伴眩晕、胸闷等先兆，发作后常有疲倦乏力等症状。

痫病首见于《内经》，《素问·奇病论》曰："人生而有病癫疾者……病名为胎病，此得之在母腹中时，其母有所大惊，气上而不下，精气并居，故令子发为癫疾也。"不仅提出"胎病""癫疾"的病名，而且指出发病与先天因素有关。

在治疗方面，《素问·病能论》云："……治之奈何？岐伯曰：夺其食即已。……使之服以生铁落为饮。"为了观察病情变化，首创"治癫疾者常与之居"的护理方法，至今也有实用意义。《难经·二十难》提出了"重阴者癫"的理论。

范围：癫病：癫病是精神失常的疾患。西医学精神分裂症、躁狂抑郁症，其临床表现与本病证类似者，可参考本节辨证论治。

痫病：本节讨论内容，虽以癫痫大发作的证治为主，但对小发作等类型的辨治亦可运用。根据本病的临床表现，西医学中的癫病，无论原发性，或继发性，均可参考本节辨证论治。

二、诊断与鉴别诊断

（一）诊断要点

1. 癫病

（1）神情抑郁，表情淡漠，静而少动，沉默痴呆，或喃喃自语，语无伦次；或突然狂奔，喧扰不宁，呼号打骂，不避亲疏。

（2）有癫病的家族史，或脑外伤史。多发于青壮年女性，素日性格内向，近期情志不遂，或突遭变故，惊恐而心绪不宁。

（3）排除药物、中毒、热病原因所致。

2. 痫病

（1）典型发作时突然昏倒，不省人事，两目上视，四肢抽搐，口吐涎沫，或有异常叫声等，或仅有突然呆木，两眼瞪视，呼之不应，或头部下垂，肢软无力，面色苍白等。局限性发作可见多种形式，如口、眼、手等局部抽搐而无突然昏倒，或凝视，或语言障碍，或无意识动作等。多数在数秒至数分钟即止。发作突然，醒后如常人，醒后对发作时情况不知，反复发作。

（2）发作前可有眩晕、胸闷等先兆症状。

（3）任何年龄、性别均可发病，但多在儿童期、青春期或青年期发病，可有家族史，每因惊恐、劳累、情志过极等诱发。

（二）鉴别诊断

癫证与郁病、痴呆在症状表现上稍有相似，需做好鉴别。

痫病与中风、厥证、痉证在症状表现上稍有相似，需做好鉴别。

三、辨证论治

（一）癫病

1. 痰气郁结证　症状：精神抑郁，表情淡漠，沉默痴呆，时时太息，言语无序，或喃喃自语，多疑多虑，喜怒无常，秽洁不分，不思饮食，舌红、苔腻而白，脉弦滑。

2. 心脾两虚证　症状：神思恍惚，魂梦颠倒，心悸易惊，善悲欲哭，肢体困乏，饮食锐减，言语无序，舌淡、苔薄白，脉沉细无力。

癫病是一种精神失常疾病，系由七情内伤，饮食失节，禀赋不足，致痰气郁结或心脾两虚。使脏气不平，阴阳失调、闭塞心窍，神机逆乱。其病位在心，与肝、胆、脾、胃关系密切。癫病以精神抑郁，表情淡漠，喃喃自语，语无伦次，静而多喜少动为特征，治以理气解郁，畅达气机为其大法。同时，移情易性不但是防病治病的需要，也是防止病情反复或发生意外的措施。

（二）痫病

1. 风痰闭阻证　症状：发病前常有眩晕，头昏，胸闷，乏力，痰多，心情不悦。发作呈多样性，或见突然跌倒。神志不清，抽搐吐涎。或伴尖叫与二便失禁，或短暂神志不清，双目发呆，茫然所失，谈话中断，持物落地，或精神恍惚而无抽搐，舌质红、苔白腻，脉多弦滑有力。

2. 痰火扰神证　症状：发作时昏仆抽搐，吐涎，或有吼叫，平时急躁易怒，心烦失眠，咳痰不爽，口苦咽干，便秘尿黄，病发后，症情加重，彻夜难眠，目赤，舌红、苔黄腻，脉弦滑而数。

3. 瘀阻脑络证　症状：平素头晕头痛，痛有定处，常伴单侧肢体抽搐，或一侧面部抽动，颜面口唇青紫，舌质暗红或有瘀斑、舌苔薄白，脉涩或弦。多继发于颅脑外伤、产伤、颅内感染性疾患后，或先天脑发育不全。

4. 心脾两虚证　症状：反复发痫，神疲乏力，心悸气短，失眠多梦，面色苍白，体瘦纳呆，大便溏薄，舌质淡、苔白腻，脉沉细而弱。

5. 心肾亏虚证　症状：痫病频发，神思恍惚，心悸，健忘失眠，头晕目眩，两目干涩，面色晦暗，耳轮焦枯不泽，腰膝酸软，大便干燥，舌质淡红，脉沉细而数。

痫病是一种短暂性反复发作性神志异常疾病，多因骤受惊恐，先天禀赋不足，脑部外伤及感受外邪，饮食所伤等，致使脏腑功能失调，风痰闭阻，痰火内盛，心脾两亏，心肾亏虚，造成清窍被蒙，神机受累，元神失控而引发痫病。与心、肝、脾、肾相关，主要责之于心肝。治疗时当急则开窍醒神以治其标，控制其发作；缓则祛邪补虚以治其本。多以调气豁痰、平肝息风、清泻肝火、补益心脾、滋养肝肾、通络镇惊、宁心安神等法治之。突然发作以针刺及外治法开窍醒神以促苏醒，再投以煎剂。平日当根据疾病症状辨证论治，调其脏腑气血阴阳。加强生活的调理及发作的护理，以免发生意外，至关重要。

四、临床验案

患者，男，30 岁，2022 年 1 月 29 日初诊。

主诉：3 个月内癫痫发作两次，伴面部痤疮 3 年。

病史：患者 2021 年 10 月 10 日夜间 9 时多无明显诱因突发头晕目眩，牙关咬闭，两目上视，失去意识，后自行恢复，2022 年 1 月 26 日夜间时点多再次发作，觉有痰难以咯出，余症状如前。伴有痤疮，遍及前胸后背、面部，纳眠可，大便时溏，1~2 次 / 日，舌体胖大、舌边尖红、苔白厚，脉滑。

中医诊断：①痫病（风痰闭阻）；②痤疮。

西医诊断：①癫痫；②脂溢性痤疮。

处方：黄连解毒汤合定痫丸加减。

蚤休 12g，黄连 10g，黄芩 15g，丹参 30g，白芍 30g，蒲公英 30g，大青叶 30g，桔梗 15g，丹皮 15g，土炒白术 30g，茯苓 30g，半夏 12g，青皮 10g，陈皮 10g，蝉蜕（后下）10g，僵蚕 30g，钩藤（后下）20g，生牡蛎（先煎）30g，生龙骨（先煎）30g，秦艽 15g，葛根 15g，焦栀子 20g，淡豆豉 20g，甘草 10g。

15 剂，水煎服，1 剂 / 日，分两次服用。

二诊（2022 年 2 月 12 日）：近期感冒，服药后面部疮减，癫痫未再发作，纳欠，眠可，大便尚可，1 次 / 日，舌质红、苔白厚，脉滑稍数。

上方加金银花 20g，连翘 8g，玫瑰花 15g，广木香 15g，砂仁（后下）10g，生麦芽 30g，鸡内金 15g。

15 剂，水煎服，1 剂 / 日，分两次服用。

三诊（2022 年 2 月 26 日）：咳嗽时作，便溏，2~3 次 / 日，舌边尖红、苔白厚腻，脉滑。

首诊方加炒苍术 30g，草果 10g，藿香 30g，广木香 12g，砂仁（后下）12g，浙贝母 15g，白矾 3g，生姜 5 片。

15剂，水煎服，1剂/日，分两次服用。

患者初服药即见效，三诊后诸症状大有改善，为巩固疗效，后又坚持服药月余，随访得知痤疮已愈，癫痫未曾再发。

【按语】 患者因近3个月癫痫频发来诊，发作前有头晕目眩感，发作时两目上视，牙关紧闭，伴有痤疮、舌红等热证，故用黄连解毒汤合定痫丸加减，清热邪，息风痰，通经络。黄连解毒汤能清上、中、下三焦之火，因患者大便时溏，故去清泻下焦之黄柏，且全方药性寒凉，加土炒白术以健脾益气，顾护脾胃，缓解攻伐之力。定痫丸中丹参、半夏、青皮、陈皮化痰开窍、息风定痫；龙骨、牡蛎为质重之品，与钩藤合用平肝息风，重镇安神。此外，崔师临证喜用蚤休，《神农本草经》中言其"主惊痫、癫疾"，又能消诸疮。以蒲公英、大青叶、丹皮清泄火热邪气，辅以桔梗升提肺气，引药上行；再酌情使用蝉蜕、僵蚕等虫类药息风解痉，化痰散结；秦艽、葛根祛风解肌。因患者两次癫痫皆在夜间发作，故再以淡豆豉20g，合焦栀子取栀子豉汤之意，以宣发郁热，透邪安眠。二诊痤疮改善，外感表邪兼舌脉仍有热象，增金银花、连翘清热解表；玫瑰花、广木香、砂仁行气解郁，温中化湿；麦芽、鸡内金健脾开胃。三诊时因大便偏溏，故加大温中止泻药物，以和缓首方药性。

第四章

脾胃系疾病

　　脾位于腹腔上部，膈膜之下，与胃以膜相连，"形如犬舌，状如鸡冠"，与胃、肉、唇、口等构成脾系统。主运化、统血，输布水谷精微，为气血生化之源，人体脏腑百骸皆赖脾以濡养，故有后天之本之称。在五行属土，为阴中之至阴。脾与四时之长夏相应。胃是腹腔中容纳食物的器官。其外形屈曲，上连食道，下通小肠。主受纳腐熟水谷，为水谷精微之仓、气血之海，胃以通降为顺，与脾相表里，脾胃常合称为后天之本。胃与脾同居中土，但胃为燥土属阳，脾为湿土属阴。

　　脾胃同居中焦，互为表里，既密不可分，又功能各异。胃主受纳和腐热水谷，脾主运化而输布营养精微；脾主升清，胃主降浊，一纳一化，一升一降，共同完成水谷的消化、吸收、输布及生化气血之功能。大小肠为腑，以通降为顺。小肠司受盛、化物和泌别清浊之职，大肠则有传导之能，二者又皆隶属于脾的运化升清和胃的降浊。实则阳明，虚则太阴。胃病多实，常有寒客热积，饮食停滞之患；脾病多虚，易现气虚、阳虚之疾。胃为阳土，喜润恶燥，因此胃病多热，多燥（津伤）；脾为阴土，喜燥恶湿，故脾病多寒，多湿。小肠之疾多表现为脾胃病变，大肠之病则为传导功能失常。若因饮食所伤，情志不遂，寒温不适，诸虫感染，药物损伤，痰饮、瘀血内停，劳逸失度，素禀脾胃虚弱和肝、胆、肾诸病干及，可致脾胃纳运失司，升降失调，大肠传导功能失常而罹患脾胃虚弱，脾阳虚衰，胃阴不足，寒邪客胃，脾胃湿热，胃肠积热，食滞胃肠，湿邪困脾，肝气犯胃，瘀血内停等诸多脾胃肠证候。

第一节　胃　痛

一、病证概述

　　胃痛，又称胃脘痛，是由于胃气阻滞，胃络瘀阻，胃失所养，不通则痛导致的以上腹胃脘部发生疼痛为主症的一种脾胃肠病证。

　　古典医籍中对本病的论述始见于《内经》。如《素问·六元正纪大论》里提到："木郁之发……民病胃脘当心而痛，上支两胁，膈咽不通，食饮不下。""厥阴司天，风淫所胜，民病胃脘当心而痛。"说明胃痛与肝胃失和有关。而《素问·举痛论》还阐发了寒邪入侵，引起气血壅滞不通而作胃痛的机制。《伤寒论》中泻心汤类方为后世辨治寒热错杂胃痛提供了有益的借鉴。后世医家因《内经》胃脘当心而痛一语，往往将心痛与胃痛混为一谈，如《千金要方·卷十三·心腹痛》中有九种心痛，九种心痛是虫心痛、注心痛、风心痛、悸心痛、食心痛、饮心痛、冷心痛、热心痛、去来心痛，实际上多是指胃痛而言。《太平惠方和剂局方》《太平圣惠方》《圣济总录》等书采集了大量医方，其治胃痛，多用辛燥理气之品，如白豆蔻、砂仁、广藿香、木香、檀香、丁香、高良姜、干姜等。金元时期，《兰室秘藏·卷二》立"胃脘痛"一门，论其病机多属于饮食劳倦而致脾胃之虚，同时为寒邪所伤导致。论其治法不外益气、温中、理气、和胃等。《丹溪心法·心脾痛》谓："大凡心膈之痛，须分新久，若明知身受寒气，口吃冷物而得病者，于初得之时，当与温散或温利之药；若病之稍久则成郁，久郁则蒸热，热久必生火……"指出胃痛亦有属热之说。胃痛与心痛的区分从明代医家开始，如明代《证治准绳·心痛胃脘痛》中写道："或问丹溪言心痛即胃脘痛然乎？曰心与胃各一脏，其病形不同，因胃脘痛处在心下，故有当心而痛之名，岂胃脘痛即心痛哉？"《医学正传》更进一步指出前人以胃痛为心痛之非："古方九种心痛……详其所由，皆在胃脘而实不在心也。"从而对两病进行了较为明确的区分。其后《景岳全书·心腹痛》对胃痛的病因病机、辨证论治进行了系统的总结。清代《临证指南医案·胃脘痛》的"久痛入络"之说，《医林改错》《血证论》对瘀血滞于中焦，胀满刺痛者，采用血府逐瘀汤治疗，丰富了胃痛的治疗思路。

胃痛的部位在上腹部胃脘处，俗称心窝部。其疼痛的性质表现为胀痛、隐痛、刺痛、灼痛、闷痛、绞痛等，常因病因病机的不同而异，其中尤以胀痛、隐痛、刺痛常见。可有压痛，按之其痛或增或减，但无反跳痛。其痛有呈持续性者，也有时作时止者。其痛常因寒暖失宜，饮食失节，情志不舒，劳累等诱因而发作或加重。本病证常伴有食欲不振，恶心呕吐，吞酸嘈杂等症状。

范围：西医学的急性胃肠炎、胃及十二指肠溃疡等以上腹胃脘部发生疼痛为主症特点者，可参考本节辨证论治。

二、诊断与鉴别诊断

（一）诊断要点

1. 上腹胃脘部疼痛及压痛。

2. 常伴有食欲不振，胃脘痞闷胀满，恶心呕吐，吞酸嘈杂等胃气失和的症状。

3. 发病常由饮食不节、情志不遂、劳累、受寒等诱因引起。

4. 上消化道 X 线钡餐透视、纤维胃镜及病理组织学等检查，查见胃、十二指肠黏膜炎症、溃疡等病变，有助于诊断。

（二）鉴别诊断

1. **痞满**　胃痛与痞满的病位皆在胃脘部，且胃痛常兼胀满，痞满时有隐痛，应加以鉴别。胃痛以疼痛为主，痞满以痞塞满闷为主；胃痛者胃脘部可有压痛，痞满者则无压痛。

2. **心痛**　胃处腹中之上部，心居胸中之下部，正如《医学正传·胃脘痛》谓："胃之上口，名曰贲门，贲门与心相连。"《证治准绳·心痛胃脘痛》所说："然胃脘逼近于心，移其邪上攻于心，为心痛者亦多。"心与胃的位置很近，胃痛可影响及心，表现为连胸疼痛，心痛亦常涉及心下，出现胃痛的表现，故应高度警惕，防止胃痛与心痛，尤其是防止胃痛与真心痛之间发生混淆。胃痛多发生于青壮年，疼痛部位在上腹胃脘部，其位置相对较低，疼痛性质多为胀痛、隐痛，痛势一般不剧，其痛与饮食关系密切，常伴有吞酸、嗳气、恶心呕吐等胃肠病症状，纤维胃镜及病理组织学等胃的检查异常；心痛多发生于老年，其痛在胸膺部或左前胸，其位置相对较高，疼痛性质多为刺痛、绞痛，有时剧痛，且痛引肩背及手少阴循行部位，痛势较急，饮食方面一般只与饮酒饱食关系密切，常伴有心悸、短气、汗出、脉结代等心脏病症状，心电图等心脏检查异常。

3. **胁痛**　肝气犯胃所致的胃痛常攻撑连胁而痛，胆病的疼痛有时发生在心窝部附近，胃痛与胁痛有时也易混淆，应予鉴别。但胃痛部位在中上腹胃脘部，兼有恶心嗳气，吞酸嘈杂等胃失和降的症状，纤维胃镜等检查多有胃的病变；而胁痛部位在上腹两侧胁肋部，常伴恶心，口苦等肝胆病症状，B超等实验室检查多可查见肝胆疾病。

4. **腹痛**　胃处腹中，与肠相连，从大范围看腹痛与胃痛均为腹部的疼痛，胃痛常伴腹痛的症状，腹痛亦常伴胃痛的症状，故有心腹痛的提法，因此胃痛需与腹痛相鉴别。胃痛在上腹胃脘部，位置相对较高；腹痛在胃脘以下，耻骨毛际以上的部位，位置相对较低。胃痛常伴有脘闷、嗳气、泛酸等胃失和降，胃气上逆之症；而腹痛常伴有腹胀、矢气、大便性状改变等腹疾症状。相关部位的 X 线检查、纤维胃镜或肠镜检查、B超检查等有助于鉴别诊断。

三、辨证论治

1. **寒邪客胃证**　症状：胃痛暴作，甚则拘急作痛，得热痛减，遇寒痛增，口淡不渴，或喜热饮，苔薄白，脉弦紧。治则：温胃散寒，理气止痛。方药：良附丸。

2. **饮食停滞证**　症状：暴饮暴食后，胃脘疼痛，胀满不消，疼痛拒按，得食更甚，嗳腐吞酸，或呕吐不消化食物，其味腐臭，吐后痛减，不思饮食或厌食，大便不爽，得矢气及便后稍舒，舌苔厚腻，脉滑有力。治则：消食导滞，和胃止痛。方药：保和丸。

3. **肝气犯胃证**　症状：胃脘胀满，攻撑作痛，脘痛连胁，胸闷嗳气，喜长叹息，大便不畅，得嗳气、矢气则舒，遇烦恼郁怒则痛作或痛甚，苔薄白，脉弦。治则：疏肝理气，和胃止痛。方药：柴胡疏肝散。

4. **肝胃郁热证** 症状：胃脘灼痛，痛势急迫，喜冷恶热，得凉则舒，心烦易怒，泛酸嘈杂，口干口苦，舌红少苔，脉弦数。治则：疏肝理气，泄热和中。方药：丹栀逍遥散合左金丸。

5. **瘀血停滞证** 症状：胃脘疼痛，痛如针刺刀割，痛有定处，按之痛甚，食后加剧，入夜尤甚，或见吐血、黑便，舌质紫暗或有瘀斑，脉涩。治则：活血化瘀，理气止痛。方药：失笑散合丹参饮。

6. **脾胃湿热证** 症状：胃脘灼热疼痛，嘈杂泛酸，口干口苦，渴不欲饮，口甜黏浊，食甜食则冒酸水，纳呆恶心，身重肢倦，小便色黄，大便不畅，舌苔黄腻，脉象滑数。治则：清热化湿，理气和中。方药：清中汤。

7. **胃阴亏虚证** 症状：胃脘隐隐灼痛，似饥而不欲食，口燥咽干，口渴思饮，消瘦乏力，大便干结，舌红少津或光剥无苔，脉细数。治则：养阴益胃，和中止痛。方药：益胃汤合芍药甘草汤。

8. **脾胃虚寒证** 症状：胃痛隐隐，绵绵不休，冷痛不适，喜温喜按，空腹痛甚，得食则缓，劳累、食冷或受凉后疼痛发作或加重，泛吐清水，食少，神疲乏力，手足不温，大便溏薄，舌淡苔白，脉虚弱。治则：温中健脾，和胃止痛。方药：黄芪建中汤。

胃痛一证，临床常见，或因寒热，或夹虚实，不离八纲，《中医内科学》已详。崔师临床所遇，每多久病，虚实夹杂，寒热并见，崔师常言胃肠者情绪之器官也，"肝气犯胃，肝郁脾虚"多常见，仲师有云"见肝之病，当先实脾"，肝与脾胃同居中焦，脾胃有病，肝气易犯，脾胃有病，肝亦易郁。故崔师治疗胃痛，多有调肝之品。

四、临床验案

案 1

邱某，男，35 岁，2013 年 6 月 25 日初诊。

主诉：胃部隐痛，时伴泛酸、烧心 3 年余。

病史：患者糜烂性胃炎确诊 3 年余。Hp（+），曾就诊于河南省某医院，口服三联药、兰索拉唑等。平素胃部胸骨病后隐隐作痛，偶泛酸，烧心，口苦，大便可，日 1 次。舌体胖大、边有齿痕，舌中纵行裂纹，脉象沉弦。

中医诊断：胃痛（肝胃不和）。

西医诊断：糜烂性胃炎。

处方：乌贝散合左金丸、百合汤加减。

煅乌贼骨（先煎）30g，川贝母 15g，百合 30g，乌药 15g，黄连 10g，吴茱萸 6g，丹参 20g，广木香 10g，砂仁（后下）15g，蒲公英 30g，制香附 10g，佛手 15g，玫瑰花 15g，莪术 15g，青皮 10g，生麦芽 30g，甘草 10g。

7 剂，水煎服，1 剂 / 日，分两次服用。

二诊（2013 年 7 月 2 日）：患者服上药后泛酸止，现嗳气，偶有胃痛，多在饭后痛，口腔溃疡，大便不成形，日 1 次，舌体胖大，边涎，舌质红、苔薄白，脉沉弦。

柴胡 12g，当归 12g，赤芍 15g，白芍 15g，土炒白术 30g，茯苓 30g，薄荷（后下）6g，山药 15g，百合 30g，乌药 15g，蒲公英 30g，紫苏梗 20g，黄连 10g，吴茱萸 6g，制香附 10g，佛手 10g，甘草 10g，生麦芽 30g，清半夏 12g，青皮 9g，陈皮 9g，生姜 3 片，大枣（切开）5 枚。

7 剂，水煎服，1 剂 / 日，分两次服用。

三诊（2013 年 7 月 9 日）：患者服上药后自觉消化改善，偶有胸痛，大便不成形，1 次 / 日。舌质淡、苔薄白，边涎，脉沉弦稍有力。

二诊方加炒车前子（布包）15g，白扁豆 15g，生晒参 12g，竹茹 15g，改紫苏梗为 30g。

7 剂，水煎服，1 剂 / 日，分两次服用。

后复诊症状缓解，未继续服药。

【按语】　患者初诊胃部隐痛，泛酸、烧心，胃部隐痛，属虚证，病史虽未记载患者肝郁之象，但患者年轻，胃病3年之久，应有肝郁，"木曰曲直"，肝气不舒，故有泛酸、烧心，证属肝胃不和，方用乌贝散、左金丸以泄肝火制酸；制香附、佛手、玫瑰花、青皮、麦芽以疏肝；丹参饮、百合汤以理气养胃。二诊可知前方已奏效，泛酸止。大便不成形为脾胃虚弱之象，侧重疏肝健脾，主方换用逍遥散加减。继续服用。三诊肝气得舒，胃气得畅，消化转好，偶有胸痛，加大紫苏梗用量旨在理气止痛，但大便不成形，脾虚之象犹在，故用车前子、白扁豆、生晒参重在以健脾渗湿。故获良效。

案 2

王某，女，40岁，2014年3月22日初诊。

主诉： 胃痛2年。

病史： 患者自诉平素胃痛，不酸不胀，饥饱均痛，饥时痛剧，纳可，大便干，3~4天1次，口气重。有白带，色白较多。舌质红、苔薄黄，脉细滑。

中医诊断： ①胃痛（胃阴亏虚）；②便秘。

西医诊断： 慢性胃炎。

处方： 百合汤、芍药甘草汤合金铃子散加减。

百合30g，乌药15g，清半夏15g，青皮10g，陈皮10g，白芍30g，生白术30g，当归30g，生地黄30g，蒸首乌12g，生大黄15g，炒枳实15g，槟榔15g，杏仁10g，桔梗10g，延胡索30g，川楝子10g，玄参30g，甘草10g。

7剂，水煎服，1剂/日，分两次服用。

二诊（2014年4月5日）：患者服上方觉胃痛较前减轻，仍有白带，舌质红、苔薄黄，脉细滑。

上方加山药15g，山萸肉15g。

7剂，水煎服，1剂/日，分两次服用。

三诊（2014年4月19日）：患者诉服上方后症状基本缓解，无不适，纳可，大便2天一行。舌质红、苔薄白，脉细。

继续服二诊方7剂，水煎服，1剂/日，分两次服用。

【按语】 患者胃痛、饥时加重，考虑胃虚，舌质红、脉细，偏胃阴虚；且口气重、大便干，提示内有郁热。六腑以通为顺，虚中夹实，百合汤、芍药甘草汤以养阴缓急；金铃子散（延胡索、川楝子）不仅可活血止痛，还可清泄肝热；生白术健脾益气生津，量大还能通便；当归、生地黄、玄参有增液汤之意；炒枳实、槟榔、杏仁、桔梗能够调理气机；当归、白芍、生地黄又能调理血分，气血通调，大便得畅，六腑畅通，则胃痛亦能缓。二诊胃痛得减，但仍有白带，加入山药、山萸肉，补肾以固涩。三诊基本缓解，巩固用方。

第二节　嘈　杂

一、病证概述

　　嘈杂，是指胃中空虚，似饥非饥，似辣非辣，似痛非痛，莫可名状，时作时止的一种病证。病位在胃，与肝脾相关。病机可概括为胃热、胃虚、血虚三个方面。临床分虚实二类，实者多属胃热，虚者属胃虚、血虚。治疗分别用清胃和中，健脾和胃，补益心脾之法。

　　嘈杂始见于元·朱丹溪《丹溪心法》："嘈杂，是痰因火动，治痰为先。"又说："食郁有热。"《景岳全书·嘈杂》说："嘈杂一证，或作或止，其为病也，则腹中空空，若无一物，似饥非饥，似辣非辣，似痛非痛，而胸膈懊憹，莫可名状，或得食而暂止，或食已而复嘈，或兼恶心，而渐见胃脘作痛。"清·程钟龄《医学心悟·嘈杂》对本证的论述亦甚可贵，指出若治失其宜，可变为噎膈。

　　范围：西医学中的胃及十二指肠溃疡、慢性胃炎和消化不良等以嘈杂为主症特点者，可参考本节辨证论治。

二、诊断与鉴别诊断

（一）诊断要点

1. 以胃中空虚，似饥非饥，似辣非辣，似痛非痛，胸膈懊恼，莫可名状为主要临床表现。

2. 与吐酸、胃痛常相互并见。

3. 上消化道 X 线及内窥镜检查有助于诊断及鉴别诊断。

（二）鉴别诊断

吐酸：二者在病因病机上有许多相同之处。但吐酸是胃中不适，口吐酸水，嘈杂是胃中空虚，似饥非饥，似辣非辣，似痛非痛，胸膈懊恼，莫可名状，或得食而暂止，或食已而复嘈，或兼恶心，胃脘作胀。

嘈杂一病，与胃痛、吐酸、嗳气等其他脾胃疾病发生病因病机有所相似，故证常相兼，病难细分，不离肝脾，临证治疗所用方剂与其他脾胃疾病有所相似。但中医辨证论治，临证根据"证"的不同又有所变化。

三、辨证论治

1. **胃热证** 症状：嘈杂而兼恶心吐酸，口渴喜冷，口臭心烦，脘闷痰多，多食易饥，或似饥非饥，舌质红、苔黄干，脉滑数。治则：清胃降火，和中化痰。方药：温胆汤加减。

2. **胃虚证** 症状：嘈杂时作时止，口淡无味，食后脘胀，体倦乏力，不思饮食，舌淡脉虚。治则：健脾和胃。方药：四君子汤加减。

3. **血虚证** 症状：嘈杂而兼面白唇淡，心悸头晕，失眠多梦，舌质淡，脉细弱。治则：益气养血，补益心脾。方药：归脾汤。

四、临床验案

 案 1

朱某，男，35岁，2016年4月9日初诊。

主诉： 胃脘嘈杂不适2年。

病史： 患者诉胃脘嘈杂不适2年，饮酒后易呕吐，纳可，眠差，入睡难。便溏，每日5次左右。舌体胖、舌质紫、苔黄厚腻，脉沉滑。

中医诊断： 嘈杂（湿阻中焦）。

西医诊断： 慢性胃肠炎？

处方： 平胃散合三仁汤加减。

炒苍术30g，炒白术30g，川厚朴15g，清半夏（先煎）60g，茯苓30g，滑石30g，杏仁10g，白豆蔻15g，薏苡仁60g，黄连10g，通草6g，砂仁（后下）15g，广木香15g，紫苏梗30g，制香附10g，生龙骨（先煎）30g，生牡蛎（先煎）30g，夜交藤60g，石菖蒲12g，远志15g，藿香30g，陈皮10g。

15剂，水煎服，1剂/日，分两次服用。

【按语】 患者平素饮酒，饮酒后易呕吐，更伤脾胃；脾虚湿盛故便溏、每日5次；舌苔黄厚腻，说明夹有湿热，故方用平胃散以健脾理气，三仁汤以宣畅气机，清利湿热。患者睡眠差，故加大半夏用量至60g，半夏量大可治疗失眠；半夏、薏苡仁乃半夏秫米汤之意，《内经》曰"胃不和则卧不安"，此之谓也。

案 2

刘某，女，34岁，2016年3月26日初诊。

主诉： 胃脘嘈杂2周。

病史： 患者胃脘嘈杂2周，纳可，眠差，入睡难，易醒，大便每日2~3次，末次月经2月24日，量少色可。舌体胖、舌质紫、苔黄厚腻。

中医诊断： ①嘈杂（肝胃不和）；②失眠。

西医诊断：①慢性胃炎；②睡眠障碍。

处方：半夏泻心汤、百合汤合金铃子散加减。

清半夏 15g，黄连 10g，黄芩 15g，干姜 10g，百合 30g，乌药 15g，延胡索 30g，川楝子 10g，夜交藤 60g，炒枣仁 15g，肉桂 1.5g，甘草 10g，石菖蒲 12g，远志 15g，合欢皮 30g，桂圆肉 15g，生白术 20g，炒枳实 20g

7剂，水煎服，1剂/日，分两次服用。

【按语】 本案例与上案例症状看似相同，同样是嘈杂、失眠，仅男女有别，何以遣方用药差别如此之大？重点便在于此：女子以肝为先天之本，月经量少，肝不足也，此女必体瘦；患者入睡困难，易醒，与肝热有关，故用金铃子散清泄肝热，用炒枣仁、桂圆肉以养血补肝。大便每日2~3次，但必有排出时间长或排不净感，可知脾虚，故崔师用枳术丸健脾，却用生白术，因生白术可通便；少量肉桂引火归元，又含交泰丸（黄连、肉桂）之意，交通心肾以安神；石菖蒲、远志宁心安神。其病位归根于中焦脾胃，证属寒热错杂，以半夏泻心汤合百合汤调和脾胃为根本。

第三节 吐酸、嗳气、烧心

一、病证概述

吐酸是指胃中酸水上泛的症状，又叫泛酸，若随即咽下称为吞酸，若随即吐出称为吐酸。可单独出现，但常与胃痛、痞满兼见。

《素问·至真要大论篇》曰："诸呕吐酸，暴注下迫，皆属于热。"认为本病证多属热。《证治汇补·吞酸》曰："大凡积滞中焦，久郁成热，则本从火化，因而作酸者，酸之热也；若客寒犯胃，顷刻成酸，本无郁热，因寒所化者，酸之寒也。"说明吐酸不仅有热，而且也有寒，并与胃有关。《寿世保元·吞酸》曰："夫酸者肝木之味也，由火盛制金，不能平木，则肝木自甚，故为酸也。"又说明吐酸与肝木有关。本证有寒热之分，以热证居多，属热者，多由肝郁化热，胃失和降所致；因寒者，多因肝气犯胃，脾胃虚弱而成。但总以肝气犯胃为基本病机。

吐酸、嗳气、烧心是临床常见，多为兼症，亦有以此为主症者，《内经》有云："诸呕吐酸，皆属于热。"或因胃热，或因肝热，或因郁热，故临证治疗吐酸、烧心，多用芩连之属，如左金丸、乌贝散等。

范围：西医学中反流性食管炎、慢性胃炎等以吐酸、嗳气、烧心为主要表现者，可参考本节辨证论治。

二、诊断与鉴别诊断

（一）诊断要点

1.临床上患者有明显的反流症状，出现烧心和泛酸的表现。还可表现为胸痛、吞咽困难，另外还有一些食管外症状，如夜间咳嗽、呛咳、癔球症、喉炎、声音嘶哑、反复发作的哮喘等。

2.食管钡餐造影、内镜下可显示食管炎症和反流。

3.食管功能检查显示食管下括约肌静息压下降和食管酸性反流。

（二）鉴别诊断

1.**食管癌**　食管镜检及X线吞钡检查可作鉴别。

2.**消化性溃疡**　常呈慢性、节律性、季节性与周期性发作，X线钡餐及胃镜检查在胃或十二指肠球部可见溃疡病变。

3.**癔症球**　是指患者主诉喉部有异物感，不能起始吞咽，有堵塞感，临床检查未见器质性病变。认为是胃部高位反流造成食管上部刺激所致。有时为少数患者仅有的症状而导致误诊。

三、辨证论治

1.**热证**　症状：吞酸时作，嗳腐气秽，胃脘闷胀，两胁胀满，心烦易怒，口干口苦，咽干口渴，舌红苔黄，脉弦数。治则：清肝泄火，和胃降逆。方药：左金丸加味。

2.**寒证**　症状：吐酸时作，嗳气酸腐，胸脘胀闷，喜唾涎沫，饮食喜热，四肢不温，大便溏泄，舌淡苔白，脉沉迟。治则：温中散寒，降逆制酸。方药：香砂六君子汤加吴茱萸。可加苍术、藿香化湿醒脾。

针对吐酸，就是现代所说的反流性食管炎，"诸呕吐酸，暴注下迫，皆属于热"，临床多见热象，因酸入肝，多因肝胃不和，崔师临床喜用乌贝散、左金丸以清肝和胃以制酸，有时亦用山楂、乌梅等酸味药，以酸制酸。

四、临床验案

案 1

梁某，男，30 岁，2019 年 4 月 23 日初诊。

主诉：反流性食管炎 1 年加重 1 周；咳嗽 1 周。

病史：患者诉烧心、泛酸严重。1 周前咽痛，口服蒲地蓝后，开始出现咳嗽，夜甚，咽痒，纳可，眠差（因咳嗽），将上半身垫高后，咳嗽、泛酸减轻，大便调，1 次 / 日，有反流性食管炎病史。舌质红、苔黄白相兼，脉细弦滑。

中医诊断：①泛酸（肝郁脾虚）；②咳嗽。

西医诊断：反流性管炎。

处方：乌贝散合左金丸、百合汤加减。

煅乌贼骨（先煎）15g，川贝母 15g，黄连 10g，吴茱萸 6g，清半夏 15g，青皮 10g，陈皮 10g，杏仁 10g，前胡 15g，黄芩 20g，桔梗 15g，僵蚕 30g，炙紫菀 15g，炙款冬花 15g，炙百部 30g，枇杷叶 15g，炒车前子（布包）15g，金荞麦根 30g，百合 30g，乌药 30g，生姜 3 片，大枣（切开）5 枚。

7 剂，水煎服，日服 1 剂。分早晚两次服。

二诊（2019年4月30日）：患者诉服药后，烧心、泛酸、咳嗽有所减轻，纳眠可，大便调，1次/日，舌质红、苔白厚，脉沉细滑。

上方加败酱草30g，金钱草30g。

7剂，水煎服，日服1剂。分早晚两次服。

三诊（2019年5月7日）：患者诉服药后，仅在饭后泛酸，咳嗽已愈，口中有异味，口干，纳眠可，大便调，1次/日，舌质红、苔薄黄，脉细滑。

煅乌贼骨（先煎）15g，川贝母15g，黄连10g，吴茱萸6g，清半夏15g，青皮10g，陈皮10g，百合30g，乌药30g，紫苏梗30g，制香附12g，焦山楂15g，炒神曲15g，炒麦芽15g，鸡内金15g，白花蛇舌草30g，竹茹15g，丹皮15g，赤芍15g，白芍15g，甘草10g。

7剂，水煎服，日服1剂。分早晚两次服。

患者服上方后症状减轻，继续加减调治月余而愈。

【按语】 患者于1周前外感风寒而出现咳嗽，寒邪入里化热，出现咽痛咽痒，咳嗽夜甚；舌质红、苔黄白相兼提示热邪在里，正邪交争，脉细弦滑表明肝盛脾虚。

方中乌贼骨味甘涩咸性微温，入肝胃经，具有收敛制酸，止痛止血，保护胃肠黏膜，并使早日修复之作用；川贝母味苦性凉，归肺胃经，具有清热散结，软坚化痰之功效，因此，两药合之，能根治胃酸过多和胃及十二指肠溃疡。吴茱萸、黄连辛开苦降，制酸止呕；半夏、青皮、陈皮、杏仁、前胡化痰降逆止咳；黄芩清热利湿；桔梗载药上行，使药到病所；僵蚕归肝、肺、胃经，可化痰散结；炙紫菀、炙款冬花、炙百部均归肺经，三药共用祛痰润肺止咳；枇杷叶清肺止咳，降逆止呕；炒车前子清热祛痰镇咳；金荞麦根清热解毒，利咽止痒；百合、乌药同用补脾清肺，散寒止痛；生姜走而不守，温中解表，温肺止咳；大枣为引，健脾补血。

该患者病机复杂，崔师结合患者病情，用乌贝散合左金丸、百合汤加减治疗。乌贼骨味甘涩咸性微温，入肝胃经，具有收敛制酸，止痛止血，保护胃肠黏膜，并使早日修复之作用；川贝母味苦性凉，归肺胃经，具有清热散结，软坚化痰之功效。因此，两药合之，能根治胃酸过多和胃及十二指肠溃疡。左金丸出自《丹溪心法》，方中重用苦寒之黄连为君药，一则清心火以泻肝火，即所谓"实则泻其子"，肝火得清，自不横逆犯胃；二则清胃热，胃火降则其气自降，如此标本兼顾，对肝火犯胃之呕吐吞酸尤为适宜。吴茱萸辛苦而温，入肝、脾、胃、肾经，辛能入肝散肝郁，苦能降逆助黄连降逆止呕之功，温则佐制黄连之寒，使黄连无凉遏之弊，且能引领黄连入肝经，为佐药。二药辛开苦降，寒热并用，泻火而不凉遏，温通而不助热，使肝火得清，胃气得降。百合味甘而不腻，微寒而不窜，补中益气，和合百脉，安神益志，调养五脏，补脾清肺，使邪热去而脾胃安。乌药辛开温通，最善行气开郁，散寒止痛，疏畅胸腹之气滞。两药配伍，取陈修园"百合汤"之意，一阴一阳，阴阳协调，一寒一温，寒热并施，一补一泄，补泄兼顾，使百合养润不生滞，乌药解郁不伤阴，达阳而能和阴，益气调中，用于寒热夹杂，阴虚气滞，迁延不愈之慢性萎缩性胃炎效果较好。

案 2

许某娟，女，47 岁，2019 年 12 月 24 日初诊。

主诉： 嗳气 10 天余。

病史： 患者诉近 10 天来喉中常有长而缓的声音，伴泛酸。行经前 1 周双乳胀痛，末次月经 12 月 23 日，偏头痛，眠多梦，纳可，大便为羊屎状，两日一行，舌质透紫、苔薄黄，脉滑。

中医诊断： 嗳气（肝胃不和）。

西医诊断： 反流性食管炎。

处方： 崔师自拟方。

生白术 40g，炒枳实 30g，川厚朴 15g，清半夏 12g，煅乌贼骨（先煎）30g，浙贝母 30g，青皮 10g，陈皮 10g，紫苏梗 30g，制香附 12g，赤芍 15g，白芍 15g，当归 15g，甘草 10g，川芎 15g，桃仁 10g，红花 15g，莪术 15g。

7 剂，水煎服，1 剂 / 日，分两次服用。

二诊（2019 年 12 月 31 日）：服药后，嗳气、泛酸症状减轻，大便较之前稍软，一日两至三次，多梦较之前亦有好转，自觉消化不良，眠可，舌质紫、苔薄白。

上方加荔枝核 30g，橘核 30g，柴胡 12g，百合 30g，乌药 30g。

7 剂，水煎服，日 1 剂。分两次服用。

三诊（2020 年 1 月 11 日）：患者服药后，嗳气好转，泛酸症状基本痊愈，双乳胀痛较之前减轻，自觉记忆力下降，纳眠可，大便正常，1 次 / 日，舌质紫、苔薄白，脉滑。

益智仁 30g，柴胡 15g，炒枳实 30g，当归 30g，白芍 15g，生白术 90g，川芎 15g，泽泻 15g，猪苓 15g，茯苓 15g，石菖蒲 12g，郁金 30g，青皮 10g，陈皮 10g，百合 30g，乌药 30g，紫苏梗 15g，制香附 12g，甘草 10g。

7 剂，水煎服，日服 1 剂。分两次服用。

患者坚持服药后诸症已愈。

【按语】 根据患者症状，可知病机为气滞血瘀。气机失于条畅，故影响到中焦脾胃，出现嗳气、泛酸症状；经前乳房胀痛，且大便偏干排出不畅，故应行气健脾以利三焦气机通畅，柔肝和胃；气行则血行，瘀血去而新血生，偏头痛、睡眠不佳症状便随之好转。

该方由诸多经典药对组成，用药精准，通补兼施，以疏肝行气为主。半夏、厚朴、紫苏梗与香附、青皮、陈皮同用，行气效果佳；煅乌贼骨与浙贝母同用，一收一散，清热制酸，有和胃止痛之功；赤芍、白芍共用柔肝养血护胃；白术、枳实益气消痞，治疗便秘；桃仁、红花以去体内血瘀；且患者曾自述体检结果，有脾气虚，轻微血虚症状体现，加当归、甘草等。对于患者治疗以行气健脾和胃为主，药物组成有"柴胡疏肝散"之意，复诊改方以当归芍药散为主，患者嗳气、泛酸症状均有明显改善，经前双乳胀痛也有减轻。胃气主降，气机失常，气逆则生泛酸、嗳气或恶心呕吐的症状，气滞则生胀痛、大便不通，久而生痰浊瘀血加重症状，故以疏肝行气为主。

附：肠上皮化生案 1 例

韩某，男，32 岁，2014 年 7 月 29 日初诊。

主诉： 嗳气、胃胀 1 年。

病史： 患者 1 年前无明显诱因出现嗳气，胃胀，无泛酸，烧心，易急躁，睡眠差，大便正常，1 次 / 日，小便可，纳可。2014 年 6 月 14 日郑州市某医院查胃镜显示：慢性萎缩性胃炎伴肠化，胃角低级别瘤变，服叶酸 6 片 / 天，施维舒 3 片 / 天。舌苔黄厚，脉细滑弦稍数。

中医诊断： 嗳气（痰瘀互结）。

西医诊断： 慢性萎缩性胃炎伴肠上皮化生。

处方： 二陈汤、丹参饮合百合汤加减。

生半夏 15g，青皮 10g，陈皮 10g，茯苓 30g，白花蛇舌草 30g，蚤休 10g，丹参 30g，广木香 15g，砂仁（后下）15g，蒲公英 30g，紫苏梗 30g，凤凰衣 15g，制鳖甲（先煎）30g，虎杖 15g，百合 30g，乌药 15g，甘草 10g。

全蝎、蜈蚣胶囊。

15 剂，水煎服，1 剂 / 日，分两次服用。

二诊（2014 年 8 月 19 日）：患者诉服上药后效可，诸症缓解，空腹时嗳气。腹胀明显，时入睡困难，纳可，大便稍干，1 次 / 日，小便可，舌尖红、苔中根黄厚，脉细滑弦稍数。

上方加黄连 10g，生黄芪 30g，藿香 15g，紫苏梗 30g，川厚朴 15g。

15 剂，水煎服，1 剂 / 日，分两次服用。

三诊（2014 年 9 月 16 日）：患者诉服 8 月 19 日方后觉胃胀，嗳气，易急躁，余无不适，纳可，腹胀影响睡眠，二便可，舌质红、苔薄白，边涎多，脉弦滑有力。

用 2014 年 7 月 29 日方加制香附 15g，焦栀子 15g，柴胡 10g，炒枳实 15g，赤芍 15g，白芍 15g。

15 剂，水煎服，1 剂 / 日，分两次服用。

四诊（2014年10月11日）：患者自诉服上药后效可，时有胃胀，运动后减轻，纳可，大便可，1次/日，舌质红、苔白稍厚，脉滑稍数。

2014年9月16日方加鸡内金15g。

30剂，水煎服，1剂/日，分两次服用。

患者以上方加减，调治年余，复查胃镜肠化已愈，遂停药。

【按语】 肠上皮化生，中医并无此病名，因常有"嗳气、吐酸、烧心"等表现，故列于此章。肠上皮化生因被冠名"癌前病变"，故患者常谈之色变。崔师认为此病，虚实夹杂，脾胃虚弱为本，痰瘀互结为标，久而化为癌瘤，治疗每以健脾益气，化痰散瘀为法。该患者为年轻男性，嗳气、胃胀，初诊以二陈汤理气和胃，丹参饮活血、百合汤以通气和血，白花蛇舌草、蚤休、蒲公英、虎杖以清热解毒，鳖甲、蜈蚣、全蝎以散结抗瘤，服药后患者症状缓解。二诊意在健脾扶正，加入生黄芪，同时患者眠差，脉弦，投以半夏厚朴汤调理气机。患者服药后症状反复，且有急躁，脉弦有力，况患者年轻即得此病，是为肝郁化火，故投以初诊之方，合以四逆散，再加栀子、香附疏肝清热，服药得效。四诊，效不更方，复以前方加入鸡内金，一助消化，一散瘀结。病既已成，其去亦渐，化裁加减，年余而治。

第四节　痞　满

一、病证概述

痞满是由表邪内陷，饮食不节，痰湿阻滞，情志失调，脾胃虚弱等导致脾胃功能失调，升降失司，胃气壅塞而成的以胸脘痞塞满闷不舒，按之柔软，压之不痛，视之无胀大之形为主要临床特征的一种脾胃病证。本证按部位可划分为胸痞、心下痞等，心下即胃脘部，故心下痞又可称为胃痞。

胃痞在《内经》称为"痞、满、痞满、痞塞"等，如《素问·异法方宜论》的"脏寒生满病"，《素问·五常政大论》的"备化之纪……其病痞",以及"卑监之纪……其病留满痞塞"等,都是这方面的论述。《伤寒论》对本病证进行了详细的论述,如谓"但满而不痛者,此为痞""心下痞,按之濡",提出了痞满的基本概念;并指出该病的病机是正虚邪陷,升降失调,并拟定了寒热并用、辛开苦降的治疗大法,其所创诸泻心汤成为治痞满之祖方。《诸病源候论》提出"八痞""诸痞"之名,对痞做了初步的解释:"痞者,塞也。言腑脏痞塞不宣通也。"李东垣所倡脾胃内伤之说,其《兰室秘藏·卷二》之辛开苦降,消补兼施的消痞丸、枳实消痞丸更是后世治痞的名方。《丹溪心法·痞》将痞满与胀满做了区分:"胀满内胀而外亦有形,痞则内觉痞闷,而外无胀急之形。"在治疗上丹溪特别反对一见痞满便滥用利药攻下,认为中气重伤,痞满更甚。《景岳全书·痞满》对本病的辨证颇为明晰:"痞者,痞塞不开之谓;满者,胀满不行之谓。盖满则近胀,而痞则不必胀也。所以痞满一证,大有疑辨,则在虚实二字,凡有邪有滞而痞者,实痞也;无物无滞而痞者,虚痞也。有胀有痛而满者,实满也;无胀无痛而满者,虚满也。实痞、实满者可散可消;虚痞、虚满者,非大加温补不可。"《类证治裁·痞满》将痞满分为伤寒之痞和杂病之痞,杂病之痞又分为胃口寒滞停痰,饮食寒凉伤胃,脾胃阳微,中气久虚,精微不化,脾虚失运,胃虚气滞等若干证型,分寒热虚实之不同而辨证论治,进一步指导临床。

范围:西医学中的急慢性胃炎、功能性消化不良等以胃脘部痞塞为主要表现者,可参考本节辨证论治。

二、诊断与鉴别诊断

(一)诊断要点

1. 以胃脘痞塞,满闷不舒为主要临床表现,其痞按之柔软,压之不痛,视之无胀大之形。

2. 常伴有胸膈满闷,饮食减少,得食则胀,嗳气则舒等症。

3. 发病和加重常与饮食、情志、起居、冷暖失调等诱因有关。

4. 多为慢性起病,时轻时重,反复发作,缠绵难愈。

5. 纤维胃镜检查、上消化道 X 线钡餐检查、胃液分析等的异常,有助于本病的诊断。

（二）鉴别诊断

1. **胃痛**　胃痛与胃痞的病位皆在胃脘部，且胃痛常兼胀满，胃痞时有隐痛，应加以鉴别。胃痛以疼痛为主，胃痞以痞塞满闷为主；胃痛者胃脘部可有压痛，胃痞者则无压痛。

2. **鼓胀**　鼓胀与胃痞同为腹部病证，且均有胀满之苦，鼓胀早期易与胃痞混淆。鼓胀腹部胀大膨隆，胀大之形外现；胃痞则自觉满闷痞塞，外无胀大之形。鼓胀按之腹皮急；胃痞胃脘部按之柔软。鼓胀有胁痛、黄疸、积聚等疾病病史；胃痞可有胃痛、嘈杂、吞酸等胃病病史。B型超声波和纤维胃镜等检查，有助于二病证的鉴别。

3. **胸痹心痛**　胸痹心痛可有脘腹满闷不舒，胃痞常伴有胸膈满闷，但二者有病在心胸和病在胃脘之不同，应予区别。胸痹心痛属胸阳痹阻，心脉瘀阻，心脉失养为患，以胸痛，胸闷，短气为主症，伴有心悸、脉结代等症状；胃痞系脾胃功能失调，升降失司，胃气壅塞所致，以胃脘痞塞满闷不舒为主症，多伴饮食减少，得食则胀，嗳气则舒等症状。心电图和纤维胃镜等检查有助于鉴别诊断。

痞满一证，或因饮食停滞，或因痰湿内蕴，或因肝气郁滞，本在脾虚，崔师临证每多以香砂六君为主方；很多患者因胃病影响饮食，更影响到情绪，合并有肝气郁滞，又可用肝胃百合汤加减，肝胃同治，效果斐然。

三、辨证论治

1. **邪热内陷证**　症状：胃脘痞满，灼热急迫，按之满甚，心中烦热，咽干口燥，渴喜饮冷，身热汗出，大便干结，小便短赤，舌红苔黄，脉滑数。治则：泄热消痞，理气开结。方药：大黄黄连泻心汤。

2. **饮食停滞证**　症状：胃脘痞满，按之尤甚，嗳腐吞酸，恶心呕吐，厌食，大便不调，苔厚腻，脉弦滑。治则：消食导滞，行气消痞。方药：保和丸。

3. **痰湿内阻证**　症状：脘腹痞满，闷塞不舒，胸膈满闷，头重如裹，身重肢倦，恶心呕吐，不思饮食，口淡不渴，小便不利，舌体胖大、边有齿痕、苔白厚腻，脉沉滑。治则：燥湿化痰，理气宽中。方药：二陈汤合平胃散。

4. **肝郁气滞证**　症状：胃脘痞满闷塞，脘腹不舒，胸膈胀满，心烦易怒，喜太息，恶心嗳气，大便不爽，常因情志因素而加重，苔薄白，脉弦。治则：疏肝解郁，理气消痞。方药：越鞠丸。

5. **脾胃虚弱证**　症状：胃脘痞闷，胀满时减，喜温喜按，食少不饥，身倦乏力，少气懒言，大便溏薄，舌质淡、苔薄白，脉沉弱或虚大无力。治则：健脾益气，升清降浊。方药：补中益气汤。

四、临床验案

案 1

邵某，女，58 岁，2015 年 3 月 31 日初诊。

主诉：痞满 5 年。

病史：患者诉近 5 年觉胃中痞塞不适，胃胀，时泛酸，烧心，嗳气，肩背部、下肢酸困，眠差，凌晨 1 时易醒，醒后难以入睡。太阳穴附近胀。纳可，大便溏，1~2 次 / 日。胃镜示：红斑性胃炎，十二指肠炎。舌质紫暗，有瘀斑，苔黄燥，口唇暗，脉弦滑。

中医诊断：痞证（肝脾不调）。

西医诊断：慢性胃炎。

处方：香砂六君汤、丹参饮、百合汤合左金丸加减。

生黄芪 30g，莪术 30g，清半夏 12g，青皮 10g，陈皮 10g，百合 30g，乌药 15g，黄连 10g，吴茱萸 6g，土炒白术 30g，茯苓 30g，蒲公英 30g，夜交藤 60g，丹参 30g，广木香 10g，砂仁（后下）15g，瓜蒌皮 15g，薤白 15g，蚤休 10g，白芷 15g，甘草 10g。

7 剂，水煎服，1 剂 / 日，分两次服用。

二诊（2015年4月14日）：患者服上方有效，胃胀减轻，余症仍有，头胀目涩，下肢无力。纳可，睡眠有改善，大便1~2次/日，矢气少，舌质红透紫、边有齿痕，苔薄白，脉细弦滑。

上方改广木香为12g，加炒枳壳10g，炒枣仁15g，天麻20g，钩藤（后下）20g。

7剂，水煎服，1剂/日，分两次服用。

患者用上方加减调治月余，诸症皆消。

【按语】 患者胃胀、痞满5年，大便溏，可知脾虚，故用香砂六君汤以健脾理气；百合汤、丹参饮合良附汤乃焦树德先生的三合汤，崔师临床常用，但每用二陈汤以代良附汤，盖脾虚多痰湿，故用二陈汤以健脾燥湿。眠差，太阳穴处发胀，脉弦，此肝火上炎之象，肝热犯胃，故可见泛酸、烧心等症，故用左金丸以泻肝火、开痞结，蒲公英、蚤休以清热解毒。胃在心下，瓜蒌薤白半夏汤行气开郁、通阳散结，黄芪健脾、莪术破结，此朱良春先生治疗胃病常用对药。二诊患者胃部症状减轻，但头胀目涩，下肢无力，上实下虚，合入天麻、钩藤，不仅清肝，亦可补肾，同时继续调理中焦，疏肝理气、健脾和胃，如此月余，终获良效。

案 2

连某，男，26岁，2013年12月28日初诊。

主诉：胃胀1个月。

病史：患者1个月前无明显诱因出现胃胀不适，饭后明显，无腹痛腹泻，睡眠一般，大小便正常，舌质紫暗、苔白腻，脉细滑稍弦。

中医诊断：痞满（痰瘀阻滞）。

西医诊断：慢性胃炎。

处方：香砂六君汤、丹参饮合百合汤加减。

生晒参15g，土炒白术20g，茯苓30g，薏苡仁50g，丹参30g，广木香10g，砂仁（后下）15g，百合30g，乌药15g，延胡索20g，清半夏12g，青皮10g，陈皮10g，赤芍15g，甘草10g，鸡矢藤30g，蒲公英30g。

7剂，水煎服，1剂／日，分两次服用。

二诊（2014年1月11日）：患者近来仍胃胀，较前减轻。纳后胆囊区不适，大便正常，1次／日。舌质红紫边尖红，苔薄白腻。脉细滑稍数。

上方加莪术15g，黄连6g，生黄芪15g。

7剂，水煎服，1剂／日，分两次服用。

三诊（2014年1月21日）：患者服上药后胃胀缓解，但仍有。纳后胃胀满加重，时紧张、烦躁。口干，口不苦，无汗出。饮水口干不能缓解，手足凉，不怕冷，小便频，色淡黄，大便可，1次／日，舌质紫红、尖点刺，边涩，苔薄白，脉细弦滑数。

处方： 肝胃百合汤、丹参饮合香砂六君子汤加减。

柴胡12g，炒枳实12g，赤芍15g，白芍15g，百合30g，乌药15g，土炒白术20g，茯苓30g，丹参20g，广木香10g，砂仁（后下）12g，莪术15g，鸡矢藤30g，生黄芪15g，太子参20g，薏苡仁30g，麦冬20g，蒲公英30g，延胡索15g，川楝子10g，甘草6g。

7剂，水煎服，1剂／日，分两次服用。

后复诊诸症得减，月余诸症得愈。

【按语】 患者胃胀，饭后明显，苔白腻，舌质紫暗，考虑痰瘀阻滞为标，脾虚为本，故处方以香砂六君为主方以健脾理气，丹参饮、百合汤以理气和血，延胡索、赤芍以活血，鸡矢藤以消食化积；服后胃胀减轻，二诊继续加强健脾，因脉偏数，舌尖红，加以黄连以清热；三诊，胃胀基本缓解，饭后仍有不适，时有紧张、烦躁，小便频，手足凉，症状繁多，类似西医所说神经官能症，中医多认为肝郁，考虑为肝胃不和，主方转为夏度衡先生的肝胃百合汤；因口干，易党参为太子参，并合入麦冬以养胃阴。临证常用，每多效验。

案 3

王某，女，43 岁，2015 年 10 月 9 日初诊。

主诉： 胃脘胀满 5 年。

病史： 患者诉胃脘胀满 5 年，近 3 月伴有泛酸。夜间加重，时疼痛。纳可，眠差，大便溏结不调，1~2 次 / 日，末次月经 10 月 1 日，经行 6 天，色可，有血块，第 1~3 天小腹坠痛、凉。舌体胖大，舌质紫、苔白厚腻，脉稍弦。

中医诊断： 痞满（寒热错杂）。

西医诊断： 慢性胃炎。

处方： 半夏泻心汤加减。

清半夏 15g，黄连 10g，黄芩 15g，干姜 10g，百合 30g，乌药 15g，生薏苡仁 60g，川贝母 15g，煅乌贼骨（先煎）30g，吴茱萸 6g，蒲公英 30g，炒苍术 15g，炒白术 15g，川厚朴 10g，砂仁（后下）15g，广木香 15g，延胡索 30g，甘草 10g。

7 剂，水煎服，1 剂 / 日，分两次服用。

患者服上方症状明显减轻，继续调治月余而愈。

【按语】 患者胃脘胀满 5 年，伴有泛酸，平素大便溏，舌体胖大，故为虚实夹杂、寒热错杂之证，用半夏泻心汤为主方，辛开苦降，配合百合、乌药和胃除胀，再合乌贝散、左金丸以制酸，苍术、白术、川厚朴、广木香、砂仁健脾理气以消胀满；舌质紫，且久病入络，夜间疼痛，兼瘀血之证，故用延胡索活血止痛。故调治月余而愈。

第五节　噎 膈

一、病证概述

噎膈是由于食管干涩，食管、贲门狭窄所致的以咽下食物梗塞不顺，甚则食物不能下咽到胃，食入即吐为主要临床表现的一类病证。噎即梗塞，指吞咽食物时梗塞不顺；膈即格拒，指食管阻塞，食物不能下咽到胃，食入即吐。噎属噎膈之轻证，可以单独为病，亦可为膈的前驱表现，故临床统称为噎膈。

《内经》认为本病证与津液及情志有关，如《素问·阴阳别论》曰："三阳结谓之膈。"《素问·通评虚实论》曰："膈塞闭绝，上下不通，则暴忧之病也。"并指出本病病位在胃，如《灵枢·四时气》曰："饮食不下，膈塞不通，邪在胃脘。"《太平圣惠方·第五十卷》认为："寒温失宜，食饮乖度，或恚怒气逆，思虑伤心致使阴阳不和，胸膈否塞，故名膈气也。"

《景岳全书·噎膈》曰："噎膈一证，必以忧愁思虑，积劳积郁，或酒色过度，损伤而成。"并指出："少年少见此证，而惟中衰耗伤者多有之。"对其病因进行了确切的描述。关于其病机历代医家多有论述，如《医学心悟·噎膈》指出："凡噎膈症，不出胃脘干槁四字。"《临证指南医案·噎膈反胃》提出其为"脘管窄隘"，为临床提供了治疗方向。

范围：西医学中的食管癌、食管炎、贲门癌、贲门痉挛、食管－贲门失弛缓症等属本节范畴，可参考辨证论治。

二、诊断与鉴别诊断

（一）诊断要点

1. 咽下饮食梗塞不顺，食物在食管内有停滞感，甚则不能下咽到胃，或食入即吐。

2. 常伴有胃脘不适，胸膈疼痛，甚则形体消瘦，肌肤甲错，精神衰惫等症。

3. 起病缓慢，常表现为由噎至膈的病变过程，常由饮食、情志等因素诱发，多发于中老年男性，特别是在高发地区。

4. 食管、胃的 X 线钡餐检查，内窥镜及病理组织学检查，食管脱落细胞检查，Cr 检查等有助于早期诊断。

（二）鉴别诊断

1. 反胃　两者均有食入复出的症状，因此需要鉴别。反胃为胃之下口障碍，幽门不放，食停胃中，多系阳虚有寒，症状特点是饮食能顺利下咽入胃，食停胃中，经久复出，朝食暮吐，暮食朝吐，宿谷不化，食后或吐前胃脘胀满，吐后转舒，吐出物量较多，常伴胃脘疼痛；噎膈为食管、贲门狭窄，贲门不纳，症状特点是饮食咽下过程中梗塞不顺，初起并无呕吐，后期格拒时出现呕吐，系饮食不下或食入即吐，呕吐与进食时间关系密切，食停食管，并未入胃，吐出量较小，多伴胸膈疼痛。

2. 梅核气　梅核气属郁病中的一种证型，主要表现为自觉咽中如有物梗塞，咯之不出，咽之不下，噎膈有时也伴有咽中梗塞不舒的症状，故二者应进行鉴别。梅核气虽有咽中梗塞感，但此感觉多出现在情志不舒或注意力集中于咽部时，进食顺利而无梗塞感，多发于年轻女性；噎膈的梗塞部位在食管，梗塞出现在进食过程中，多呈进行性加重，甚则饮食不下或食入即吐，多发于老年男性。

三、辨证论治

1. 痰气交阻证　症状：进食梗阻，脘膈痞满，甚则疼痛，情志舒畅则减轻，精神抑郁则加重，嗳气呃逆，呕吐痰涎，口干咽燥，大便艰涩，舌质红、苔薄腻，脉弦滑。治则：开郁化痰，润燥降气。方药：启膈散。

2. 津亏热结证　症状：进食时梗涩而痛，水饮可下，食物难进，食后复出，胸背灼痛，形体消瘦，肌肤枯燥，五心烦热，口燥咽干，渴欲饮冷，大便干结，舌红而干，或有裂纹，脉弦细数。治则：养阴生津，泄热散结。方药：沙参麦冬汤。

3. 瘀血内结证　症状：进食梗阻，胸膈疼痛，食不得下，甚则滴水难进，食入即吐，面色暗黑，肌肤枯燥，形体消瘦，大便坚如羊屎，或吐下物如赤豆汁，或便血，舌质紫暗，或舌红少津，脉细涩。治则：破结行瘀，滋阴养血。方药：通幽汤。

4. 气虚阳微证　症状：进食梗阻不断加重，饮食不下，面色苍白，精神衰惫，形寒气短，面浮足肿，泛吐清涎，腹胀便溏，舌淡苔白，脉细弱。治则：温补脾肾，益气回阳。方药：温脾用补气运脾汤，温肾用右归丸。

噎膈一病，多相当于今天的食管癌，当然也有一些神经官能症，但是崔师门诊常见的多是食管癌。对于癌症，标多因痰、瘀、热毒相合，本多脾胃虚弱。身体壮实或未进行放、化疗者，以祛邪为主，多以生半夏、生南星、生牡蛎之类三生汤、消瘰丸等；放、化疗中者，治疗副作用的，扶正兼祛邪，则以虎七散、露蜂房、仙鹤草、白花蛇舌草等；术后或者西医放、化疗后者，以扶正为主，多以黄芪、人参、白术、灵芝之类。

四、临床验案

案 1

文某，女，51 岁，2013 年 6 月 15 日初诊。

因患者身体虚弱而家属代诉：食管癌术后放、化疗后 3 年。

病史：今年 3 月复发，进行放、化疗 13 次。现食软的食物及流食，大便正常。舌质暗、苔白花剥，脉沉。

中医诊断：噎膈（痰瘀热毒）。

西医诊断：食管癌。

处方：自拟扶正抗癌汤加减。

生半夏 15g，生黄芪 30g，生薏苡仁 60g，露蜂房 15g，壁虎 15g，三七（煎入）10g，龙葵 30g，白毛藤 30g，土炒白术 30g，白花蛇舌草 30g，蚤休 10g，砂仁（后下）12g，僵蚕 30g，仙鹤草 60g，虎杖 30g，藤梨根 30g，生晒参 15g，山慈菇 15g，夏枯草 30g，川贝母 15g，浙贝母 20g，生牡蛎（先煎）30g，鸡内金 15g，制鳖甲（先煎）30g，王不留行 60g。

15 剂，水煎服，1 剂／日，分两次服用。

二诊（2013年6月25日）：患者现乏力，轻微咳嗽，少量黄痰，睡不实，吃软食物，烦躁，大便溏，舌质暗，苔白花剥，脉沉。

生半夏（先煎）30g，茯苓30g，山药15g，焦栀子15g，木蝴蝶15g，生黄芪30，生薏苡仁60g，露蜂房15g，壁虎15g，三七（煎入）10g，龙葵30g，白毛藤30g，土炒白术30g，白花蛇舌草30g，蚤休10g，砂仁（后下）12g，僵蚕30g，仙鹤草60g，虎杖30g，藤梨根30g，生晒参15g，山慈菇15g，夏枯草30g，浙贝母20g，生牡蛎（先煎）30g，鸡内金15g，制鳖甲（先煎）30g，王不留行60g。

15剂，水煎服，1剂/日，分两次服用。

患者以上方加减调治三月余，病情平稳。

【按语】　食管癌放疗期间结合中医治疗，主要提高放疗疗效，可以减轻放疗并发症，提高患者生活质量，延长其生存时间。中医有文献指出：放射线作为一种热毒之邪，易耗气伤阴、灼伤津液，放疗期间合理应用中药可以发挥增效减毒作用。崔师认为，癌症的发生在于本虚邪实，本虚在于脾胃后天之本的亏虚，邪实表现在痰湿、瘀血及热毒。食管癌放疗期间应扶正祛邪并用，该患者食管癌术后复发，又逢放疗、化疗期间，故方用自拟扶正抗癌汤，用黄芪、薏苡仁、白术、生晒参以健脾益气，白花蛇舌草、仙鹤草、龙葵、白毛藤、虎杖、藤梨根、蚤休以清热解毒、扶正补虚、抗肿瘤。现代药理研究指出白花蛇舌草有增强免疫、抗肿瘤之作用。虎七散以活血抗癌，也是治疗食管癌的常用方。僵蚕、山慈菇、夏枯草、川贝母、浙贝母、生牡蛎、鸡内金、制鳖甲、王不留行以化痰散结消瘤。二诊因患者烦躁、大便溏，考虑肝火旺脾气虚，加入山药、茯苓以健脾，栀子清肝火。如是调理，自觉症状缓解，无特殊不适。

案 2

陈某，男，66岁，2013年8月13日初诊。

主诉： 食管癌术半年后。

病史： 患者半年前因食管癌行手术，欲求方调整（2012年10月于广州市某医院行手术）。患者现喑哑，食肉、馍等则噎，流食无碍。左上臂起痒疹，右上臂无，前额痛，头晕，少食多餐。饥饿时腹胀。眠可，腹泻月余，近 10 天大便可每日 1 次。既往冠心病史，舌质透紫气、苔白厚，脉沉细。

中医诊断：噎膈（痰瘀毒结）。

西医诊断：食管癌术后。

处方：三生抗癌汤。

生半夏 20g，川厚朴 15g，川贝母 15g，茯苓 30g，代赭石（先煎）30g，青皮 10g，陈皮 10g，海浮石 30g，壁虎 15g，三七（煎入）10g，露蜂房 15g，白花蛇舌草 30g，半枝莲 20g，生南星 20g，莪术 30g，焦栀子 15g，夏枯草 30g，蚤休 10g，浙贝母 30g，生龙骨（先煎）30g，生牡蛎（先煎）30g，僵蚕 30g，炒苏子 30g，炙鳖甲（先煎）30g，柴胡 12g，黄芩 15g，甘草 10g，鸡内金 15g，王不留行 60g。

15 剂，水煎服，1 剂 / 日，分两次服用。

患者间断服用上方，诸症渐平，后未复查。

【按语】 患者食管癌术后半年，喑哑，饮食则噎，舌苔白厚，脉沉细，此为痰气交阻之证，以半夏厚朴汤合川贝母、浙贝母、海浮石、代赭石、生南星以化痰降气；头晕，前额疼痛，左上臂痒疹，诸症迭起，为久病肝郁所致，故用柴胡、黄芩、夏枯草、苏子、王不留行、牡蛎，含刘绍武先生解郁攻坚汤之意。

案 3

余某，男，50 岁，2014 年 2 月 8 日初诊。

主诉：食管癌 7 月余放、化疗后。

病史：患者于 2013 年 7 月发现食管癌，嗓音病变，疑似咽喉炎，10 月放疗 30 次，化疗 3 次。患者现语音低微，声音嘶哑，面色青黄，胃脘部痞满不适，自觉发硬，夜间明显；纳可，有口气，眠差，夜间咳嗽痰多，痰色白质黏。身乏力，怕冷，手足凉，双足麻。大便干结，1 次 / 周，倦怠乏力。家族史：其母患食管癌。2014 年 1 月 6 日新乡市某医院 CT 示：①食管癌放疗后；②考虑肺部感染；③考虑右侧肋骨陈旧性骨折。新乡市某医院诊断"食管癌并多发淋巴结转移"。舌体胖大、边有齿痕，质紫，苔中根部白厚，边涎，脉细滑数。

中医诊断： 噎膈（气虚痰瘀夹热）。

西医诊断： 食管癌伴淋巴转移放、化疗后。

处方： 自拟扶正抗癌汤加减。

生黄芪50g，当归30g，莪术15g，壁虎15g，三七（煎入）10g，川贝母15g，藤梨根30g，虎杖30g，僵蚕30g，生半夏20g，生南星20g，露蜂房15g，炒枳实15g，生白术30g，生大黄15g，川厚朴12g，芒硝（兑入）10g，生晒参30g，灵芝15g，生薏苡仁60g，夏枯草30g，浙贝母25g，生牡蛎（先煎）30g，海藻（洗净）30g，甘草10g，青皮10g，陈皮10g，蝉蜕（后下）10g，仙鹤草30g，蚤休10g，丹参30g。

7剂，水煎服，1剂/日，分两次服用。

【按语】 患者化疗后，正气亏虚，故乏力，怕冷，语音低微，面色青黄，倦怠乏力，一派虚象，故当归补血汤合上露蜂房、生晒参、灵芝、仙鹤草以扶正，然有口气，大便干结，舌体白厚，脉细滑数，可知内有积热，故大承气汤以去其实。夜间咳嗽、痰白质黏，兼见痰郁之证，生半夏、生南星、海藻、生薏苡仁、川贝母、浙贝母以化痰湿；虎七散、丹参以活血消肿散结；入青皮、蝉蜕者，因患者眠差，有疏肝安神之功用。

第六节　泄　泻

一、病证概述

泄泻是以大便次数增多，粪质稀薄，甚至泻出如水样为临床特征的一种脾胃肠病证。泄与泻在病情上有一定区别，粪出少而势缓，若漏泄之状者为泄；粪大出而势直无阻，若倾泻之状者为泻，然近代多泄、泻并称，统称为泄泻。

泄泻以大便清稀为临床特征，或大便次数增多，粪质清稀；或便次不多，但粪质清稀，甚至如水状；或大便清薄，完谷不化，便中无脓血。

泄泻之量或多或少，泄泻之势或缓或急。常兼有脘腹不适，腹胀腹痛肠鸣，食少纳呆，小便不利等症状。起病或缓或急，常有反复发作史。常由外感寒热湿邪，内伤饮食情志，劳倦，脏腑功能失调等诱发或加重。

《内经》称本病证为"鹜溏""飧泄""濡泄""洞泄""注下""后泄"等，且对本病的病机有较全面的论述，如《素问·生气通天论》曰："因于露风，乃生寒热，是以春伤于风，邪气留连，乃为洞泄。"《素问·阴阳应象大论》曰："清气在下，则生飧泄""湿胜则濡泻。"《素问·举痛论》曰："寒气客于小肠，小肠不得成聚，故后泄腹痛矣。"《素问·至真要大论》曰："诸呕吐酸，暴注下迫，皆属于热。"说明风、寒、热、湿均可引起泄泻。《素问·太阴阳明论》指出："饮食不节，起居不时者，阴受之……阴受之则入五脏……下为飧泄。"《素问·举痛论》指出："怒则气逆，甚则呕血及飧泄。"说明饮食、起居、情志失宜，亦可发生泄泻。另外，《素问·脉要精微论》曰："胃脉实则胀，虚则泄。"《素问·脏气法时论》曰："脾病者……虚则腹满肠鸣，飧泄食不化。"《素问·宣明五气》谓："五气所病……大肠小肠为泄。"说明泄泻与脾胃大小肠有关。《内经》关于泄泻的理论体系，为后世治疗奠定了基础。

张仲景将泄泻和痢疾统称为下利，在《金匮要略·呕吐哕下利病脉证治》中将本病分为虚寒、实热积滞和湿阻气滞三型，并且提出了具体的证治。如"下利清谷，里寒外热，汗出而厥者，通脉四逆汤主之""气利，诃梨勒散主之"，指出了虚寒下利的症状，以及治疗当遵温阳和固涩二法。又说："下利三部脉皆平，按之心下坚者，急下之，宜大承气汤……下利谵语，有燥屎也，小承气汤主之。"提出对实热积滞所致的下利，采取攻下通便法，即所谓"通因通用"法。篇中还对湿邪内盛，阻滞气机，不得宣畅，水气并下而致"下利气者"，提出"当利其小便"，以分利肠中湿邪，即所谓"急开支河"之法。《三因极一病证方论·泄泻叙论》从三因学说角度全面地分析了泄泻的病因病机，认为不仅外邪可导致泄泻，而且指出情志失调亦可引起泄泻。《景岳全书·泄泻》说："凡泄泻之病，多由水谷不分，故以利水为上策。"并分别列出了利水方剂。《医宗必读·泄泻》在总结前人治泄经验的基础上，提出了著名的治泄九法，即淡渗、升提、清凉、疏利、甘缓、酸收、燥脾、温肾、固涩，其论述系统而全面，对临床有很大的实用价值。

范围：西医学中的消化不良、急慢性肠炎、肠易激综合征、功能性腹泻等以泄泻为主要表现者，可参考本节辨证论治。

二、诊断与鉴别诊断

（一）诊断要点

1. 具有大便次数增多，粪质稀薄，甚至泻出如水样的临床特征。其中以粪质清稀为必备条件。

2. 常兼有脘腹不适，腹胀腹痛肠鸣，食少纳呆，小便不利等症状。

3. 起病或缓或急，常有反复发作史。常因外感寒热湿邪，内伤饮食情志，劳倦，脏腑功能失调等诱发或加重。

4. 大便常规、大便细菌培养、结肠 X 线及内窥镜等检查有助于诊断和鉴别诊断。

5. 需排除其他病证中出现的泄泻症状。

（二）鉴别诊断

1. **痢疾**　两者均系大便次数增多，粪质稀薄的病证。痢疾以腹痛，里急后重，便下赤白脓血为主症，而泄泻以大便次数增多，粪质稀薄，甚至泻出如水样为主症，其大便中无脓血，也无里急后重，腹痛也或有或无。

2. **霍乱**　霍乱是一种猝然起病，剧烈上吐下泻，吐泻并作的病证。泄泻与霍乱相比，同有大便清稀如水的症状，故需鉴别。霍乱的发病特点是来势急骤，变化迅速，病情凶险，起病时常先突然腹痛，继则吐泻交作，所吐之物均为未消化之食物，气味酸腐热臭，所泻之物多为黄色粪水，或如米泔，常伴恶寒发热，部分患者在吐泻之后，津液耗伤，迅速消瘦，或发生转筋，腹中绞痛，若吐泻剧烈，则见面色苍白，目眶凹陷，汗出肢冷等津竭阳衰之危候。而泄泻只以大便次数增多，粪质稀薄，甚至泻出如水样为主症，一般起病不急骤，泻水量不大，无米泔水样便，津伤较轻，无危证。

三、辨证论治

（一）急性泄泻

1. 寒湿泄泻证 症状：泄泻清稀，甚则如水样，腹痛肠鸣，脘闷食少，苔白腻，脉濡缓。若兼外感风寒，则恶寒发热头痛，肢体酸痛，苔薄白，脉浮。治则：芳香化湿，解表散寒。方药：藿香正气散。

2. 湿热泄泻证 症状：泄泻腹痛，泻下急迫，或泻而不爽，粪色黄褐，气味臭秽，肛门灼热，或身热口渴，小便短黄，苔黄腻，脉滑数或濡数。治则：清肠利湿。方药：葛根黄芩黄连汤。

3. 伤食泄泻证 症状：泻下稀便，臭如败卵，伴有不消化食物，脘腹胀满，腹痛肠鸣，泻后痛减，嗳腐酸臭，不思饮食，苔垢浊或厚腻，脉滑。治则：消食导滞。方药：保和丸。

（二）慢性泄泻

1. 脾虚泄泻证 症状：因稍进油腻食物或饮食稍多，大便次数即明显增多而发生泄泻，伴有不消化食物，大便时泻时溏，迁延反复，饮食减少，食后脘闷不舒，面色萎黄，神疲倦怠，舌淡苔白，脉细弱。治则：健脾益气，和胃渗湿。方药：参苓白术散。

2. 肾虚泄泻证 症状：黎明之前脐腹作痛，肠鸣即泻，泻下完谷，泻后即安，小腹冷痛，形寒肢冷，腰膝酸软，舌淡苔白，脉细弱。治则：温补脾肾，固涩止泻。方药：四神丸。

3. 肝郁泄泻证 症状：每逢抑郁恼怒，或情绪紧张之时，即发生腹痛泄泻，腹中雷鸣，攻窜作痛，腹痛即泻，泻后痛减，矢气频作，胸胁胀闷，嗳气食少，舌淡，脉弦。治则：抑肝扶脾，调中止泻。方药：痛泻要方。

泄泻有急性、慢性之分，急性泄泻多见于急性肠胃炎，患者多选择西医治疗，当然婴幼儿轮状病毒感染所致的腹泻中医治疗有优势。大多选择中医治疗的多是慢性泄泻，虚证多见，尤其是脾肾虚寒、阳气不足，崔师临证以健脾补肾为主。

四、临床验案

陈某，男，46 岁，2020 年 11 月 7 日初诊。

主诉：泄泻 2 月余。

病史：患者诉平时饮食后易泄泻，每日 3~5 次，小腹冰凉，偶有胃胀感，泛酸，眠差易醒，夜尿频，每晚 3~4 次，既往有前列腺炎、慢性咽炎，经常口含甘草片。纳可，二便正常。舌质红、苔黄厚（染苔），脉滑。

中医诊断：泄泻（脾胃阳虚兼有湿热）。

处方：四君子汤、半夏泻心汤合良附丸加减。

党参 30g，炒苍术 20g，炒白术 20g，茯苓 30g，干姜 15g，高良姜 10g，制香附 15g，山药 15g，炒车前子（布包）15g，清半夏 12g，黄连 10g，黄芩 15g，桑螵蛸 30g，益智仁 30g，乌药 30g，吴茱萸 6g，生牡蛎（先煎）30g，广木香 10g，甘草 10g。

15 剂，水煎服，1 剂 / 日，分两次服用。

二诊（2020 年 11 月 24 日）：服药后无不适，仍泄泻，泛酸，诸症未轻，舌红、苔黄黑，舌淡紫，脉滑。

首方改干姜 30g，吴茱萸 10g，加藿香 30g，砂仁（后下）15g、土茯苓 60g、煅乌贼骨（先煎）30g、川贝母 15g、炒葛根 12g。

15 剂，水煎服，1 剂 / 日。

三诊（2020 年 12 月 12 日）：服药后无不适。泄泻减轻，泛酸减轻，咽痒咳嗽，夜尿多，每晚 3~4 次，舌质红、苔黄厚，脉滑。

炒苍术 30g，土炒白术 20g，藿香 30g，黄柏 30g，川牛膝 30g，生薏苡仁 90g，草果 10g，知母 30g，干姜 30g，炒车前子（布包）15g，泽泻

20g，泽兰 20g，黄连 10g，广木香 15g，炒葛根 12g，王不留行 50g，莲子 30g，生龙骨（先煎）30g，生牡蛎（先煎）30g，焦栀子 15g，茯苓 30g，桑螵蛸 50g，益智仁 30g，山药 30g，乌药 30g，芡实 30g，石菖蒲 15g，砂仁（后下）15g。

15 剂，水煎服，1 剂／日，分两次服用。

四诊（2020 年 12 月 29 日）：患者诉不再泄泻，偶有泛酸，夜尿 2~3 次，觉口干，干咳，小便有臭味。舌淡紫、苔黄厚，脉滑。

三诊方去广木香，加吴茱萸 6g，煅乌贼骨（先煎）30g，川萆薢 30g，夜交藤 60g，木瓜 30g，赤芍 15g，白芍 15g。

15 剂，水煎服，1 剂／日，分两次服用。

患者坚持服药调理，泄泻已止。

【按语】　根据患者食后易泻，小腹冰凉，偶有发胀和泛酸症状，判断病位在中焦脾胃，遂以温中健脾祛湿为主治法。主要用四君子汤，益气健脾以和胃；半夏泻心汤寒温并用，使枢机升降复常，调和阴阳；山药、桑螵蛸、乌药、益智仁、吴茱萸等温脾肾可止泄泻；良附丸散寒温胃理气，可治疗胸腹胀满、泛酸之症；"无湿不成泻"，遂以广木香行气祛湿，车前子清热利湿；佐生牡蛎入肝肾之经，敛阴潜阳，且有助于减轻胃痛泛酸之症。

崔师认为，脾胃之病，证属本虚标实，本于脾虚，实在胃气壅滞。其病位在胃肠，与五脏相关，犹系于肝脾。脾胃病无论其性质、部位、病程长短如何，其症不外乎胃脘疼痛、脘痞腹胀、呕吐吞酸、纳呆便溏甚至呕血便血等，以中虚失运、肝胃不和、脾胃湿热三证最为多见，临床亦多从此三证辨治。本案患者泄泻证属脾胃阳虚兼有湿热，治疗以温健中焦为主，温肾祛湿止泻。另患者有咽炎病史，肺与大肠相表里，治下有助于缓解上焦症状。

案 2

于某，男，25 岁，2013 年 8 月 24 日初诊。

主诉：腹泻、胃部凉感半年。

病史：半年来患者晨起早饭后胃部不能受凉，凉则腹泻，平素仅能热饮食。纳食可，大便溏，1 次 / 日。舌质红、苔白厚腻，质透紫，脉滑。

中医诊断：腹泻（脾胃阳虚）。

西医诊断：慢性肠炎。

处方：理中汤合香连丸加减。

生晒参 30g，土炒白术 30g，干姜 10g，茯苓 30g，补骨脂 15g，砂仁（后下）15g，山药 15g，吴茱萸 6g，甘草 6g，白扁豆 15g，黄连 6g，广木香 6g，炒车前子（布包）15g，焦山楂 15g。

7 剂，水煎服，1 剂 / 日，分两次服用。

二诊（2013 年 8 月 31 日）：患者服上药后无不适感，原腹泻止。唯有疲乏倦怠之感，纳眠可，大便可，1 次 / 日。舌体胖大、边有齿痕、苔稍厚，脉滑。

上方加生黄芪 30g，淫羊藿 30g，仙茅 10g，仙鹤草 30g。

7 剂，水煎服，1 剂 / 日，分两次服用。

患者腹泻已止，继续服药而愈。

【按语】 该患者胃部怕冷，受凉则腹泻，此是脾胃阳虚的表现，故选用理中汤为主方；生晒参、白术、干姜、茯苓以健脾温中；补骨脂、吴茱萸以温脾助阳止泻；山药、白扁豆以健脾；黄连、广木香乃香连丸，盖患者舌质红、苔白厚腻、脉滑，此皆病久致虚中有实兼有湿热之故，故当清利湿热；车前子能利湿，焦山楂能消食健胃，此崔师治疗顽固腹泻临证常用之药，盖焦者，如炭类，有收敛之用，亦有"通因通用"之意。二诊腹泻止，继续加黄芪以健脾，淫羊藿、仙茅、仙鹤草以补肾，迅速消除疲劳之症，祛寒湿。调治而愈。

第七节 便 秘

一、病证概述

便秘是指由于大肠传导功能失常导致的以大便排出困难，排便时间或排便间隔时间延长为临床特征的一种大肠病证。

本病主要临床特征为大便排出困难，排便时间和／或排便间隔时间延长，粪质多硬。其表现或粪质干硬，排出困难，排便时间、排便间隔时间延长，大便次数减少，常三五日、七八日，甚至更长时间解一次大便，每次排便常需半小时或更长时间，常伴腹胀腹痛，头晕头胀，嗳气食少，心烦失眠等症；或粪质干燥坚硬，排出困难，排便时间延长，常由于排便努挣导致肛裂、出血，日久还可引起痔疮，而排便间隔时间可能正常；或粪质并不干硬，也有便意，但排便无力，排出不畅，常需努挣，排便时间延长，多伴有汗出、气短乏力、心悸头晕等症状。由于燥屎内结，可在左下腹扪及质地较硬的条索状包块，排便后消失。本病起病缓慢，多属慢性病变过程，多发于中老年和女性。

《内经》中已经认识到便秘与脾胃、肠、肾有关，如《素问·厥论》曰："太阴之厥，则腹满䐜胀，后不利。"《素问·举痛论》曰："热气留于小肠，肠中痛，瘅热焦渴，则坚干不得出，故痛而闭不通矣。"《灵枢·邪气脏腑病形》曰："肾脉微急，为不得前后。"张仲景对便秘进行了较全面的论述，提出了寒、热、虚、实不同的发病机制，设立了承气汤的苦寒泻下，麻子仁丸的养阴润下，厚朴三物汤的理气通下，以及蜜煎导诸法，为后世医家认识和治疗本病奠定了基础。李东垣则强调饮食劳逸与便秘的关系，并指出治疗便秘不可妄用泻药，如《兰室秘藏·大便结燥门》谓："若饥饱失节，劳役过度，损伤胃气，及食辛热厚味之物，而助火邪，伏于血中，耗散真阴，津液亏少，故大便燥结。""大抵治病，不可一概用巴豆、牵牛之类下之，损其津液，燥结愈甚，复下复结，极则以至引导于下而不通，遂成不救。"程钟龄的《医学心悟·大便不通》将便秘分为"实秘、虚秘、热秘、冷秘"四种类型，并分别列出各类的症状、治法及方药，对临床有指导意义。

范围：西医学的功能性便秘属本节范畴，此外，肠易激综合征、药物性便秘、内分泌及代谢性疾病等过程中以便秘为主症特点者，可参考本节辨证论治。

二、诊断与鉴别诊断

（一）诊断要点

1. 大便排出困难，排便时间和／或排便间隔时间延长，粪质多干硬。起病缓慢，多属慢性病变过程。

2. 常伴有腹胀腹痛，头晕头胀，嗳气食少，心烦失眠，肛裂出血，痔疮，以及汗出，气短乏力，心悸头晕等症状。

3. 发病常与外感寒热，内伤饮食情志，脏腑失调，坐卧少动，年老体弱等因素有关。

4. 纤维结肠镜等有关检查，常有助于便秘的诊断和鉴别诊断。

（二）鉴别诊断

积聚 积聚、便秘均可在腹部出现包块。但便秘者，常出现在左下腹，而积聚的包块在腹部各处均可出现；便秘多可扪及条索状物，积聚则形状不定；便秘之包块排便后消失，积聚之包块则与排便无关。

三、辨证论治

（一）实秘

1. **肠胃积热证** 症状：大便干结，腹胀腹痛，面红身热，口干口臭，心烦不安，小便短赤，舌红苔黄燥，脉滑数。治则：泄热导滞，润肠通便。方药：麻子仁丸。

2. **气机郁滞证** 症状：大便干结，或不甚干结，欲便不得出，或便而不畅，肠鸣矢气，腹中胀痛，胸胁满闷，嗳气频作，饮食减少，舌苔薄腻，脉弦。治则：顺气导滞。方药：六磨汤。

3. 阴寒积滞证　症状：大便艰涩，腹痛拘急，胀满拒按，胁下偏痛，手足不温，呃逆呕吐，舌苔白腻，脉弦紧。治则：温里散寒，通便导滞。方药：大黄附子汤。

（二）虚秘

1. 气虚证　症状：粪质并不干硬，也有便意，但临厕排便困难，需努挣方出，挣得汗出短气，便后乏力，体质虚弱，面白神疲，肢倦懒言，舌淡苔白，脉弱。治则：补气润肠，健脾升阳。方药：黄芪汤。

2. 血虚证　症状：大便干结，排出困难，面色无华，心悸气短，健忘，口唇色淡，脉细。治则：养血润肠。方药：润肠丸。

3. 阴虚证　症状：大便干结，如羊屎状，形体消瘦，头晕耳鸣，心烦失眠，潮热盗汗，腰酸膝软，舌红少苔，脉细数。治则：滋阴润肠通便。方药：增液汤。

4. 阳虚证　症状：大便或干或不干，皆排出困难，小便清长，面色㿠白，四肢不温，腹中冷痛，得热痛减，腰膝冷痛，舌淡苔白，脉沉迟。治则：温阳润肠。方药：济川煎。

便秘一证，临床常见，"六腑以通为用，以降为顺"，一旦不通，影响气机升降，诸症迭起，或有痤疮，或有口疮牙痛，或有脱发，或有乏力，但治疗以通、降为法。尤其是儿童、老年人比较多见，中医从气血阴阳论治。崔师临证思路，儿童或者青少年多是食积，治疗以消补兼施，健脾消食；老年人多是气血亏虚，治疗不以攻泻为主，或健脾益气、滋阴润肠，以生白术、生白芍、当归、生地"补脾气运脾阴，通腑气降胃气"；或温肾助阳、滋阴润肠，以蒸首乌、黑芝麻、肉苁蓉色黑入肾，取其滋润助阳之力，以复肾主二便之职；同时也强调津液运行与肺的关系，且肺与大肠相表里，每加入桔梗、杏仁，以宣肺协助气机的升降出入，是为提壶揭盖之法；对于青壮年的便秘，女性多以疏泄肝火，男性多以清泻胃火；腹胀嗳气者，加枳实、槟榔，宽中降气。当然临床有很多便秘见于其他疾病所致的兼证，治疗也要有轻重缓急，主次分明。

四、临床验案

案 **1**

时某，女，43 岁，2013 年 10 月 8 日初诊。

主诉：大便困难 20 余年。

病史：患者 20 余年大便困难，间隔时间长，7 天以上一行，现服用药物后大便 2~3 天 1 次，面色黄，纳眠可。体检：肝囊肿；血脂偏稠。舌体胖大，边有齿痕，质紫、苔薄白，舌体抖动，脉细。

中医诊断：便秘（津亏血虚）。

西医诊断：功能性便秘。

处方：自拟便秘方。

蒸首乌 18g，生白术 30g，当归 30g，白芍 30g，生地黄 30g，炒枳实 15g，槟榔 15g，黑芝麻 30g，杏仁 10g，桔梗 10g，桃仁 10g，草决明 30g，肉苁蓉 30g。

7 剂，水煎服，1 剂 / 日，分两次服用。

【按语】 患者便秘 20 年，便秘与气血津液的运行有关。而气血的运化，多责于脾，患者面色黄，大便排出困难，舌体胖大，边有齿痕，可知脾气亏虚；而水液的运行，与肺脾肾关系密切。故崔师治疗便秘，也以调理三脏为主，故用首乌、黑芝麻、肉苁蓉以补肾润肠通便，杏仁、桔梗以宣肺，白术以健脾。患者为中年女性，20 余岁即便秘，舌体抖动，脉细，皆为肝血虚之象，故用当归、白芍、生地黄以补血润肠。

案 **2**

王某，男，36 岁，2014 年 1 月 11 日初诊。

主诉：便秘 3 年。

病史：患者 3 年前无明显诱因出现大便秘结，2~3 天 1 次。嗳气，胃胀，无腹痛、腹泻，但有脱发。舌质红体胖，中纵裂，苔白稍厚，脉弦。

中医诊断：①便秘（肝郁脾虚）；②脱发（脂溢性）。

西医诊断：①功能性便秘；②脂溢性脱发。

处方：自拟便秘方。

百合 30g，乌药 15g，生白术 30g，炒枳实 15g，槟榔 15g，生地黄 30g，当归 30g，白芍 30g，黑芝麻 30g，蒸首乌 18g，甘草 6g，焦栀子 15g，青皮 10g，陈皮 10g，生麦芽 30g，柴胡 12g。

15 剂，水煎服，1 剂 / 日，分两次服用。

二诊（2014 年 2 月 15 日）：患者便秘有改善，但仍不规律。大便不通时，觉右胸憋闷。纳差，知饥，纳则胀满。大便现 2 次 / 周。脱发仍多。舌质红，体胖，苔白厚，中纵裂，脉弦。

上方加桃仁 10g，红花 15g，全瓜蒌 30g，薤白 15g，桑叶 15g，旱莲草 20g，夏枯草 30g，决明子 30g，改生白术为 60g。

15 剂，水煎服，1 剂 / 日，分两次服用。

【按语】 患者便秘 3 年，为青年男性，伴有嗳气，胃胀，以百合乌药汤以和胃除胀，"六腑以通为用，以降为顺"，枳实、槟榔以破气降气，白术量大以健脾通便；生地黄、当归、白芍、首乌、黑芝麻以滋阴润肠通便。患者为青年男性且又便秘 3 年，胃肠是情绪器官，年轻又有脱发，心情可想而知，观崔师用药，柴胡、栀子、青皮、生麦芽以疏肝清热，当知该男子或有生活压力所致肝气郁滞。复诊便秘改善，知饥，则胃可，纳则胀满，说明脾虚，故加大白术量以健脾。脱发仍多，属风证，一者气滞血瘀，血行风自灭，故加入桃仁、红花；一者肝血热生风，桑叶、黑芝麻（即桑麻丸）、旱莲草、夏枯草、决明子以清肝热。此二法为崔师临证治疗脱发常用。

案 3

郭某，女，39 岁，2014 年 4 月 19 日初诊。

主诉：便秘 3 月余。

病史：患者自诉 3 个月前无明显诱因出现便秘，7~10 天 1 次，平素汗多，怕冷，乏力，疲倦，眠差，梦多，末次月经4月16日，量少、色可，小便黄，舌质红透紫、苔薄白，脉沉。

中医诊断：便秘（脾气亏虚）。

西医诊断：功能性便秘。

处方：自拟便秘方加减。

生白术60g，生地黄60g，当归30g，白芍50g，炒枳实25g，槟榔15g，蒸首乌18g，生大黄15g，黑芝麻30g，生黄芪30g，决明子30g，肉苁蓉30g，杏仁10g，桔梗10g，桃仁10g，炒柏子仁30g，炒枣仁30g。

15剂，水煎服，1剂/日，分两次服用。

二诊（2014年5月17日）：患者自诉便秘，大便不成形，不干，排便无力，服上药后有改善，现又有反复。末次月经5月15日，月经量少，色可。舌质红，有瘀斑，苔白稍厚，脉沉。

前方改生白术为50g，生地黄为50g，炒枳实为15g，生大黄为12g。

15剂，水煎服，1剂/日，分两次服用。

三诊（2014年6月10日）：患者服上药后效佳，但停药则大便干，排便无力，2~3天1次，解不净感，乏力，上楼则觉气短，无心慌。末次月经5月15日，量少，色可。入睡困难，多梦，纳可。舌体胖大，边有齿痕，质透紫，苔稍黄厚，脉沉。

二诊方改炒枳实为30g。

15剂，水煎服，1剂/日，分两次服用。

患者服上方症状缓解。

【按语】　患者为青年女性，便秘日久，且患者平素汗多，怕冷，乏力、疲倦，可知气血不足，生地黄、当归、白芍不仅滋补阴血，量大亦能通便。生白术量大可以健脾运津以通便，若白术用于通便，需要生用，且量至少30g。崔师临证最大量用至120~150g，取药更捷。黄芪以补气健脾，枳实、槟榔以行气，防止大量滋阴药物碍胃；大黄以泄热通便，首乌、黑芝麻、肉苁蓉以润肠通便，决明子以清肝通便；杏仁、桔梗以宣肺，肺与大肠相表里；桃仁、炒柏子仁、炒枣仁均为仁类，不仅能够养心安神，更有油脂，可以润肠通便。全方看似繁杂，实则有补有泻，有润有行，有升有降。服后症状改善，但有反复。复诊以减量观察病情变化。三诊患者停药即大便干，排便无力，排不净感，说明气机不畅，加大炒枳实用量，不仅可行气，现代药理提示其还有收缩平滑肌之作用，故效可。

第五章

肝胆系疾病

肝位于右胁，主疏泄，性刚强，喜条达而恶抑郁；又主藏血，具贮藏和调节血液的功能；开窍于目。肝病常见的证候有肝气郁结、肝火上炎、肝阴不足、肝血亏虚、瘀血阻络等。胆为六腑之一，内寄相火、因其内藏精汁，又称奇恒之腑，其气以通降为顺，有助胃腐熟水谷之功。胆病常见的证候有胆腑郁热、胆腑气滞、胆内结石等。胆附于肝，与肝相表里，胆管起源于肝，胆液为肝之余气，足厥阴肝经与足少阳胆经相通，所以胆的病变与肝密切相关，胆病可以及肝，肝病可以及胆，可致肝胆同病，发为肝胆气郁、肝胆湿热等证。肝胆证候以实证多见。肝木疏土，肝随脾升，胆随胃降，肝木生于肾水，长于脾土，故肝胆病与脾、胃、肾等脏腑关系密切，临床证候如肝脾不调、肝肾阴虚、胆胃郁热等即属之。

第一节　胁　痛

一、病证概述

胁痛是以胁肋部疼痛为主要表现的一种肝胆病证。胁，指侧胸部，为腋以下至第十二肋骨部位的统称。如《医宗金鉴·卷八十九》明确指出："其两侧自腋而下，至肋骨之尽处，统名曰胁。"《医方考·胁痛门》又谓："胁者，肝胆之区也。"且肝胆经脉布于两胁，故"胁"现代又指两侧下胸肋及肋缘部，肝胆胰所居之处。本病以胁肋部疼痛为主要特征。其痛或发于一侧，或同时发于两胁。疼痛性质可表现为胀痛、窜痛、刺痛、隐痛，多为拒按，间有喜按者。常反复发作，一般初起疼痛较重，久之则胁肋部隐痛时发。

本病早在《内经》就有记载，并明确指出胁痛的发生主要是肝胆的病变。如《素问·热论》曰："三日少阳受之，少阳主胆，其脉循胁络于耳，故胸胁痛而耳聋。"《素问·刺热论》谓："肝热病者，小便先黄……胁满痛。"《灵枢·五邪》说："邪在肝，则两胁中痛。"后世医家对胁痛病因的认识，在《内经》的基础上，逐步发展。如《景岳全书·胁痛》将胁痛病因分为外感与内伤两大类，并提出以内伤为多见。而《临证指南医案·胁痛》对胁痛之属久病入络者，善用辛香通络、甘缓补虚、辛泄祛瘀等法，立方遣药，颇为实用。《类证治裁·胁痛》在叶氏的基础上又将胁痛分为肝郁、肝瘀、痰饮、食积、肝虚等，对胁痛的分类与辨证论治做出了贡献。

范围：西医学的急慢性肝炎、急慢性胆囊炎、胆结石、胆道蛔虫症、肋间神经痛等疾病进程中，以胁痛为主症特点者，可参考本节辨证论治。

二、诊断与鉴别诊断

（一）诊断要点

1. 以胁肋部疼痛为主要特征。

2. 疼痛性质可表现为胀痛、窜痛、刺痛、隐痛，多为拒按，间有喜按者。

3. 反复发作的病史。

4. 血常规、肝功能、胆囊造影、B超等检查，有助于诊断。

（二）鉴别诊断

1. **胸痛**　胸痛与胁痛均可表现为胸部的疼痛，故二者需鉴别。不过胁痛部位在胁肋部，常伴恶心，口苦等肝胆病症状，实验室检查多可查见肝胆疾病；而胸痛部位则在整个胸部，常伴有胸闷不舒，心悸短气，咳嗽喘息，痰多等心肺病证候，心电图、胸部X线透视等检查，多可查见心肺疾病的证据。

2.**胃痛** 肝气犯胃所致的胃痛常攻撑连胁而痛，胆病的疼痛有时发生在心窝部附近，胃痛与胁痛有时也易混淆，应予鉴别。但胃痛部位在上腹中部胃脘处，兼有恶心嗳气、吞酸、嘈杂等胃失和降的症状，如有胃痛连胁也是以胃痛为主，纤维胃镜等检查多有胃的病变；而胁痛部位在上腹两侧胁肋部，常伴有恶心、口苦等肝胆病症状，B超等检查多可查见肝、胆疾病。

三、辨证论治

1.**辨外感、内伤** 外感胁痛是由湿热外邪侵袭肝胆，肝胆失于疏泄条达而致，伴有寒、热表证，且起病急骤，同时可出现恶心呕吐，目睛发黄，舌苔黄腻等肝胆湿热症状；内伤胁痛则由肝郁气滞，瘀血内阻，或肝阴不足所引起，不伴恶寒、发热等表证，且起病缓慢，病程较长。

2.**辨在气、在血** 一般说来，气滞以胀痛为主，且游走不定，时轻时重，症状的轻重每与情绪变化有关；血瘀以刺痛为主，且痛处固定不移，疼痛持续不已，局部拒按，入夜尤甚，或胁下有积块。

3.**辨虚实** 实证由肝郁气滞，瘀血阻络，外感湿热之邪所致，起病急，病程短，疼痛剧烈而拒按，脉实有力；虚证由肝阴不足，络脉失养所引起，常因劳累而诱发，起病缓，病程长，疼痛隐隐，悠悠不休而喜按，脉虚无力。

临床常见证型如下。

1.**肝气郁结证** 症状：胁肋胀痛，走窜不定，甚则连及胸肩背，且情志不舒则痛增，胸闷，善太息，得嗳气则舒，饮食减少，脘腹胀满，舌苔薄白，脉弦。治则：疏肝理气。方药：柴胡疏肝散。

2.**瘀血阻络证** 症状：胁肋刺痛，痛处固定而拒按，疼痛持续不已，入夜尤甚，或胁下有积块，或面色晦暗，舌质紫暗，脉沉弦。治则：活血化瘀，理气通络。方药：血府逐瘀汤。

3.**湿热蕴结证** 症状：胁肋胀痛，触痛明显而拒按，或引及肩背，伴有脘闷纳呆，恶心呕吐，厌食油腻，口干口苦，腹胀尿少，或有黄疸，舌苔黄腻，脉弦滑。治则：清热利湿，理气通络。方药：龙胆泻肝汤。

4. 肝阴不足证 症状：胁肋隐痛，绵绵不已，遇劳加重，口干咽燥，两目干涩，心中烦热，头晕目眩，舌红少苔，脉弦细数。治则：养阴柔肝，佐以理气通络。方药：一贯煎。

胁痛一病，临床常常伴有胃部的不适，如口苦、厌油腻等，因此治疗每以清利湿热、疏肝健脾和胃为主。而对于女性，又有肝气郁滞所致的胸胁胀满疼痛，相当于现代医学的神经官能症，治疗则以逍遥散之类疏肝理气，调理气机为主。亦有见于肋间神经痛、带状疱疹后遗神经痛等，则加入活血通络之品。对于脂肪肝，虽无胁痛，但有肥胖，亦属于常见代谢性疾病，归属于肝胆系疾病，故列于此章。

四、临床验案

案 1

孙某，男，30岁，2013年7月13日初诊。

主诉： 剑突下、右季肋区胀痛1年。

病史： 患者自1年前醉酒后，开始有剑突下、右季肋区胀痛不适，右肩胛骨下角酸困不适。双眼视物模糊，怕冷，脚凉。干呕，干咳，食油腻则胃部不适，口苦。眠不解乏，大便不成形，1次/日。舌体胖大、边有齿痕，质紫、有瘀斑，苔薄白，脉弦。

中医诊断： 胁痛（肝胃不和）。

西医诊断： 胆囊炎。

处方： 逍遥散、金铃子散、百合汤合二陈汤加减。

柴胡12g，当归12g，赤芍15g，茯苓30g，土炒白术30g，薄荷（后下）10g，焦栀子15g，延胡索30g，川楝子10g，百合30g，乌药15g，炒车前子（布包）15g，青皮10g，陈皮10g，清半夏12g，生麦芽30g，甘草10g。

7剂，水煎服，1剂/日，分两次服用。

二诊（2013年7月20日）：患者服上药后无明显不适，现食辣则胃痛，眠可，大便成形，1次/日，舌体胖大、边有齿痕，质紫、有瘀斑，苔薄匀，脉弦滑。

上方加鸡矢藤30g，丹参15g，广木香10g，徐长卿30g，砂仁（后下）10g。

7剂，水煎服，1剂/日，分两次服用。

三诊（2013年8月3日）：患者服上药后无明显不适，现剑突下疼痛，纳少，食后平卧舒适，直立状态下胃部下坠感，眠可，大便稀，1次/日，右侧肩胛骨下部触之坚硬感，晨起早餐前右季肋区不适。舌体胖大、边有齿痕，质紫、右侧瘀斑，苔薄白，脉弦滑。

柴胡12g，当归12g，赤芍15g，白芍15g，茯苓30g，土炒白术30g，百合30g，乌药15g，鸡矢藤30g，生黄芪30g，生晒参30g，升麻10g，炒枳实15g，广木香6g，砂仁（后下）15g，鸡内金15g，蒲公英30g，甘草10g，生姜3片，大枣（切开）5枚。

7剂，水煎服，1剂/日，分两次服用。

四诊（2013年8月17日）：患者服上药后自觉脚凉缓解，仅饭后右胁胀、有不适感。大便不成形。舌质红、右侧有瘀斑、苔边涩，脉弦滑数。

生晒参15g，土炒白术30g，茯苓30g，清半夏12g，青皮10g，陈皮10g，广木香10g，砂仁（后下）15g，干姜10g，焦山楂15g，黄连10g，炒车前子（布包）15g，山药15g，白扁豆15g，紫苏梗15g，佛手10g，甘草10g。

7剂，水煎服，1剂/日，分两次服用。

后电话随访，诸症已愈。

【按语】　患者为青年男性，醉酒后出现胁痛，双眼视物模糊，口苦，脉弦，肝经上注于目，此乃肝经郁热；干呕，食油腻则胃部不适，大便不成形，舌体胖大、边有齿痕，皆为脾虚之象。案中不管是胆囊炎还是肝病，均为肝郁脾虚证，故用逍遥散合金铃子散以疏肝健脾，活血止痛；合百合汤以和胃；二陈汤中用青皮者，旨在疏肝；车前子可以渗湿止泻，白术和车前子，又名分水神丹，治疗泄泻常用。二诊时，患者食辣则胃痛，用丹参饮继续活血理气，徐长卿治疗胃痛。三诊，患者站立有胃下坠感，可知中气不足，合入黄芪、生晒参、升麻等，又有补中益气之意，以益气升提。四诊时，诸症改善，仅有胁胀，大便不成形，脾虚湿盛，又改用参苓白术散以健脾渗湿为主，加入紫苏梗、佛手以疏肝和胃。

案 2

杨某，女，30 岁，2014 年 9 月 20 日初诊。

主诉：胁肋胀痛 1 年。

病史：患者自诉 1 年来胁肋胀痛，平素易急躁，易生气，纳可，大便可，1 次 / 日，平素易惊，眠浅，入睡困难，月经量少，色深，有血块，小腹胀过于痛，胁肋胀痛，经前白带多。舌质红、透紫、苔白根厚，脉沉弦。

中医诊断：胁痛（肝郁脾虚）。

处方：丹栀逍遥散加减。

丹皮 15g，焦栀子 25g，柴胡 12g，当归 12g，赤芍 15g，白芍 15g，炒苍术 30g，茯苓 30g，薄荷（后下）10g，制香附 15g，茺蔚子 12g，青皮 10g，陈皮 10g，清半夏 15g，延胡索 30g，川楝子 10g，夏枯草 30g，蝉蜕（后下）10g，淡豆豉 15g，薏苡仁 60g，川芎 15g，泽兰 30g，甘草 10g。

7 剂，水煎服，1 剂 / 日，分两次服用

二诊（2014 年 9 月 27 日）：末次月经 9 月 22 日，色量可，乳房胀痛，胁痛减轻，近 2 日外感，打喷嚏、流涕，面部痤疮加重，大便不成形，1~2 次 / 日，纳差，舌质紫、苔中根部白厚，脉沉弦。

黄连 10g，黄芩 15g，连翘 18g，焦栀子 20g，淡豆豉 20g，白花蛇舌草 30g，丹皮 15g，赤芍 15g，蒲公英 30g，地丁 30g，水牛角（先煎）30g，清半夏 15g，炒苍术 30g，炒白术 30g，川厚朴 15g，砂仁（后下）15g，藿香梗 20g，紫苏梗 20g，茯苓 30g，薏苡仁 60g，延胡索 30g，川楝子 10g，甘草 10g。

15 剂，水煎服，1 剂 / 日，分两次服用。

后电话随访胁痛已愈。

【按语】 该患者为女性，脾气急躁，胁痛 1 年，眠差，舌红，脉沉弦，此为肝郁火旺，故以丹栀逍遥散为主方，合入半夏、薏苡仁、夏枯草有半夏秫米汤之意，以和胃安眠；另用香附、茺蔚子、泽兰、川芎，盖月经将至，患者既往月经量少，以疏肝活血通经。二诊胁痛减轻，但有痤疮，改用他方以治疗痤疮为主。

第二节 黄 疸

一、病证概述

黄疸是由于感受湿热疫毒等外邪，导致湿浊阻滞，脾胃肝胆功能失调，胆液不循常道，随血泛溢引起的以目黄、身黄、尿黄为主要临床表现的一种肝胆病证。

黄疸为临床常见病证之一，男女老少皆可罹患，但以青壮年居多。历代医家对本病均很重视，古代医籍多有记述，现代研究也有长足进步，中医药治疗本病有较好疗效，对其中某些证候具有明显的优势。

黄疸一病，古代医籍多有记述。《内经》已有黄疸之名，并对黄疸的病因、病机、症状等都有了初步的认识，如《素问·平人气象论》云："溺黄赤，安卧者，黄疸……目黄者曰黄疸。"《素问，六元正纪大论》云："溽暑湿热相薄，争于左之上，民病黄疸而为胕肿。"《灵枢·经脉》云："是主脾所生病者……黄疸，不能卧。"而《金匮要略》将黄疸立为专篇论述，并将其分为黄疸、谷疸、酒疸、女劳疸和黑疸等五疸。《伤寒论》

还提出了阳明发黄和太阴发黄，指出黄疸可由外感、饮食和正虚引起，病机则有湿热，瘀热在里，寒湿在里，且相关的脏腑有脾、胃、肾等，并较详细地记载了黄疸的临床表现，创制了茵陈蒿汤、茵陈五苓散等方剂，体现了泻下、解表、清化、温化、逐瘀、利尿等治法，表明汉代对黄疸的辨证论治已有了较高的水平。《诸病源候论·黄病诸候》提出了一种猝然发黄，命在顷刻的"急黄"。《外台秘要·温病及黄疸》引《必效》曰："每夜小便中浸白帛片，取色退为验。"最早用实验检测的比色法来判断治疗后黄疸病情的进退。宋·韩祗和《伤寒微旨论》除论述了黄疸的"阳证"外，还特设《阴黄证篇》，并首创用温热药治疗阴黄。元·罗天益《卫生宝鉴·发黄》总结了前人的经验，进一步明确湿从热化为阳黄，湿从寒化为阴黄，将阳黄和阴黄的辨证论治系统化，对临床实践指导意义较大。《景岳全书·黄疸》中载有疸黄证，认为其发病与"胆液泄"有关，指出了黄疸与胆液的关系。而《杂病源流犀烛·诸疸源流》认识到了黄疸的传染性及严重性："又有天行疫疠，以致发黄者，俗谓之瘟黄，杀人最急。"

范围：本病与西医所述黄疸意义相同，大体相当于西医学中肝细胞性黄疸、阻塞性黄疸、溶血性黄疸、病毒性肝炎、肝硬化、胆石症、胆囊炎、钩端螺旋体、某些消化系统肿瘤，以及出现黄疸的败血症等，若以黄疸为主要表现者，均可参照本节辨证论治。

二、诊断与鉴别诊断

（一）诊断要点

1. 以目黄、身黄、小便黄为主症，其中目黄为必具的症状。

2. 常伴脘腹胀满，纳呆呕恶，胁痛，肢体困重等症。

3. 常有饮食不节，与肝炎患者接触，或服用损害肝脏的药物等病史，以及过度疲劳等诱因。

4. 血清总胆红素、直接胆红素、尿胆红素、尿胆原、血清丙氨酸转氨酶、天冬氨酸转氨酶，以及 B 超、CT、胆囊造影等检查，有助于诊断与鉴别诊断。

（二）鉴别诊断

1. 萎黄　黄疸与萎黄均有身黄，故需鉴别。黄疸的病因为感受时邪，饮食所伤，脾胃虚弱，砂石、积块瘀阻等；萎黄的病因为大失血，久病脾虚等。黄疸的病机是湿浊阻滞，脾胃肝胆功能失调，胆液不循常道，随血泛溢；萎黄的病机是脾虚不能化生气血，或失血过多，致气血亏虚，肌肤失养。黄疸以目黄、身黄、小便黄为特征；萎黄以身面发黄且干萎无泽为特征，双目和小便不黄，伴有明显的气血亏虚证候，如眩晕耳鸣，心悸少寐等。二者的鉴别以目黄的有无为要点。

2. 黄胖　黄胖多与虫证有关，诸虫尤其是钩虫居于肠内，久之耗伤气血，脾虚生湿，致肌肤失养，水湿渐停，而引起面部肿胖色黄，身黄带白，但眼目不黄。《杂病源流犀烛·诸疸源流黄胖》对此论述颇详："黄胖宿病也，与黄疸暴病不同。盖黄疸眼目皆黄，无肿状；黄胖多肿，色黄中带白，眼目如故，或洋洋少神。虽病根都发于脾，然黄疸则由脾经湿热郁蒸而成；黄胖则湿热未甚，多虫与食积所致，必吐黄水，毛发皆直，或好食生米茶叶土炭之类。"二者的鉴别也以目黄的有无为要点。

三、辨证论治

1. 辨阳黄与阴黄　阳黄由湿热所致，起病急，病程短，黄色鲜明如橘色，伴有湿热证候；阴黄由寒湿所致，起病缓，病程长，黄色晦暗如烟熏，伴有寒湿诸候。

2. 辨阳黄中湿热的偏重　阳黄属湿热为患，由于感受湿与热邪程度的不同，机体反应的差异，故临床有湿热孰轻孰重之分。区别湿邪与热邪的孰轻孰重，目的是同中求异，使治疗分清层次，各有重点。辨证要点是：热重于湿的病机为湿热而热偏盛，病位在脾胃肝胆而偏重于胃；湿重于热的病机是湿热而湿偏盛，病位在脾胃肝胆而偏重于脾。相对来说，热重于湿者以黄色鲜明，身热口渴，口苦便秘，舌苔黄腻，脉弦数为特点；湿重于热者则以黄色不如热重者鲜明，口不渴，头身困重，纳呆便溏，舌苔厚腻微黄，脉濡缓为特征。

3. 辨急黄　急黄为湿热夹时邪疫毒，热入营血，内陷心包所致。在证候上，急黄与一般阳黄不同，急黄起病急骤，黄疸迅速加深，其色如金，并出现壮热神昏、吐血衄血等危重证候，预后较差。

根据本病湿浊阻滞，脾胃肝胆功能失调，胆液不循常道，随血外溢的病机，其治疗大法为祛湿利小便，健脾疏肝利胆。故《金匮要略》有"诸病黄家，但利其小便"之训。并应依湿从热化、寒化的不同，分别施以清热利湿和温中化湿之法；急黄则在清热利湿基础上，合用解毒凉血开窍之法；黄疸久病应注意扶助正气，如滋补脾肾，健脾益气等。

（一）阳黄

1. 湿热兼表证　症状：黄疸初起，目白睛微黄或不明显，小便黄，脘腹满闷，不思饮食，伴有恶寒发热，头身重痛，乏力，舌苔黄腻，脉浮弦或弦数。治则：清热化湿，佐以解表。方药：麻黄连翘赤小豆汤合甘露消毒丹。

2. 热重于湿证　症状：初起目白睛发黄，迅速至全身发黄，色泽鲜明，右胁疼痛而拒按，壮热口渴，口干口苦，恶心呕吐，脘腹胀满，大便秘结，小便赤黄、短少，舌红、苔黄腻或黄糙，脉弦滑或滑数。治则：清热利湿，通腑化瘀。方药：茵陈蒿汤。

3. 湿重于热证　症状：身目发黄如橘，无发热或身热不扬，右胁疼痛，脘闷腹胀，头重身困，嗜卧乏力，纳呆便溏，厌食油腻，恶心呕吐，口黏不渴，小便不利，舌苔厚腻微黄，脉濡缓或弦滑。治则：健脾利湿，清热利胆。方药：茵陈四苓汤。

4. 胆腑郁热证　症状：身目发黄鲜明，右胁剧痛且放射至肩背，壮热或寒热往来，伴有口苦咽干，恶心呕吐，便秘，尿黄，舌红苔黄而干，脉弦滑数。治则：清热化湿，疏肝利胆。方药：大柴胡汤。

5. 疫毒发黄证　症状：起病急骤，黄疸迅速加深，身目呈深黄色，胁痛，脘腹胀满，疼痛拒按，壮热烦渴，呕吐频作，尿少便结，烦躁不安，或神昏谵语，或衄血尿血，皮下紫斑，或有腹水，继之嗜睡昏迷，舌质红绛、苔黄褐干燥，脉弦大或洪大。本证又称急黄。治则：清热解毒，凉血开窍。方药：千金犀角散。

（二）阴黄

1. 寒湿阻遏证 症状：身目俱黄，黄色晦暗不泽或如烟熏，右胁疼痛，痞满食少，神疲畏寒。腹胀便溏，口淡不渴，舌淡苔白腻，脉濡缓或沉迟。治则：温中化湿，健脾利胆。方药：茵陈术附汤。

2. 脾虚湿郁证 症状：多见于黄疸久郁者。症见身目俱黄，黄色较淡而不鲜明，胁肋隐痛，食欲不振，肢体倦怠乏力，心悸气短，食少腹胀，大便溏薄，舌淡苔薄白，脉濡细。治则：健脾益气，祛湿利胆。方药：六君子汤加茵陈、柴胡。

3. 脾虚血亏证 症状：面目及肌肤发黄，黄色较淡，面色不华，睑白唇淡，心悸气短，倦怠乏力，头晕目眩，舌淡苔白，脉细弱。治则：补养气血，健脾退黄。方药：小建中汤。

虽然中医内科学将黄疸归为一种病，但临床多见于有基础疾病所致的并发症，如慢性肝炎、肝硬化、肝癌等，也有生理性的黄疸，如刚出生的婴儿，可以用茵陈、大枣之类煮水即可治疗，而崔师门诊所见病患多为肝病后期（包括癌症）所致的黄疸，所以临床治疗不仅仅是教科书上的祛湿，还要兼顾基础疾病的治疗，所以治疗周期都较长。本章所论述病案仅列举崔师临证思路以供各位同道参考。

四、临床验案

案 1

张某，女，64 岁，2013 年 12 月 21 日初诊。

主诉：腹痛 3 月余。

病史：患者全身皮肤发黄，平素腹胀，腹痛，进食则觉胀满。大便不通，2~3 天 1 次。夜尿频多。舌质紫、舌苔花剥，脉沉滑。

中医诊断：黄疸（脾虚湿郁）。

西医诊断：①胰头癌支架术后；②高血压；③糖尿病；④冠心病。

处方：扶正抗癌汤合小柴胡汤加减。

生黄芪50g，生白术30g，太子参30g，炒枳实15g，柴胡12g，黄芩15g，生半夏（先煎）15g，生南星（先煎）15g，生薏苡仁60g，露蜂房15g，茵陈30g，白花蛇舌草30g，仙鹤草30g，川贝母15g，白毛藤30g，夏枯草30g，山慈菇15g，浙贝母30g，生牡蛎（先煎）30g，僵蚕30g，地龙30g，黄连20g，肉桂6g，荔枝核30g，橘核30g，鸡内金30g，制鳖甲（先煎）30g，甘草10g。

15剂，水煎服，1剂/日，分两次服用。

消瘤、化瘤胶囊，3粒/次，3次/日，口服。

【按语】 该患者为癌症所致的黄疸，平素腹胀腹痛，进食则觉胀满，从整体上辨证属于脾胃虚弱，故见土色。脾虚湿郁，治疗上生黄芪、生白术、太子参不仅扶正抗癌，更健脾益胃，同时用小柴胡汤加茵陈以退黄，但此类疾病的治疗，非朝夕之功，每个患者对疾病治疗的接受和认知又不同，且病情随时会恶化，能坚持治疗的不多。如果能够坚持，通过中医的辨证论治，确实能减轻痛苦，提高生活质量。

案 2

孙某，女，63岁，2014年8月9日初诊。

主诉： 胃痛10年余。

病史： 患者2004年因胆结石行胆囊切除术，术后仍胃痛，反复发作，现伴皮肤发黄、纳差、大便干，3~4日1次，乙肝小三阳20年。舌质暗、舌苔白厚、脉弦。

辅助检查： 2014年8月9日彩超：肝实质弥漫性损伤，肝内胆管结石，胆囊切除术后，胆囊管扩张，末端透声欠佳。

中医诊断： 黄疸（肝胃不和）。

西医诊断： ①黄疸；②乙肝小三阳；③胆囊管内结石术后；④便秘。

处方： 肝胃百合汤加减。

柴胡12g，炒枳实15g，赤芍15g，白芍30g，延胡索30g，川楝子10g，生大黄10g，川朴10g，百合30g，乌药15g，徐长卿30g，茵陈

30g，丹参 30g，炒山楂 15g，炒麦芽 15g，炒神曲 15g，鸡内金 15g，制没药 15g，甘草 10g。

7 剂，水煎服，1 剂 / 日，分两次服用。

患者服上方效可，继续调治月余而愈。

【按语】 该患者胆囊切除术后胃痛并未减轻，可知患者胃痛并非西医所谓器质性病变，长期乙肝患者，已经出现肝损伤，其生活方式是否饮酒未知，但一定未规律抗病毒治疗。患者纳差、便干，可知脾胃虚弱，故皮肤发黄，脾湿为黄，胃痛反复，其郁（瘀）可知，不仅是肝气郁，还兼有久病之血瘀，故舌暗，脉弦。辨证为肝胃不和，处以肝胃百合汤调和肝胃，同时加入生大黄以通腑，茵陈以退黄，焦三仙（炒山楂、炒麦芽、炒神曲）以健脾胃，丹参、没药、延胡索以活血止痛。故能取效。

案 3

刘某，男，40 岁，2014 年 8 月 19 日初诊。

主诉： 双脚脚背水肿 1 周。

病史： 患者 1 周前发现双脚脚背肿胀，现已延及双侧小腿，近 1 周明显发胖，腹大，皮肤发黄，但无撑胀感，纳眠可，大便溏。乙肝病史。舌质红、舌中纵行裂纹、舌苔薄黄，脉浮弦滑稍数。

辅助检查： 2014 年 8 月 18 日在河南省某医院检验肝肾功能，其中，谷草转氨酶：236U/L，总胆红素：77.3μmol/L，直接胆红素：30.1mol/L，总胆汁酸：43μmol/L，谷丙转氨酶：175U/L，谷氨酰转移酶：240U/L，血清胆碱酯酶：4.11U/mL，血糖：6.3mmol/L，总胆固醇：7.21mmol/L，低密度脂蛋白：4.17mmol/L，腺苷脱氨酶：43.7g，血清前清蛋白：73mg/L。尿常规：白细胞：35.6mg/L，红细胞：150.3mg/L，尿隐白：（++），尿蛋白：（+），尿胆原：（+）。彩超：肝脏弥漫性病变，肝脏发强回声结节，胆囊壁水肿，脾大，肠系膜静脉、脾静脉、肚脐静脉开放。

中医诊断： ①黄疸（脾虚湿盛）；②鼓胀。

西医诊断： ①黄疸；②肝硬化腹水。

处方： 苍牛防己汤加减。

柴胡 12g，黄芩 15g，生牡蛎（先煎）30g，茵陈 30g，茯苓 30g，生黄芪 30g，黄精 30g，制鳖甲（先煎）30g，制龟板（先煎）30g，炮山甲 10g，怀牛膝 15g，炒苍术 20，炒白术 20g，防己 15g，大腹皮 15g，炒麦芽 15g，炒神曲 15g，炒山楂 15g，白花蛇舌草 30g，土元 30g，水红花子 30g，泽泻 15g，泽兰 15g，甘草 10g。

7 剂，水煎服，1 剂/日，分两次服用。

【按语】 该患者以双脚脚背水肿为主诉来诊，结合病史可知，患者为肝硬化腹水，同时有黄疸，大便溏、水肿，皆为湿盛表现，故选用方药中先生的苍牛防己汤加入泽泻、泽兰来健脾祛湿，利水。因患者肝硬化所致，故方中应用龟板、鳖甲、山甲、牡蛎等以软坚散结；焦三仙（炒山楂、炒麦芽、炒神曲）、水红花子可以通利三焦。鼓胀古时被列为不治之症，但中医在长期的经验总结中对于缓解症状、减轻痛苦，有特别的优势。

第三节 积 聚

一、病证概述

积聚是由于体虚复感外邪、情志饮食所伤，以及他病日久不愈等原因引起的，以正气亏虚，脏腑失和，气滞、血瘀、痰浊蕴结腹内为基本病机，以腹内结块，或胀或痛为主要临床特征的一类病证。

积聚以腹内结块，或胀或痛为主要临床表现，但积和聚又分别有不同的临床特征，积证大多有一个逐渐形成的过程，积块出现之前，相应部位常有疼痛，或兼恶心、呕吐、腹胀，以及倦怠乏力，胃纳减退等症状。作为积证特征的腹内结块，表现为由小渐大，由软渐硬，固定不移，初觉胀痛，继则疼痛逐渐加剧。一般病程较长，病情较重。腹内病变的同时，常出现饮食减少，倦怠乏力，病情较重者甚至面色萎黄，形体日渐消瘦。而积证的后期，一般虚损症状较为突出。

聚证则表现为腹中气聚，攻窜胀痛，时聚时散，或有如条状物聚起在腹部。一般病程较短，病情较轻，全身症状亦不如积证明显。正如《金匮要略·五脏风寒积聚病脉证并治》说："积者，脏病也，终不移；聚者，腑病也，发作有时，辗转痛移，为可治。"《景岳全书·积聚》亦将两者的特征概括为："积者，积累之谓，由渐而成者也……聚者，聚散之谓，作止不常者也。"

范围：西医学中多种原因引起的腹腔肿瘤、肝脾肿大、增生型肠结核等，多属"积"之范畴；胃肠功能紊乱、不完全性肠梗阻等原因所致的腹部包块，则与"聚"关系密切，可参照本节内容辨证论治。

二、诊断与鉴别诊断

（一）诊断要点

1. 积证 以腹部可扪及或大或小、质地或软或硬的包块，部位固定不移，并有胀痛或刺痛为临床特征。随着积块的出现及增大，相应部位常有疼痛，或兼恶心、呕吐、腹胀，以及倦怠乏力、胃纳减退等症状。而积证的后期，除上述症状加剧外，虚损症状也较为突出。

2. 聚证 以腹中气聚、攻窜胀痛、时作时止为临床特征。其发作时可见病变部位有气聚胀满的现象，但一般扪不到包块；缓解时则气聚胀满的现象消失。聚证发作之时，以实证的表现为主，反复发作，常出现倦怠乏力、纳差、便溏等脾胃虚弱的证候。

结合病史，以及 B 超、Cr、胃肠 X 线钡餐检查及纤维内窥镜检查等有助于诊断。

（二）鉴别诊断

1. 痞满 痞满以患者自觉脘腹痞塞不通、满闷不舒为主要症状，但在检查时，腹部无气聚胀急之形可见，更不能扪及包块，临床上以此和积聚相区别。

2. 鼓胀 鼓胀以肚腹胀大、鼓之如鼓为临床特征。其与积聚相同的是腹内均有积块，但鼓胀的积块多位于胁腹部，且鼓胀除腹内积块外，更有水液停聚，肚腹胀大。而积证腹内无水液停聚，肚腹一般不胀大，腹内积块的部位亦不局限于胁肋部。

三、辨证论治

1. 辨积与聚 积与聚虽合称为一个病证，但两者是有明显区别的。积证具有积块明显，固定不移，痛有定处，病程较长，多属血分，病情较重，治疗较难等特点；聚证则无积块，腹中气时聚时散，发有休止，痛无定处，病程较短，多属气分，一般病情较轻，相对地治疗亦较易。至于古代文献以积为脏病，聚为腑病，则不可拘泥，实际上不少积证的积块就发生在胃、肠。

2. 辨部位 积块的部位不同，标志着所病的脏腑不同，临床症状、治疗方药也不尽相同，故有必要加以鉴别。从大量的临床观察来看，在内科范围的脘腹部积块主要见于胃和肝的病变。右胁腹内积块，伴见胁肋刺痛、黄疸、纳差、腹胀等症状者，病在肝；胃脘部积块伴见反胃、呕吐、呕血、便血等症状者，病在胃；右腹积块伴腹泻或便秘、消瘦乏力，以及左腹积块伴大便次数增多、便下脓血者，病在肠。

3. 辨虚实 积证大体可分为初、中、末三期，一般初期正气未至大虚，邪气虽实而不甚，表现为积块较小、质地较软，虽有胀痛不适，而一般情况尚可。中期正气渐衰而邪气渐甚，表现为积块增大、质地较硬、疼痛持续，并有饮食日少，倦怠乏力，形体消瘦等症。末期正气大虚而邪气实甚，表现为积块较大、质地坚硬，疼痛剧烈，并有饮食大减，神疲乏力，面色萎黄或黧黑、明显消瘦等症。

聚证重调气，积证重活血。聚证病在气分，以疏肝理气、行气消聚为基本治则，重在调气；积证病在血分，以活血化瘀、软坚散结为基本治则，重在活血。要注意区分不同阶段，掌握攻补分寸。积证初期，积块不大，软而不坚，正气尚可，治疗以攻邪为主，予以行气活血、软坚消积；中期积块渐大，质渐坚硬，而正气渐伤，邪盛正虚，治宜攻补兼施；末期积块坚硬，形瘦神疲，正气伤残，治宜扶正培本为主，酌加理气、化瘀、消积之品，切忌攻伐太过。

在积证的治疗中，应注意处理好攻法与补法的关系，正如《景岳全书·积聚》所说："治积之要，在知攻补之宜，而攻补之宜，当于孰缓孰急中辨之。"在治疗中应注意"治实当顾虚""补虚勿忘实"，可根据具体情况，或先攻后补，或先补后攻，或寓补于攻，或寓攻于补。

（一）聚证

1. 肝气郁滞证　症状：腹中气聚，攻窜胀痛，时聚时散，脘胁之间时或不适，病情常随情绪而起伏，苔薄，脉弦。治则：疏肝解郁，行气消聚。方药：广木香顺气散。

本方具有行气温中、散寒化湿、疏肝解郁的功效。适用于气机郁滞、寒湿中阻及伴有肝郁征象者。方中以广木香、砂仁、苍术、厚朴、甘草（即香砂平胃散）行气温中，散寒化湿；配伍台乌药、生姜、枳壳以增强温中理气的作用；香附、青皮疏肝理气解郁。

若寒甚，腹痛较剧，得温症减，肢冷者，可加高良姜、肉桂温中理气止痛。若兼有热象，口苦，舌质红者，去台乌药、苍术，加吴茱萸、黄连（即左金丸）泄肝清热。老年体虚，或兼见神疲、乏力、便溏者，可加党参、白术益气健脾。

本证攻窜胀痛之症缓解后，可以用疏肝理脾的逍遥散调理善后。

2. 食浊阻滞证　症状：腹胀或痛，便秘，纳呆，时有如条状物聚起在腹部，重按则胀痛更甚，舌苔腻，脉弦滑。治则：理气化浊，导滞通腑。方药：六磨汤。

方中以沉香、广木香、台乌药理气宽中，大黄、槟榔、枳实通腑导滞。

（二）积证

1. 气滞血阻证　症状：积证初起，积块软而不坚，固着不移，胀痛并见，舌苔薄白，脉弦。治则：理气活血，通络消积。方药：鳖甲煎丸。

2. 气结血瘀证　症状：腹部积块渐大，按之较硬，痛处不移，饮食减少，体倦乏力，面暗消瘦，时有寒热，女子或见经闭不行，舌质青紫，或有瘀点瘀斑，脉弦滑或细涩。治则：祛瘀软坚，补益脾胃。方药：膈下逐瘀汤、六君子汤。

3. 正虚瘀结证　症状：积块坚硬，疼痛逐渐加剧，饮食大减，面色萎黄或黧黑，消瘦脱形，舌质色淡或紫、舌苔灰糙或舌光无苔，脉弦细或细数。治则：补益气血，化瘀消积。方药：八珍汤、化积丸。

积聚一证，与现代医学的肝脾肿大、肝癌相当，崔师门诊所见，多为肝癌，然肝癌难治，也以"证"为主，有湿热阻滞之黄疸，有脾虚运化失常之腹水，有肝郁之纳差，有痰瘀邪毒之实证，有气血不足之虚证。如是治疗，亦能提高患者生活质量，延长寿命，随证施治，是为一法。

四、临床验案

案 1

林某，男，66岁，2017年5月27日初诊。

主诉：黄疸10个月，脘腹胀痛10天。

病史：患者诉10个月前出现黄疸，伴有乏力困倦，10天前无明显诱因出现脘腹胀痛及背部疼痛，2017年5月22日在河南省某医院检查：①肝门区异常信号影范围扩大，肝内胆管扩张；②肝门区及腹膜后多发淋巴结转移；③右后腹膜结节转移可能；④左肾囊肿；⑤L3椎体强化结节影，转移待排。纳差，2天前出现呕吐1次，眠可，小便黄，大便可，每日1次。舌质深红、苔黄厚腻，脉浮弦滑。

中医诊断：肝积（湿热郁阻）。

西医诊断：肝胆管癌广泛转移（口服化疗药）。

处方：抗癌保肝汤加减。

柴胡12g，炒枳实10g，赤芍18g，白芍18g，制香附15g，茵陈30g，焦栀子30g，郁金30g，虎杖20g，延胡索30g，生蒲黄（布包）15g，制乳香15g，制没药15g，生半夏20g，生南星20g，生黄芪60g，藤梨根30g，白毛藤60g，蚤休12g，生薏苡仁120g，仙鹤草120g，焦山楂15g，炒神曲15g，炒麦芽15g，鸡内金30g，制鳖甲（先煎）30g，甘草10g。

15剂，水煎服，1剂/日，分两次服用。

【按语】 患者肝胆管癌广泛转移，临床表现为乏力困倦，脘腹胀痛，黄疸，舌红、苔黄厚腻，脾虚兼湿热，方用四逆散疏肝；黄芪、仙鹤草、薏苡仁以健脾扶正；薏苡仁量大，取其能抗肿瘤，生半夏、生南星以化痰散结抗癌；茵陈、栀子、郁金、虎杖以祛湿热；延胡索、生蒲黄、乳香、没药活血止痛；藤梨根、白毛藤、蚤休以清热解毒；鳖甲、鸡内金、焦三仙以消积助脾胃之健运。然患者肝病，见浮脉，此为逆，预后较差，借助药物减轻病痛，提高生活质量。

案 2

聂某，男，59岁，2017年9月30日初诊。

主诉：纳差1周（因患者身体虚弱，由家属代诉）。

病史：患者肝癌，1周前出现乏力，纳差，伴有腰痛，眠可，大便泄泻，1~2次/日，2017年9月26日在郑州市某医院检查：肝右叶肿块代谢活跃，考虑炎症、肝硬化、胆囊结石、双肺多发结节。既往有乙肝病史。舌质紫、苔白，脉弦滑。

中医诊断：肝积（痰浊瘀毒）。

西医诊断：肝癌。

处方：抗癌保肝汤加减。

柴胡12g，炒枳实15g，赤芍15g，丹参30g，猪苓30g，白毛藤30g，虎杖15g，蚤休12g，生黄芪50g，仙鹤草120g，淫羊藿30g，灵芝15g，茜草12g，土元15g，制鳖甲（先煎）30g，制龟板（先煎）30g，夏枯草30g，鸡内金30g，鸡矢藤30g，砂仁（后下）10g，生半夏15g，生南星15g，生薏苡仁120g，甘草10g，郁金30g，炮山甲10g，王不留行50g，玄参30g，炒白芥子30g。

15剂，水煎服，1剂/日，分两次服用。

患者服上方纳差较前改善，上方加减间断调治年余。

【按语】 患者有乙肝病史，中医认为"见肝之病，当先实脾"，患者病情从乙肝发展到肝癌，必然脾虚，故见乏力、纳差、大便泄泻，用黄芪、仙鹤草、淫羊藿、灵芝以益气健脾、补肾扶正；舌质紫、苔白，脉弦，为肝郁之象，故用柴胡、炒枳实、赤芍、郁金以疏肝；丹参、茜草、土元、王不留行活血，鳖甲、龟板、夏枯草、炮山甲、玄参以软坚散结；

生半夏、生南星、炒芥子以化痰散结抗癌；薏苡仁大量以健脾祛湿抗肿瘤；鸡内金、鸡矢藤以健胃助消化。

案 3

潘某，男，55岁，2017年4月4日初诊。

主诉：腹胀10日。

病史：患者诉10日前出现腹胀，乏力，纳眠可，大便不稀，3次/日，有乙肝病史，2017年3月22日河南省西华县某医院检查：①肝内多发实性占位；②门静脉增宽，门静脉内低回声；③左肝管增厚；④脾脏增大；⑤腹腔积液。舌体胖、有纵裂纹、质紫，苔边涎。

中医诊断：肝积（脾虚湿盛）。

西医诊断：肝占位伴腹水。

处方：消瘰丸合己椒苈黄汤加减。

柴胡12g，炒枳实12g，赤芍30g，夏枯草30g，土茯苓60g，浙贝母30g，生牡蛎（先煎）30g，葶苈子30g，川椒目30g，防己15g，生黄芪30g，制香附15g，白花蛇舌草30g，猪苓30g，茯苓30g，制鳖甲（先煎）30g，制龟板（先煎）30g，鸡内金30g，王不留行50g，茜草15g，抽葫芦30g，薏苡仁120g，丹参30g，茵陈30g，焦山楂15g，炒神曲15g，炒麦芽15g，大腹皮30g，大枣（切开）5枚。

15剂，水煎服，1剂/日，分两次服用。

【按语】　患者肝癌兼有腹水，前已叙述肝癌的证治思路，腹水亦是肝癌常见并发症之一，腹水的形成在于脾虚不能运化津液，治疗腹水亦需标本兼顾，一是健脾，一是利水渗湿，患者乏力，腹胀，舌体胖大，脾虚可知，故用己椒苈黄丸合猪苓、茯苓、抽葫芦以健脾利水渗湿；消瘰丸、夏枯草、制鳖甲、制龟板、鸡内金、王不留行以软坚散结。同是肝癌，阶段不同，征象不同，遣方用药，随证变化。

第四节　瘿　病

一、病证概述

瘿病是由于情志内伤，饮食及水土失宜等因素引起的，以致气滞、痰凝、血瘀壅结颈前为基本病机，以颈前喉结两旁结块肿大为主要临床特征的一类疾病。瘿病一名，首见于《诸病源候论·瘿候》。在中医著作里，又有瘿、瘿气、瘿瘤、瘿囊、影袋等名称。本病主要包括以颈前结块肿大为特征的病证。

瘿病多见于女性，以离海较远的山区发病较多。颈前结块肿大是本病最主要的临床特征，其块可随吞咽动作而上下，触之多柔软、光滑。病程日久则肿块质地较硬，或可扪及结节，甚至表现为推之不移。肿块开始可如樱桃或指头大小，一般增长缓慢，大小程度不一，大者可如囊如袋。本病一般无明显的全身症状，但部分有阴虚火旺病变的患者，则出现低热、多汗、心悸、多食易饥、面赤、脉数等症状。

为便于辨证治疗，在继承古代论述的同时并汲取现代应用中药防治瘿病的研究成果，可将瘿病的临床表现主要归纳为三种类型：①瘿囊，一般颈前肿块较大，两侧比较对称，肿块光滑、柔软，病程久者可扪及结节。②瘿瘤，颈前肿块偏于一侧，或一侧较大，或两侧均大。瘿肿大小多如核桃，质常较硬。病情严重者，肿块增大迅速，质坚硬，结节高低不平，且有较明显的全身症状。③瘿气，颈前轻度或中度肿大，肿块对称、光滑、柔软。除局部瘿肿外，一般均有比较明显的阴虚及火旺的症状。

范围：西医学中的单纯性甲状腺肿、甲状腺结节、甲状腺功能亢进、甲状腺炎、甲状腺腺瘤、甲状腺癌等属本病范畴，可参考本节内容辨证论治。

二、诊断与鉴别诊断

（一）诊断要点

1. 多见于女性，以离海较远的山区发病较多。

2. 颈前结块肿大，其块可随吞咽动作而上下移动，触之多柔软、光滑，病程日久则质地较硬，或可扪及结节。

3. 基础代谢率（BMR）、甲状腺摄碘率、血清总甲状腺素（W4）测定及血清总三碘甲状腺原氨酸（TT3）测定等试验，以及必要时做 X 线检查等，有助于鉴别瘿病的不同类型及了解病情的不同程度。

（二）鉴别诊断

瘿病需着重与瘰疬及消渴相鉴别。

1. **瘰疬**　鉴别的要点，一是患病的具体部位，二是肿块的性质。瘿病的肿块在颈部正前方，肿块一般较大。正如《外台秘要·瘿病》说："瘿病喜当颈下，当中央不偏两旁也。"而瘰疬的患病部位是在颈项的两侧，肿块一般较小，每个约胡豆大，个数多少不等，如《外科正宗·瘰疬论》描述说："瘰疬者，累累如贯珠，连结三五枚。"

2. **消渴**　瘿病中阴虚火旺的证型，常表现多食易饥的症状，应注意和消渴病相鉴别。消渴病以多饮、多食、多尿为主要临床表现，三消的症状常同时出现，尿中常有甜味，但颈部无肿块。瘿病的多食易饥虽类似中消，但不合并多饮、多尿，而以颈部有瘿肿为主要特征，且伴有比较明显的烦热、心悸、急躁易怒、眼突、脉数等症状。

三、辨证论治

（一）辨证要点

1. **辨证候之虚实**　瘿病以气、痰、瘀壅结颈前为主要病机，所以一般属于实证，其中应着重辨明有无血瘀。病程久后，由实致虚，常出现阴虚、气虚的病变及相应的症状，其中以心、肝阴虚尤为多见，从而成为虚实夹杂的证候。

2. **辨火热之有无** 瘿病日久每易郁而化火，应综合症状和舌脉辨别其有无火热，若有，则应辨别火热的程度。

（二）治疗原则

理气化痰，消瘿散结为基本治则。瘿肿质地较硬及有结节者，应适当配合活血化瘀之法。肝火亢盛及火热伤阴者，则当以清肝泄火及滋阴降火为主。

（三）分证论治

1. **气郁痰阻证** 症状：颈前正中肿大，质软不痛；颈部觉胀，胸闷，喜太息，或兼胸胁窜痛，病情的波动常与情志因素有关，苔薄白，脉弦。治则：理气舒郁，化痰消瘿。方药：四海舒郁丸加减。

2. **痰结血瘀证** 症状：颈前出现肿块，按之较硬或有结节，肿块经久未消，胸闷，纳差，苔薄白或白腻，脉弦或涩。治则：理气活血，化痰消瘿。方药：海藻玉壶汤加减。

3. **肝火炽盛证** 症状：颈前轻度或中度肿大，一般柔软、光滑，烦热，容易出汗，性情急躁易怒，眼球突出，手指颤抖，面部烘热，口苦，舌质红、苔薄黄，脉弦数。治则：清肝泄火。方药：栀子清肝汤合藻药散加减。

4. **肝阴虚证** 症状：瘿肿或大或小，质软，病起缓慢，心悸不宁，心烦少寐，易出汗，手指颤动，眼干，目眩，倦怠乏力，舌质红，舌体颤动。脉弦细数。治则：滋养阴精，宁心柔肝。方药：天王补心丹加减。

四、临床验案

案 1

于某，女，15 岁，2013 年 8 月 17 日初诊。

主诉： 发现甲状腺肿大 3 个月。

病史：患者 3 个月前发现甲状腺肿大，伴有眼凸，上眼睑肿大，易急躁，易出汗，易心慌。舌体胖大，苔白，脉细小滑弦数。

中医诊断：瘿病（阴虚火旺）。

西医诊断：甲状腺功能亢进症。

处方：滋阴消瘿汤加减。

太子参 30g，麦冬 30g，五味子 10g，玄参 30g，夏枯草 30g，僵蚕 30g，浙贝母 20g，川贝母 15g，黄连 15g，黄芩 15g，山慈菇 15g，荔枝核 30g，橘核 30g，土炒白术 30g，茯苓 30g，焦栀子 20g，制鳖甲（先煎）30g，制龟板（先煎）30g，天麻 20g，钩藤（后下）20g，木贼草 30g，青葙子 30g，白芍 30g，生地黄 30g，桂枝 15g，甘草 10g。

7 剂，水煎服，1 剂/日，分两次服用。

二诊（2013 年 8 月 24 日）：目睛凸改善，余症状同前，舌质红、体胖，苔润，脉细弦滑数（紧张）。

上方加当归 15g，盐黄柏 15g，生黄芪 30g，熟地黄 30g，砂仁（后下）15g。

7 剂，水煎服，1 剂/日，分两次服用。

三诊（2013 年 8 月 31 日）：患者服 2013 年 8 月 24 日方后，甲状腺肿明显减轻，目胀减轻，仍时有心慌，大便时溏，1 次/日，舌质红、透紫、苔白厚，脉细弦滑。

于二诊方改甘草为炙甘草 15g，加茶树根 30g。

7 剂，水煎服，1 剂/日，分两次服用。

四诊（2013 年 9 月 14 日）：患者服上药后眼凸及甲状腺肿明显减轻，纳食可，大便仍不成形，1 次/日，舌质淡紫、中有裂纹，苔白腻稍厚，脉细滑。

三诊方改生黄芪为 50g，熟地黄为 45g，加炒枳壳 10g，桔梗 10g。

15 剂，水煎服，1 剂/日，分两次服用。

五诊（2013年10月1日）：患者服上药后无明显不适，现症见：烦躁，身困乏力，眠可，大便溏，1~2次/日，舌体胖大、边有齿痕，舌有点刺，质紫，舌苔白，脉细弦滑。

四诊方改五味子为15g，焦栀子为30g，生地黄为45g，加杏仁10g，薏苡仁30g，淡豆豉15g，紫苏梗30g。

7剂，水煎服，1剂/日，分两次服用。

六诊（2013年10月26日）：患者现甲状腺肿大、眼凸等较前好转。2013年10月19日郑州市某医院检查示：①游离三碘甲状腺原氨酸12.11pmol/L↑；②游离甲状腺素35.91pmol/L↑；③促甲状腺素0.03uIU/mL↓。舌体胖大、边有齿痕，质红、有点刺，苔白，脉弦滑细数。

玄参30g，生地黄30g，麦冬30g，太子参30g，茶树根30g，黄连10g，夏枯草30g，川贝母15g，浙贝母20g，僵蚕30g，山慈菇15g，丹参15g，郁金12g，炒枳实10g，桔梗10g，制鳖甲（先煎）30g，海浮石30g，荔枝核15g，橘核30g，谷精草30g，青葙子25g，威灵仙30g，炒白芥子30g，焦栀子30g，生龙骨（先煎）30g，连翘30g，蒲公英30g，黄连10g，炮山甲10g。

15剂，水煎服，1剂/日，分两次服用。

七诊（2013年11月16日）：患者服药后诸症改善，仍时有心烦，急躁，大便时有不成形，1~2天/次，乏力，舌质紫、体胖，苔白腻，脉细弦滑。

玄参30g，生地黄50g，麦冬20g，黄连15g，太子参30g，桂枝20g，夏枯草30g，川贝母15g，炮山甲10g，山慈菇15g，丹参30g，茶树根30g，制鳖甲（先煎）30g，制龟板（先煎）30g，荔枝核15g，橘核30g，僵蚕30g，谷精草30g，青葙子30g，土炒白术30g，炙甘草15g，焦栀子30g，茯苓30g，杏仁10g，薏苡仁30g，连翘30g，威灵仙30g

15剂，水煎服，1剂/日，分两次服用。

【按语】甲状腺功能亢进症（简称甲亢）是甲状腺处于持续高功能状态，合成和释放过多的甲状腺素，致机体神经、心血管等系统兴奋性增高和代谢亢进为主要表现的一组内分泌疾病的总称。以女性多见，且多为20~40岁。在中医学上，并无和甲状腺功能亢进症相应的病名，传统上中医常把甲亢归于"瘿病"范畴。瘿同婴，婴有缠绕之义，因其围绕颈喉而生，状如缨侅或缨核而得名。明代李梴所著《医学入门·瘿瘤篇》将瘿病称之为瘿气或影囊，文中做了如下描述："瘿、瘤所以两名者，以瘿形似樱桃，一边纵大亦似之，椎槌而垂，皮宽不急。原因忧恚所生，故又曰瘿气，今之所谓影囊者是也。"所以瘿病是泛指颈前肿大，结而成块的一种病证症，其中包含了"瘿囊""瘿瘤"和"瘿气"。临床表现为阴虚火旺之象，如眼凸、急躁多汗、能食等，故用生脉饮以益气养阴，消瘰丸方中用浙贝母化痰散结解郁，牡蛎软坚散结，玄参滋阴降火、润燥软坚，三药合用既有清热、化痰、散结、解郁，亦兼有养阴之效，有未病先防之意；加用夏枯草以增强清热散结之力。橘核、荔枝核理气散结，黄芩、黄连、山慈菇以清热解毒，龟板、鳖甲以滋阴潜阳，软坚散结。钩藤、木贼草、青葙子、夏枯草以清肝热，对甲亢凸眼回缩有明显临床疗效。二诊，患者症状有改善，加入当归、黄柏、黄芪、熟地黄，乃当归六黄汤之意，继续加强滋阴清热之力。三诊，因患者仍心慌，改甘草为炙甘草，同时加入茶树根。茶树根可强心利尿，活血通经，是崔师治疗心脏疾患的一个专药。四诊加入枳壳、桔梗，一升一降，贵在调理气机。五诊因患者烦躁，便溏，合入栀子豉汤清热除烦，杏仁、薏苡仁，非三仁汤之意，而是茯苓杏仁甘草汤加薏苡仁，用以除痰湿。在此思路上加减治疗，三月余，症状改善，病情稳定，后期继续调治。

案 2

刘某，女，14岁，2014年6月21日初诊。

主诉： 发现甲状腺肿5个月。

病史： 患者发觉甲状腺肿至今5月余。无自觉症状。时觉困倦，食后腹胀，纳可，便溏，1次/日。末次月经6月13日，经前白带量大。2014年6月14日，查Ig甲状腺球蛋白0.7↓，Ig-Ab 117.64↑，TPOAb 585.46↑。舌质淡、苔白稍厚，脉滑。

中医诊断： 瘿病（肝郁脾虚）。

西医诊断：桥本甲状腺炎。

处方：自拟疏肝消瘿汤加减。

柴胡 12g，当归 12g，赤芍 12g，白芍 12g，茯苓 30g，土炒白术 30g，薄荷（后下）9g，夏枯草 30g，浙贝母 30g，僵蚕 30g，蝉蜕（后下）10g，山慈菇 15g，清半夏 15g，荔枝核 15g，橘核 15g，制鳖甲（先煎）30g，炒白芥子 30g，桔梗 10g，枳实 10g，丹参 15g，连翘 18g，茜草 12g，生地榆 12g，生黄芪 15g，甘草 10g。

15 剂，水煎服，1 剂 / 日，分两次服用。

二诊（2014 年 7 月 12 日）：患者服药后腹胀消失，手脚心热较前减轻，睡觉时自觉咽喉憋闷，纳可，二便可，白带呈条，透明，末次月经 6 月 13 日，舌苔白厚，脉滑。

上方去茜草、生地榆，改荔枝核为 30g，连翘为 30g，加海浮石 30g，王不留行 30g，蒲公英 20g。

15 剂，水煎服，1 剂 / 日，分两次服用。

三诊（2014 年 8 月 30 日）：末次月经 8 月 29 日，自述较前次量多，眠差多梦，舌质红、苔白，脉细弦滑稍数。

二诊方加玄参 10g，制龟板（先煎）30g。

15 剂，水煎服，1 剂 / 日，分两次服用

后以此法加减治疗 3 个月，患者症状改善，指标恢复正常。

【按语】 桥本甲状腺炎（Hashimotos Thyroiditis，HT），又称为慢性淋巴性甲状腺炎、自身免疫性甲状腺炎。现代医学对 HT 的治疗方式主要有免疫疗法、激素治疗、手术治疗等，但往往不能阻止病情的进展，不少患者发展为甲状腺功能减退。中医药在改善甲状腺激素水平及纠正甲状腺自身抗体水平方面具有显著优势。《医宗金鉴·瘿瘤》言："多外因六邪，荣卫气血凝郁；内因七情，忧恚怒气，湿痰瘀滞，山风水气而成。"中医认为本病多因肝气郁滞、脾气亏虚，另外 HT 起病缓慢，慢性病程，迁延日久，符合中医"久病入络"的发病机制与特点，由经络气血郁滞、脉络

瘀阻、脉络不荣及络脉损伤逐渐演变，皆体现"不通"在 HT 中的致病关键。中医治疗以疏肝健脾，化痰散结为主。故初诊用方以逍遥散为主方，疏肝健脾，配以夏枯草、连翘、蝉蜕清肝火以散结，荔枝核、橘核、鳖甲以软坚散结，白芥子、半夏、僵蚕、浙贝母以化痰散结，桔梗、枳实调理气机，丹参、茜草、生地榆以活血凉血，黄芪、白术、茯苓以健脾益气。二诊，去活血凉血之地榆、茜草，更加海浮石、王不留行、蒲公英，加强化痰清热解毒散结之功。三诊继续滋阴清热散结。以此法加减治疗终获良效。

案 3

涂某，女，43 岁，2013 年 12 月 28 日初诊。

主诉： 甲状腺结节 1 年余。

病史： 患者 1 年多前因甲状腺结节行手术治疗，现颈部仍有甲状腺结节。纳可，大便可，1 次 / 日。舌质红、苔黄稍厚，脉沉细。

中医诊断： 瘿病（肝郁脾虚）。

西医诊断： 甲状腺结节。

处方： 自拟疏肝消瘿汤加减。

柴胡 12g，当归 15g，赤芍 12g，白芍 12g，海浮石 30g，炒枳实 20g，桔梗 10g，夏枯草 30g，浙贝母 30g，生牡蛎（先煎）30g，山慈菇 15g，荔枝核 30g，橘核 30g，制鳖甲（先煎）30g，生黄芪 30g，僵蚕 30g，黄芩 15g，连翘 30g，蒲公英 30g，玄参 30g，炒白芥子 30g，鹿角霜 30g，熟地黄 30g，砂仁（后下）15g，甘草 10g。

10 剂，水煎服，1 剂 / 日，分两次服用。

【按语】 患者甲状腺术后，又有新发甲状腺结节，转而求治中医，甲状腺结节，中医无此病名，多与肝气郁滞、瘀血痹阻有关，崔师每用舒肝散结汤、消瘰丸合阳和汤加减。舒肝散结汤是印会河教授临床治疗结节、增生类疾病的常用方，消瘰丸是崔师喜用消散结肿之方。崔师指出结节甚至癌瘤，除因气血郁滞，重要的还是因阴寒之痰湿聚集所致，故临证每多温化痰湿之法，所以选用炒芥子、鹿角霜、熟地黄，乃阳和汤之意。

第六章

肾系疾病

　　肾位于腰部脊柱两侧，左右各一，内寄元阴元阳，主司人体的生长发育与生殖，是生命活动之根，故称为先天之本。肾中所藏之志、在志为恐、骨、发、耳和二阴等构成肾系统，与冬气相通应。肾在五行属水，为阴中之太阴。主要生理功能为主藏精，主水，主纳气。肾主蛰，具有潜藏、封藏、闭藏精气的生理特性，故又称"肾为封藏之本"。其封藏作用主要体现在人体的藏精、纳气、固摄冲任、固摄二便等方面。肾气封藏则精气盈满，人体生机旺盛；若肾气封藏失职，除了会影响生长发育以外，还会因精关不固而导致遗精、早泄，还会因命门火衰而影响生殖能力，引发阳痿、不育。肾者主水，在主持和调节人体水液代谢方面发挥着重要的作用。肾中精气蒸腾气化失司，水液运化障碍，可见水肿；肾与膀胱通过经络互为表里，若肾与膀胱气化失司、水道不利，则见淋证、癃闭、尿浊；日久不愈，脾肾衰惫，浊毒壅塞，以致关格。

　　肾与其他脏腑关系密切，肾之精气阴阳对先天脏腑的生成和后天脏腑的功能具有重要的作用，故《脉诀汇辨·脉论》称"肾为脏腑之本"，因而肾之精气阴阳与其他脏腑之精气阴阳在生理、病理上均相互影响：如肾精不足、脑髓不充，可见健忘、痴呆；肾不纳气、气不归元，可致哮喘；肾水不足、水火失济，可见心悸、不寐；肾阳虚衰、火不暖土，可致五更泄泻。依据病证的整体相关性，以上疾病分别归属于各个脏腑系统，本章重点介绍水肿、淋证、遗精、早泄等肾系病证。同时，其他脏腑之精气阴阳失调、疾病迁延不愈，最终必会累及肾系，正所谓"久病及肾"，因而临床需将肾系疾病与其他脏腑病证互参，灵活施治。

第一节 水 肿

一、病证概述

水肿是由于外邪侵袭、饮食劳倦等，导致肺失通调、脾失转输、肾失开阖、膀胱气化不利，导致体内水液潴留，泛滥肌肤，以头面、眼睑、四肢、腹背甚至全身浮肿为特征表现的一类疾病。

本病在《内经》中命名为"水"，根据症状的不同又分为风水、石水、涌水。《灵枢·水胀》对水肿之症候做了详细描述；《素问·至真要大论》"诸湿肿满，皆属于脾"、《素问·水热穴论》"故其本在肾，其末在肺"指出本病病机与脾、肾、肺相关；《素问·汤液醪醴论》"平治于权衡，去菀陈莝……开鬼门，洁净府"提出了治疗原则，自此奠定了水肿的理论基础。

众多医家又多有发挥。汉·张仲景称本病为"水气病"，于《金匮要略·水气病脉证并治》中细分风水、皮水、正水、石水、黄汗与五脏水肿，创越婢汤、防己黄芪汤等方治疗。隋·巢元方《诸病源候论》中始将"水肿"作为各种水病的统称。唐·孙思邈发现水肿需忌盐。宋·严用和将水肿分为阴、阳两类，并提出"先实脾土""后温肾水"的治法，载方实脾散。清·唐容川《血证论》认识到瘀血也可导致水肿。由此可知，中医对于本病有着较为全面的认识，理论、治法、方药完备，具有良好的疗效。

范围：西医学的肾性水肿、心性水肿、肝性水肿、营养不良性水肿、功能性水肿、内分泌失调引起的水肿等，可参照本节内容辨证论治。

二、诊断与鉴别诊断

（一）诊断要点

1.①水肿先从眼睑或下肢开始，继而遍及四肢全身。②轻者仅眼睑或足胫浮肿，重者全身皆肿；甚则腹大胀满、气喘不能平卧；更甚者可伴见尿闭或少尿，恶心呕吐，口有秽味，鼻衄，牙宣，头痛，抽搐，神昏谵语等危象。

2. 可有乳蛾、心悸、疮毒、紫癜以及久病体虚病史。

3. 辅助检查：①水肿患者一般可先检查血常规、尿常规、肾功能、肝功能（包括血浆蛋白）、心电图、肝肾B超。②若怀疑心源性水肿可再检查心脏超声、胸片，明确心功能级别。③肾源性水肿可再检查24h尿蛋白总量、蛋白电泳、血脂、补体C3和C4及免疫球蛋白，肾穿刺活检有助于明确病理类型，鉴别原发性或继发性肾脏疾病。④女性患者尤须注意排除狼疮性肾炎所致水肿，须查抗核抗体、双联DNA抗体，必要时进行肾穿刺活检。⑤此外还可查T3、T4及FT3、FT4，以排除黏液性水肿。

（二）鉴别诊断

鼓胀　鼓胀的主症是单腹胀大如鼓，四肢多不肿，反见瘦削，后期或可伴见轻度肢体浮肿；而水肿多周身皆肿，先从眼睑或下肢开始，继则延及四肢、全身。鼓胀多每有肝病史，是由于肝、脾、肾功能失调，导致气滞、血瘀、水聚腹中，面色苍黄，腹壁有青筋显露；水肿每有心肾病史，乃肺、脾、肾三脏相干为病，而导致水液泛滥肌肤，面色白或晦滞，腹壁无青筋暴露。

三、辨证论治

水肿的病变脏腑涉及肺、脾、肾三脏，且三者相互联系、相互影响：肾为本、肺为标、脾为制水之脏。另外，肝主疏泄，调畅人体气机和血液循环，气行则水血俱行，气滞则水停、血瘀；气虚则血运无力、瘀血内阻。故亦应重视肝与水肿的关系。

本病的辨证要点在于辨明阳水和阴水。

（一）阳水

阳水病因多为风邪、疮毒、水湿。发病较急，每成于数日之间，肿多由面目开始，自上而下，继及全身，肿处皮肤绷急光亮，按之凹陷即起，兼见烦热，口渴，小便赤涩，大便秘结等表、热、实证，一般病程较短。主要证型有：

1. 风水相搏证 症状：①眼睑浮肿，继则四肢及全身皆肿，来势迅速，多有恶寒，发热，肢体酸重，小便不利等；②偏于风寒者，兼恶寒，哮喘，舌苔薄白，脉浮滑或浮紧；③偏于风热者，伴咽喉肿痛，舌质红，脉浮滑数。临床具备①可辨为风水相搏型，①＋②为偏风寒型，①＋③为偏风热型。

2. 湿毒浸淫证 症状：眼睑浮肿，延及周身，身发疮痍，甚者溃烂；或可见恶风发热，尿少色赤，大便不爽，舌质红、苔薄黄，脉浮数或滑数。

3. 水湿浸渍证 症状：全身水肿，按之没指，身体困重，或见胸闷，纳呆，泛恶，小便短少，苔白腻，脉沉缓。

4. 湿热壅盛证 症状：遍体浮肿，皮肤绷紧光亮，胸脘痞闷，烦热口渴，小便短赤，或大便干结，苔黄腻，脉沉数或濡数。

（二）阴水

阴水病因多为饮食劳倦、先天或后天因素所致的脏腑亏损。发病缓慢，或由阳水转化而来，肿多由下而上，继及全身，肿处皮肤松弛，按之凹陷不易恢复，甚则按之如泥，兼见不烦渴，小便少但不赤涩，大便稀薄，神疲气怯等里、虚、寒证，病程较长。主要证型有：

1. 脾阳虚衰证 症状：身肿，腰以下为甚，按之凹陷不易恢复，或见脘腹胀闷，面色萎黄，纳减便溏，神倦肢冷，劳累后加重，小便短少，舌质淡、苔白腻或白滑，脉沉缓或沉弱。

2. 肾阳衰微证 症状：面浮身肿，腰以下尤甚，按之凹陷不起，心悸，气促，腰部冷痛酸重，尿量减少或增多，四肢厥冷，怯寒神疲，面色㿠白或晦滞，舌质淡胖、苔白，脉沉细或沉迟无力。

3. 瘀水互结证 症状：水肿肿势轻重不一，四肢或全身浮肿，久治不愈，或见皮肤瘀斑，腰部刺痛，或见血尿，久治不愈，舌紫暗有瘀点、苔白，脉沉细涩。

四、临床验案

案 **1**

郭某，男，87 岁，2013 年 7 月 16 日初诊。

主诉：双下肢水肿 3 年，加重 1 年。

病史：患者诉自 2010 年脑梗死后开始出现双下肢水肿，近 1 年来逐渐加重。经家人反复劝说后前来就诊。刻下症见：双下肢水肿，按之凹陷不起，皮肤增厚、变黑。每日上午缓解、下午加重。纳可，大便干结，2 天一行。舌质紫、苔薄，脉沉弦弱。

中医诊断：水肿（脾肾阳虚、瘀水互结）。

西医诊断：脑中风后遗症。

处方：五苓散、苍牛防己汤合当归补血汤加减。

桂枝 15g，茯苓 30g，猪苓 15g，川牛膝 30g，生白术 15g，泽泻 15g，炒车前子（布包）15g，大腹皮 15g，生黄芪 50g，当归 15g，杏仁 10g，桔梗 10g，桑白皮 16g，青皮 10g，陈皮 10g，土元 15g，生水蛭 10g，益母草 60g，生甘草 6g。

7 剂，水煎服，1 剂/日，分两次服用。

二诊（2013 年 7 月 23 日）：患者服 7 月 16 日方效显。双下肢水肿减轻，仍有胀感，纳可。大便不干结，2~3 次/日。舌质紫、苔白厚，脉弦滑。

上方改茯苓 50g，加桃仁 10g，红花 10g，川芎 15g，赤芍 15g，地龙 30g，丹参 30g，生晒参 25g，鸡内金 15g。

7 剂，水煎服，1 剂/日，分两次服用。

三诊（2013 年 7 月 30 日）：患者服 7 月 23 日方效佳，双下肢水肿消退，按之无凹陷，但仍稍有胀感，纳可。大便偏溏，3 次/日。唇色紫暗。舌质紫有瘀斑、苔白稍厚，脉弦滑有力。欲继续调理。

2013 年 7 月 16 日方去生水蛭，改生白术为土炒白术 30g，加葛根

30g，郁金 15g，丹皮 15g。

7 剂，水煎服，1 剂／日，分两次服用。半年后电话随访，水肿未复发。

【按语】 该患者年高体弱，脾肾阳气不足。腰膝以下，肾气主之，肾阳虚衰，阳不化气，水湿下聚，故见双下肢水肿，按之凹陷不起，正如《素问·水热穴论》曰："肾者，胃之关也，关门不利，故聚水而从其类也。上下溢于皮肤，故为浮肿。浮肿者，聚水而生病也。"《灵枢·顺气一日分为四时》曰："夫百病者，多以旦慧昼安夕加夜甚。"即在病理情况下，随着阳气的盛衰，疾病多呈现昼轻夜重的情况，本案患者诉水肿"每日上午缓解、下午加重"，既是此种体现。"魄门亦为五脏使"（《素问·五脏别论》），魄门的启闭有赖于五脏的调节，而魄门又能为五脏排泄糟粕废物，使其保持"满而不能实"的特性，从而令脏气安顺、调畅，不至壅塞为患。本案患者因肾阳虚衰而导致水液代谢失常、水液停滞体内，发为水肿；另一方面，水液壅滞于内，不能正常发挥濡润的功能，故而出现魄门启闭失常，大便干结。脉沉弱亦是阳虚之征兆。因此治疗应以温肾而利水；又因肾为先天之本，须后天脾胃之气的充养，故而本案从脾肾入手，温阳利水效果更佳。

综上所述，本案处以五苓散合苍牛防己汤加减为主方，温阳化气，健脾运津，利水消肿。本案患者水肿日久，气机郁滞，久病入血，导致血脉不利，瘀水互结，进而影响三焦气化，故水肿日渐加重。瘀阻于皮肤脉络，导致皮肤增厚、肤色变黑。舌质紫、脉弦皆为瘀血阻滞之征象。又因照顾患者年高体弱的体质，不能一味活血以致伤正，故合以当归补血汤加土元、生水蛭等血肉有情之品，共奏补血、活血之功。又因肺为水之上源，故以桔梗、杏仁"一宣一降"来调畅肺气，桑白皮、青皮、陈皮增强行水消肿的功效。

二诊时效不更方，且患者为脑梗死后遗症，瘀血征象明显，遂以一诊方为基础，合桃红四物汤加丹参、地龙为补阳还五汤，以增强益气活血、化瘀利水之功；生晒参、鸡内金益气健脾，以防活血太过而伤正。

三诊时反馈方药效佳，故减轻活血行水的功效，继续增强健脾行津的功效以善后。

案 2

徐某，女，40岁。

主诉：四肢水肿，时起时消3个月。

病史：患者诉近3个月来，四肢水肿，时起时消，眩晕，纳差，时有恶心呕吐，大便正常，小便不利，口苦，胁胀，舌体胖大、舌苔滑润，脉弦。

中医诊断：水肿（肝气犯脾，水湿停聚）。

西医诊断：特发性水肿。

处方：小柴胡汤合五苓散加减。

柴胡12g，黄芩9g，姜半夏12g，党参6g，茯苓20g，白术15g，猪苓15g，泽泻12g，桂枝9g，炙甘草6g，生姜3片，大枣（切开）3枚。

5剂，水煎服，1剂/日，分两次服用。

患者服上药后，小便通利，身体水肿消退，上方继服3剂，诸症痊愈。

【**按语**】《伤寒论》有云："伤寒五六日中风，往来寒热，胸胁苦满，默默不欲饮食，心烦喜呕，或胸中烦而不呕，或渴，或胁下痞硬，或心下悸、小便不利，或不渴，或身有微热，或咳者，小柴胡汤主之。"火为阳，水为阴。《素问·天元纪大论》曰"少阳之上，相火主之"，故少阳主相火。《素问·灵兰秘典论》曰："三焦者，决渎之官，水道出焉。"三焦主疏通水道。三焦水液的运行，依赖少阳相火的蒸腾气化，水火互济，云行雨施才能周身安泰。邪犯少阳，则往来寒热，经气不利，胸胁部满闷不适，少阳阳气内郁则神情默默，郁久化火则心烦，胆气犯胃则喜呕。水饮内停则心下悸，小便不利，或咳。与小柴胡汤则阳气得升，水道得畅。《医学衷中参西录》云："总之，是少阳三焦膜中之水火郁而为病也，统以小柴胡汤散火降水主之。"

本案患者眩晕，口苦，胁胀，脉弦为少阳相火内郁；身体水肿，小便不利，纳差呕恶，舌体胖大，舌苔滑润为三焦水道不畅，痰饮内停。故予小柴胡汤合五苓散调理水火。

案 3

陈某，男，71 岁，2006 年 11 月 16 日初诊。

主诉：胸闷、心慌 1 年。

病史：患者自诉自 1 年前开始胸闷、心慌。在当地某医院（不详）检查示：尿蛋白（+++）；心电图提示缺血性心脏病。诊断为"肾病综合征""冠心病"。刻下症见：面色晦暗，口唇发绀。语声低微。心慌、胸闷，动则加剧，乏力，怕冷。双下肢肿胀，按之凹陷不起，纳眠可。尿中有泡沫。大便可，1 次 / 天。舌质紫暗、苔灰厚，脉沉细滑。

中医诊断：①水肿（肾阳衰微）；②心悸。

西医诊断：①肾病综合征；②冠心病。

处方：自拟温肾涩精行水方、瓜蒌薤白桂枝汤合四妙散加减。

生黄芪 50g，生牡蛎（先煎）50g，泽泻 20g，盐黄柏 15g，巴戟天 30g，土茯苓 30g，丹参 30g，白花蛇舌草 30g，蝉蜕（后下）10g，地龙 30g，桃仁 10g，红花 15g，葛根 30g，川牛膝 15g，全瓜蒌 15g，薤白 15g，太子参 30g，桂枝 15g，桑寄生 30g，盐杜仲 30g，茯苓 30g，杏仁 10g，薏苡仁 30g，丹皮 15g，赤芍 15g，川芎 15g，姜黄 30g，甘草 10g。

15 剂，水煎服，1 剂 / 日，分两次服用。

二诊（2006 年 12 月 14 日）：患者服前药效佳，心慌、胸闷证减。双下水肿较前次减轻，按之凹陷不起，尿中有泡沫。纳可，眠可，大便可，1 次 / 天。舌质紫暗、苔白厚腻，脉沉细滑。

处方：自拟温肾涩精行水方加减。

生黄芪 60g，生牡蛎（先煎）60g，泽泻 20g，盐黄柏 15g，巴戟天 30g，土茯苓 45g，益母草 60g，丹参 30g，白花蛇舌草 30g，地龙 30g，桃仁 10g，红花 15g，生地榆 15g，茜草 12g，川牛膝 30g，蝉蜕（后下）10g，生水蛭 10g，土炒白术 15g，白茅根 12g，川芎 15g，甘草 10g。

15 剂，水煎服，1 剂 / 日，分两次服用。

患者服药效佳，依上方随症加减，调治两月余，下肢水肿消，尿中无泡沫，心慌、胸闷、乏力等症均消失。

【按语】 患者虽以胸闷、心慌前来求诊，但临床兼见"肾病综合征"之双下肢水肿、蛋白尿、尿中有泡沫等表现，结合现代医学检查，可知胸闷、心慌之心病为标，水肿、蛋白尿之肾病为本，属肾阳衰微之水肿。心属火，居于上；肾属水，居于下。生理情况下，心火下温肾水，使肾水不寒；肾水上济心火，使心火不亢。本患者证属肾阳衰微，不能蒸化肾水，水气泛滥，上凌于心，心阳不展，从而导致肾水凌心。心主血脉，水邪凌心，心阳鼓动无力，清阳不升，脉行不畅，故出现心慌、胸闷，动则加剧；肾为水脏，肾阳亏虚，水气不化，阻遏气机，则见双下肢肿胀，按之凹陷不起；心肾阳虚，温煦无力，则神疲倦怠，语声低微，形寒肢冷；心肾阳虚，气化不足，鼓动无力则血运不畅，脉络瘀滞，血不利亦可病水，为痰为肿，瘀血痰浊内停，则面色晦暗，口唇发绀，舌质紫暗、苔灰厚，脉沉细无力，也为阳虚水饮为患之象。

治疗以温阳化气利水为基本原则；但因患者年高病久体弱，且肾病综合征经过较长时间的病理演变，正气衰惫，邪气留恋，水湿痰浊瘀血滞留更甚，互相搏结，故治疗必须将补益脾肾气血阴阳与攻泻水气、痰浊、瘀血融于一体；又因患者实验室检查显示有蛋白尿等肾精失固的表现：因此首诊以自拟温肾涩精行水方（生黄芪、生牡蛎、泽泻、盐黄柏、巴戟天、土茯苓、丹参、白花蛇舌草、地龙等）为主，随症加减，共奏益气温肾、活血利水、除白涩精之功，以消除患者水肿及蛋白尿。

方中重用生黄芪，可起到仲景"大气一转，其气乃散"之功，从而正复邪去；且生黄芪不独补气一端，既能扶正，又能调达气血，补而兼通，性不壅腻。黄芪具有补气、利水、消肿的功效，常与补脾肾、利水湿之品同用。用于治疗慢性肾炎水肿、尿蛋白长期不消者，颇有效验。配伍生牡蛎，取其沉降之性，收敛固涩，消除蛋白尿，且生牡蛎潜阳之中尤有开通之意。配伍泽泻、生薏苡仁、杏仁、茯苓、盐黄柏、土茯苓、白花蛇舌草、姜黄等清利水湿之品，取邪去正安之意，水湿不除则肾不能化精，精气流失也就难以控制，故而行水利湿也能消除蛋白尿，且与生牡蛎固肾涩精相须为用、协同增效。"血行水亦行"，因此配伍丹参、地龙、桃仁、红花、丹皮、赤芍、川芎，取其活血化瘀之效，走窜通络，化瘀行水利尿。以巴戟天配伍桑寄生、盐杜仲温肾补阳以固本，复心肾之阳以消阴寒，利水道而祛水邪，阳气得复，寒水得化，则肾水凌心之证可愈。又因患者水气凌心之心慌、胸闷表现明显，故合瓜蒌薤白桂枝汤以增强温通心阳的功效。加川牛膝，与原有之薏苡仁、盐黄柏合为四妙散，引水下行、引药下行，直达病所。二诊时患者水气凌心之心慌、胸闷症减，故而去瓜蒌薤白桂枝汤，单以自拟温肾涩精行水方为主，随证加减。

第二节　淋　证

一、病证概述

淋证是以小便频数，淋漓刺痛，欲出未尽，小腹拘急，或痛引腰腹为主症的病证。

"淋"之名称始见于《内经》。东汉·张仲景在《金匮要略·消渴小便不利淋病脉证并治》中，将淋证的症状概括为"淋之为病，小便如粟状，小腹弦急，痛引脐中"，即小便混浊，小腹拘急疼痛、牵引脐中。隋·巢元方在《诸病源候论·淋病诸候·诸淋候》中，将淋证的病机概括为"诸淋者，由肾虚而膀胱热故也"，即本虚标实：肾虚为本，热客膀胱为标。这种病机的高度概括，成为后世临床多数医家辨证论治淋证的主要依据。新安医学王氏认为湿热挟瘀为主要病机，注重本虚标实，清利下焦为主要治法，兼顾益肾坚阴原则；王国斌选用消风散加减治疗泌尿系感染；周仲瑛辨治尿路感染，以"肾虚湿热"为基本病机，以"补肾清利，标本兼顾"为基本治法。

范围：西医学中的急慢性尿路感染、泌尿道结核、尿路结石、急慢性前列腺炎、化学性膀胱炎、乳糜尿及尿道综合征等具有淋证表现者，均可参照本节辨证论治。

二、诊断与鉴别诊断

（一）诊断要点

1.小便频数、淋沥涩痛、小腹拘急引痛为各种淋证的主症，是诊断淋证的主要依据。

2.多见于已婚女性，每因疲劳、情志变化、不洁房事而诱发。

3.病久或反复发作后，常伴有低热、腰痛、小腹坠胀、疲劳等。

4.辅助检查：尿常规、尿细菌培养、静脉肾盂造影、腹部平片、膀胱镜等有助于疾病的诊断。

（二）鉴别诊断

1.**癃闭**　二者都有小便量少、排尿困难之症状。但淋证尿频而尿痛，且每日排尿总量多为正常；癃闭则无尿痛，每日排尿量少于正常，严重时甚至无尿。诚如《医学心悟·小便不通》所说："癃闭与淋证不同，淋则便数而茎痛，癃闭则小便点滴而难出。"但癃闭复感湿热，常可并发淋证，而淋证日久不愈，亦可发展成癃闭。

2.**尿血**　血淋与尿血都有小便出血，尿色红赤，甚至溺出纯血等症状。其鉴别的要点是有无尿痛。如《丹溪心法·淋》所说："痛者为血淋，不痛者为尿血。"

3.**尿浊**　膏淋与尿浊在小便混浊症状上相似，但后者在排尿时无疼痛滞涩感，可资鉴别。即如《临证指南医案·淋浊》所言："大凡痛则为淋，不痛为浊。"

三、辨证论治

淋证的病位在膀胱与肾，与肝、脾相关；基本病理变化为湿热蕴结下焦，肾与膀胱气化不利；病理因素主要为湿热之邪。由于湿热导致病理变化的不同，以及累及脏腑器官的差异，临床上乃有六淋之分：热淋、血淋、石淋、膏淋、气淋、劳淋，中医药辨证治疗疗效显著。

1. **热淋**　症状：小便频数短涩，灼热刺痛，溺色黄赤，少腹拘急胀痛，寒热起伏，口苦，呕恶，腰痛拒按，大便秘结，苔黄腻，脉滑数。

2. **石淋**　症状：尿中夹砂石，排尿涩痛，或排尿时突然中断，尿道窘迫疼痛，少腹拘急，往往突发，一侧腰腹绞痛难忍，甚则牵及外阴，尿中带血，舌红、苔薄黄，脉弦或带数。

3. **血淋**　症状：小便热涩刺痛，尿色深红，或夹有血块，疼痛加剧。

4. **气淋**　症状：郁怒之后，小便涩滞，淋沥不已，少腹胀满疼痛，苔薄白，脉弦。

5. **膏淋**　症状：小便混浊，乳白或如米泔水，上有浮油，置之沉淀，或伴有絮状凝块物，尿道热涩疼痛，尿时阻塞不畅，口干，舌质红、苔黄腻，脉濡数。

6. **劳淋**　症状：小便不甚赤涩，溺痛不甚，但淋沥不已，时作时止，因五脏虚损，遇劳即发，病程缠绵难愈。

崔师结合多年临证经验、融合诸家之长，将劳淋再次细分为5型辨治，每收效验，介绍如下。

（1）湿热蕴结，气化不利证　症状：病程较长，缠绵难愈，劳倦后发等。应行清化湿热，行气通淋法。本病病程较长，每因劳倦或饮食不慎等机体抗病能力下降时而发作。发作期治宜清化湿热，疏通气机，凉血通淋之法。方选赵绍琴治疗慢性肾盂肾炎经验方加减。药用前胡、杏仁、浙贝母、芦根、萹蓄、冬葵子、独活、大黄、生地榆、木通等。由于肾为至阴之脏，所以对本证的治疗，用药时宜慎用寒凉之剂，尤其是苦寒之品。即使是清利剂亦不可过用，以免过寒伤阳，戕贼肾气，阻滞气机；亦不能因脏器受损过早滋补，以免气机受阻，闭门留寇。在病情稳定期再施益气固肾，凉血育阴之法，但始终要注意保持气机的通畅与膀胱的气化功能。

（2）肾阴不足，湿热蕴结证　症状：尿频、尿急、尿痛，或小便淋漓不畅，腰痛脚弱，眩晕耳鸣，舌根黄腻，脉象濡细。应行滋肾毓阴，清利湿热法。"久病及肾"，湿热稽留不去，日久必伤肾阴，影响膀胱则气化无权。此种分型肾水亏虚，既失通化之职，又无濡润之能。方选自拟方合东垣滋肾通关丸加减。药用玄参、沙参、天花粉、麦冬、桑寄生、川断、山药、茯苓、芦茅根及滋肾通关丸等。但临证时一定要把握好肺肾金水相生、肝肾乙癸同源之关系，使肾中阴液生生不息；同时，亦要摆正补与泻的关系，补泻兼施。使补正不碍祛邪，泄浊有益补虚。但滋补不宜过早，确有肾阴大伤，且病情稳定，方可使用本法，谨防过补早补壅遏气机，留邪不去。

（3）肾阳式微、湿停络阻证　症状：腰部冷痛，小便色清，夜尿频数，大便不实，时或低热，脉象沉细而迟，舌嫩苔薄。应行温肾助阳，化湿和络法。劳淋日久，损及先天，肾阳不足，命火式微，肾家气化无权，肾气不足于内，寒湿侵袭于外，以致水湿内积，稍有劳作淋病即发。此为肾元不固，温化失职，方选千金独活寄生汤合东垣滋肾通关丸加减。药用独活、寄生、杜仲、紫河车、细辛、制附子、菟丝子、茯苓、玉米须及牛膝等。临证取效后，可令患者服用金匮肾气丸或全鹿丸之类丸药徐徐调补。再根据体质恢复程度可适当增加运动，免得气化不行，三焦不利，影响疗效。

（4）脾肾两虚，湿邪留着证　症状：疲乏无力，腰膝酸软，溲黄尿频，或小便淋漓不尽，舌苔黄厚，脉象细弱。应行补益脾肾，祛湿和络法。劳淋久病正虚，伤及脾肾，脾虚则运化失职，肾虚则摄纳无权，以致湿浊留恋，蕴伏不化，膀胱气化不行。此脾肾双亏，内蕴湿浊，治宜脾肾双补，祛湿和络。方选缪仲淳资生健脾汤合东垣滋肾通关丸加减。药用党参、白术、黄芪、山药、茯苓、苍术、桑寄生、菟丝子、补骨脂及滋肾通关丸等。由于多为甘温之品，因此必须详诊细辨，防其内有热郁而错用温补。

（5）气滞血瘀，湿热稽留证　症状：腰胁刺痛，尿频不畅，舌质紫暗或有瘀点瘀斑，脉细涩。应行理气活血，分利湿热法。"久病入络"，劳淋病久可致气血不和；或由情志失调，肝气郁结日久，致使气滞血瘀；加之湿热稽留下焦，膀胱气化失司，愈发加重瘀阻。方选血府逐瘀汤合草薢分清饮加减。药用橘红、红花、当归、川芎、赤芍、桔梗、枳壳、柴胡、牛膝、草薢、乌药、白茅根等。由于活血药容易耗伤气阴，所以临床应用时，一是辨证精当，有瘀才能活瘀，方证相对；二是活血药的药量宜由轻到重递增，选用既养血又活血的药物，以免耗伤正气，影响疗效。

四、临床验案

崔某，男，25岁，2018年7月31日初诊。

主诉：尿痛、尿频伴灼热感半年余。

病史：患者诉尿痛，尿频，伴灼热，肛周湿疹，严重时腰酸不适，于他处服盐酸左氧氟沙星、中药（不详）2月余，症状缓解不明显。纳眠可，大便1~2次/日，舌质红、苔黄腻，脉沉弦。

中医诊断：淋证（热淋）。

西医诊断：慢性尿路感染。

处方：四妙散合五淋汤加减。

炒苍术30g，黄柏30g，川牛膝30g，生薏苡仁60g，白花蛇舌草30g，黄芩20g，王不留行50g，刘寄奴30g，泽泻30g，泽兰30g，当归15g，赤芍15g，白芍15g，焦栀子18g，茯苓30g，土元30g，地龙30g，石莲子30g，莪术30g，柴胡12g，海浮石30g，甘草10g。

15剂，水煎服，1剂/日，分两次服用。外用野菊花栓剂。

二诊（2018年8月14日）：患者诉服上药后上述症状减轻，近几日熬夜，症状又加重，纳可，失眠，大便2~3次/日，舌质红、苔黄、边涩，脉沉弦。

上方加草果10g，藿香30g，滑石30g，石菖蒲12g，远志15g，瞿麦30g。

15剂，水煎服，1剂/日，分两次服用。

三诊（2018年8月28日）：患者诉服药后尿频、尿急已经不明显，时有排尿后疼痛，10余分钟缓解，肛周及颈部湿疹、瘙痒，咽喉异物感3日，右侧小腿晨起胀、麻。面部痤疮、粉刺，纳可，经常熬夜，大便2~3次/日，舌质紫、苔薄白，脉弦滑。

二诊方加土茯苓45g，生水蛭10g，川草薢30g，威灵仙15g，去草果、藿香。

15 剂，水煎服，1 剂 / 日，分两次服用。

四诊（2018 年 9 月 11 日）：患者诉服药后，尿频，尿急，尿痛已愈，肛周湿疹改善，右侧小腿胀麻已经治愈，右侧胁肋部偶有疼痛。纳眠可，大便调，1~2 次 / 日，舌质紫、苔黄厚腻，脉沉紧。

三诊方加藿香 30g，草果 10g，龙胆草 6g。

15 剂，水煎服，1 剂 / 日，分两次服用。

患者继续坚持又服药 2 个月，现已愈，未复发。

【按语】 该患者尿痛，伴灼热感，舌质红、苔黄腻，属湿热蕴结下焦，膀胱气化不利，应当清热利湿通淋为主。炒苍术燥湿健脾除湿邪之来源；黄柏走下焦除肝肾之湿热；薏苡仁入阳明胃经祛湿热而利筋络；川牛膝补肝肾兼领诸药之力以直入下焦，诸药能走下焦而清热燥湿。白花蛇舌草清热解毒、抗菌消炎；王不留行性善下行，活血利尿通淋，善治多种淋症；黄芩清热泻火解毒；泽泻清膀胱之热，泄肾经虚火，清下焦湿热；地龙咸寒走下入肾，清热结利水道；石莲子清湿热，咸寒之海浮石利尿通淋；赤芍清热凉血，散瘀止痛，诸药共奏清热解毒利湿通淋之功。刘寄奴破血散瘀止痛，咸寒之土元活血消肿止痛，泽兰破血化瘀止痛，莪术破血行气止痛，柴胡条达肝气行气止痛，五药入血散瘀止痛。用焦栀子清三焦火热，茯苓健脾渗湿，当归白芍滋肝肾之阴，以安下焦之气，甘草调中焦之气，而阴阳厘清，则太阳之气自化，而膀胱之水洁矣。局部外用野菊花栓剂清热解毒消炎。

崔师认为，淋证的基本病机为湿热蕴结下焦，肾与膀胱气化不利。正如《诸病源候论》云："诸淋皆肾虚而膀胱热也。"湿热来自外感或源于脾虚、肾虚。初期和急性期多属膀胱湿热实证，病久正气虚弱邪气湿热未尽，致脾肾两亏，多为正虚邪恋的虚实夹杂证。实证时治疗宜清热利湿通淋，虚证应培补脾肾，虚实夹杂者，宜标本兼治，临床上往往以虚实夹杂者多见。清利与滋补兼施，标本兼治，补而不滞，清利而不伤正，共奏清热利湿通淋，兼补脾肾的功效。四妙散清热利湿健脾，不仅可清除湿热这一病理因素，还有健脾的功效，脾复其运化之功，则从源头上杜绝水湿之邪的产生，从根本上治疗和缓解疾病。因此具有祛邪而不伤正，标本兼治的作用，可作为临床上治疗各种淋证的基础方，以此方加减，可治疗多种病机复杂的淋证。《医宗金鉴·删补名医方论》指出："五淋散，治膀胱热结，水道不通，淋涩热痛，或尿如豆汁，或成砂石，或如膏脓，或小便血。"合四妙散增强了清热利湿通淋的作用。

案 2

王某，男，36 岁，1991 年 6 月 15 日就诊。

主诉：小便灼热 2 周。

病史：患者自述 2 周前感觉小便灼热，继则尿道口红肿，排出脓性分泌物，某医院性病研究所诊断为"淋病"，用抗菌消炎药效果不佳，特来求诊。现仍尿道红肿，小便灼热，并不时有脓性分泌物排出，低热（体温 37.7℃）。问诊得知 3 周前出差南方有不洁性交史，伴有阴囊潮湿，肢酸腿软，倦怠乏力。舌质微红、苔腻微黄，脉滑而细。

中医诊断：淋证（湿热下注）。

西医诊断：淋病。

处方：三仁汤合二妙散加减。

杏仁 10g，白蔻仁 15g，生薏苡仁 15g，清半夏 10g，厚朴 10g，滑石 15g，通草 6g，淡竹叶 6g，炒车前子（布包）15g，瞿麦 12g，黄柏 6g，苍术 6g。

15 剂，水煎服，1 剂 / 日，分两次服用。

患者连服上方 15 剂后病愈。

【按语】《临证指南医案》指出："若夫便浊之恙，只在气虚与湿热推求。"本案为湿热秽浊伤及下焦所致，故用三仁汤以利湿化浊。加藿香以苏脾胃之机。化湿浊之困，俾湿去则热孤。又恐在下之湿热顽固不驯，故又合二妙散、车前子、瞿麦以治下焦之湿热。

第三节 遗 精

一、病证概述

遗精是指以不因性活动而精液自行频繁泄出为主症的疾病，常伴有头昏、精神萎靡、腰腿酸软、失眠等。因梦而遗精者称为梦遗；无梦而遗精，或清醒时无性刺激情况下精液流出者称为滑精。

《内经》首次记载了本病，称为"精时自下"，如《灵枢·本神》"恐惧而不解则伤精，精伤骨酸痿厥，精时自下"，指出遗精与情志内伤有关。后世医家多有发挥，东汉·张仲景在《金匮要略》中称之为"失精"，概因虚劳，创桂枝加龙骨牡蛎汤以调和阴阳、固涩精液。宋·许叔微首次提出遗精和梦遗。明清以后，遗精的因机证治理论渐成体系。

范围：西医学的神经衰弱、神经官能症、前列腺炎、精囊炎等疾病过程中如以遗精为主症者归属于本病范畴，可参照本节辨证论治。

二、诊断与鉴别诊断

（一）诊断要点

1.男子梦中遗精，每周超过 2 次；或清醒时，不因性生活而遗泄精液者。

2.常伴有情绪不稳、精神不振、体倦乏力、腰腿酸软、头晕心悸、失眠多梦、记忆力减退等症。

3.常有恣情纵欲、情志内伤、久嗜醇酒厚味等病史。

4.辅助检查：有无包茎、包皮过长、包皮垢刺激，并进行直肠指诊、前列腺液常规检查、前列腺和精囊B超等检查有助于本病诊断。

（二）鉴别诊断

1.**早泄** 早泄是性交时精液过早泄出，而影响性生活。诚如《沈氏尊生书》所言："未交即泄，或乍交即泄。"明确指出了早泄的特征，以此可与遗精鉴别。

2. 精浊 精浊常在大便时或排尿终了时发生，尿道口有米泔样或糊状分泌物溢出，并伴有茎中作痒作痛，痛甚如刀割火灼。

三、辨证论治

遗精基本病机为肾气不固，或热扰精室，而致肾失封藏，精关不固。病位在肾，与心、肝、脾三脏关系密切。肾为封藏之本，受五脏六腑之精而藏之，正常情况下肾精不会外泄，但当本脏自病，或受心之君火亢盛，肝失疏泄、相火扰动，脾胃湿热、脾气亏虚等他脏影响，而损伤肾的封藏职能，则导致精关不固、精液外泄，发为遗精。病理性质有虚实之分，且多虚实夹杂，病理因素不外乎湿与火。遗精初起病情大多轻浅，若调理得当，多可痊愈。若讳疾忌医，久病不治，或调制不当，日久肾精耗伤，阴阳俱虚，或命门火衰，下元衰惫，则会转变成早泄、阳痿、不育或虚劳等病。

1. 君相火旺证 症状：多梦遗精，阳事易举易泄，心烦，潮热，颧红，腰酸，头晕，耳鸣，口干多饮，溲黄，便结，舌红苔少或薄黄，脉细数。

2. 湿热下注证 症状：遗精频作，小溲黄赤，热涩不畅，口苦而黏，舌质红、苔黄腻，脉濡数或滑数。

3. 劳伤心脾证 症状：遗精时作，劳则加重，失眠健忘，心悸气短，四肢倦怠，纳少腹胀，面色萎黄，大便溏薄，舌质淡胖、边有齿印，舌苔薄白，脉细弱。

4. 肾气不固证 症状：遗精频作，多为无梦而遗，甚而滑精不禁，伴见头昏，腰膝酸软，形寒肢冷，面色㿠白，阳痿早泄，精液清冷，夜尿清长，舌质淡胖而嫩、苔白滑，脉沉细。

除以上基本证型外，临床复杂多变，亦常见虚实、寒热夹杂之证。虚者多因脾肾不足或气阴两虚，实者多见湿热浊瘀阻滞精窍等。临证可在补益脾肾、养阴清热、育阴潜阳的基础上，结合清热利湿、活血通络、安心养神等法，复法组方。大凡有忍精史，手淫过频，少腹、会阴部及睾丸坠胀疼痛，射精不畅或疼痛，精液黏稠或有硬颗粒状物夹杂其中等特点者，多为败精阻窍，精道瘀阻，可用血府逐瘀汤加减，行气活血，化瘀通精，通因通用。

四、临床验案

付某，男，33岁，2014年1月25日初诊。

主诉：疲乏2年。

病史：患者诉工作压力大、思虑多，近2年来时有身困、乏力，易疲劳，易外感。刻下症见：怕冷，腰酸腿痛，性功能不佳，偶有遗精（约2周/次），口臭，时有口苦，口腔溃疡，纳可，大便溏，2~3次/日，舌质红、苔白稍厚，脉弦滑。

中医诊断：①遗精（脾肾两虚、寒热错杂）；②复发性口疮。

西医诊断：①遗精；②复发性口腔溃疡。

处方：四君子汤、封髓丹、六一散合玉屏风散加减。

太子参30g，生黄芪30g，土炒白术30g，茯苓30g，砂仁（后下）15g，盐黄柏10g，防风10g，滑石15g，木贼草15g，薏苡仁30g，生蒲黄（布包）15g，淫羊藿30g，干姜6g，甘草10g。

15剂，水煎服，1剂/日，分两次服用。

二诊（2014年3月1日）：患者服前药效佳，诸症皆缓。但仍偶有遗精、易疲劳，欲继续调理。大便可，2次/日，舌质红、苔薄白，脉弦滑。

上方加仙茅10g，枸杞子10g，川贝母10g。

15剂，水煎服，1剂/日，分两次服用。古汉养生精片1盒，4片/次，3次/日，口服。

患者服上方效佳，继续加减调治月余而愈。1年半后因他病前来就诊。

【按语】 该患者以疲乏为主诉前来就诊，但经详细问诊后发现，遗精、性功能不佳为患者最感痛苦而急需解决的问题，故以遗精论治。脾为后天之本、气血生化之源，水谷入胃，脾气散精，下归于肾，化为肾中所藏之精。患者思虑过多而伤脾，脾气虚弱，气不摄精，而成遗精；脾气散精，滋养五脏六腑、四肢百骸，脾气亏虚、生气乏源，故见乏力、困倦；《灵枢·五癃津液别》曰："五脏六腑……脾为之卫。"即脾所化生的气血可滋养卫气，从而行使防御的职能，脾气亏虚、卫气乏源则防御力弱而容易外感；《素问·厥论》曰："脾主为胃行其津液者也。"脾病则津停不运、湿浊内生，故见身困、便溏、苔白稍厚、脉弦滑。肾为先天之本、寄藏元阴元阳，肾阳虚衰，温煦失职，气化失权而见怕冷；肾阳虚衰不能温养腰府及骨骼，则见腰酸腿痛；肾阳不足，命门火衰，生殖功能减退，则见遗精、性功能不佳。纵览全局，患者并非一派虚寒，而是虚实、寒热夹杂之证：患者因工作压力大、劳心太过，以致心阳独亢，肾水亏虚，心肾不交，虚火妄动；且脾虚生湿，郁而化热，中焦枢机不利，进一步阻碍心肾相交，水火失济，故兼见口臭、口苦、口腔溃疡等热象。

治病必求于本，因此，崔师以四君子汤加黄芪健脾运津、益气生精，以后天培补先天而固肾涩精，且解决患者乏力、易疲劳、易外感的症状；加防风则化为玉屏风散，进一步增强益气固摄之效。合封髓丹以泄火坚阴，调和水火。封髓丹由黄柏、砂仁、甘草组成，黄柏味苦入心，禀天冬寒水之气而入肾；甘草调和上下，又能伏火；黄柏之苦和甘草之甘，苦甘能化阴；砂仁之辛合甘草之甘，辛甘能化阳，阴阳化合，交会中宫，则水火既济，心肾相交，遗精自除，《医宗金鉴》有"封髓丹为固精之要药"的赞语。上焦真火伏藏，口臭、口苦、口腔溃疡等热象自消。加滑石、木贼草、薏苡仁，与甘草相合，取六一散之清热利湿之效。水停血亦停，加生蒲黄以活血行水。加淫羊藿、干姜温补脾肾。

二诊患者气虚见证大缓，仍有遗精、舌质红等相火扰动之象，故加枸杞子、川贝母泻南补北，滋补肝肾，清热化痰。加仙茅，与一诊中淫羊藿构成二仙汤之意，且为患者服药方便，施成药"古汉养生精片"以进一步滋肾涩精，取效较佳。

案 2

刘某，男，42 岁，2014 年 12 月 27 日初诊。

主诉： 右侧胸、腹部不适 10 余年，加重 1 月余。

病史： 患者诉 10 余年前劳累后觉右侧胸、腹部发紧，有束缚感，频频按揉，曾服中药（不详）效不显，近 1 个月来症状加重。刻下症见：右侧胸、腹部发紧，有束缚、刺痛感，走窜至全身引起不适，太息后觉舒，遗精（约 3 次/周），精神压力大，乏力，脾气急躁不能自控，外院检查血脂偏高（具体不详）。纳眠可，大便质软、1 次/日，小便可。舌质红透紫气、苔白厚，脉细稍缓。

中医诊断： ①遗精（肝郁肾虚）；②郁证。

西医诊断： ①遗精；②神经官能症。

处方： 血府逐瘀汤合甘麦大枣汤加减。

柴胡 12g，炒枳实 15g，当归 15g，赤芍 15g，白芍 15g，川芎 15g，桃仁 10g，红花 15g，生地黄 24g，熟地黄 24g，川牛膝 15g，桔梗 10g，郁金 15g，制香附 12g，知母 15g，百合 30g，乌药 15g，茯苓 30g，土炒白术 15g，青皮 10g，泽泻 15g，浮小麦 30g，甘草 10g，大枣（切开）5 枚。

15 剂，水煎服，1 剂/日，分两次服用。

二诊（2015 年 2 月 3 日）：患者服前药效佳，精神状态佳。但行房事后又觉遗精症状加重。纳可，大便可、2 次/日，舌质紫，苔中根部黄厚、缺津，脉细。

上方去乌药、泽泻、茯苓、土炒白术，改郁金 20g，加焦栀子 20g，淡豆豉 20g，神曲 30g，淫羊藿 30g，枸杞子 15g，石菖蒲 12g，远志 15g。

15 剂，水煎服，1 剂/日，分两次服用。

患者服上方后症状减轻，继续加减调治 3 月余。

【按语】 本案患者遗精病位在肾，但责之于肝。肝主疏泄，对肾的封藏功能有调节作用；且肝肾内寄相火，若心之君火妄动，相火易随而相应，扰动精室，影响肾之封藏，造成遗精。《素问·六节藏象论》曰："肝者，罢极之本。"明·吴崑云："动作劳甚，为之罢极。肝主筋，筋主运动。"本案患者10余年前因劳累后发病，且发病部位为右侧胸、腹部，为足厥阴肝经经脉循行之处，可知肝经已伤、气机不利、失于疏泄。肝失疏泄，久病及肾，导致遗精。而病情的发展使得患者产生思想压力大、脾气急躁不能自控等情志异常，情志损伤又反过来进一步加重肝气郁滞的表现。气为血之帅，气行则血行，气郁则血行不畅，久病入血而致瘀阻，形成血瘀，因此症见刺痛、舌透紫气等瘀血征象。因而崔师针对病机，以血府逐瘀汤加郁金、制香附、知母，行疏肝解郁、活血化瘀之功。再辅以行气止痛、养心安神、健脾祛湿之法。取百合、乌药这一药对增强行气止痛之效：百合甘润微寒降肺气、乌药辛温行气止痛，二药相合，一宣一降、调畅肺气。盖因《内经》有云："诸气膹郁，皆属于肺。"肺为一身气机之总司，肺气一畅，诸气皆调，气机一畅，疼痛自消。"心为君主之官，神明出焉。"情志控制、精液蓄泄，听命于心，故取甘麦大枣汤养心安神。本案患者肝气郁滞，乘伐脾土，脾虚生湿，故大便质软、舌苔白厚，以茯苓、土炒白术、青皮、泽泻健脾祛湿。

崔师准确辨识病机用药，疗效较佳。二诊时患者行房后觉症状加重，且苔中根部黄厚、缺津，阴虚火旺，故而合栀子豉汤加淫羊藿、枸杞子、石菖蒲、远志滋阴清热除烦、安神定志。

附　早　泄

一、病证概述

早泄是指性交时射精过早，甚至未交即泄或乍交即泄，以致不能进行正常性交的一种病证。多与遗精、阳痿相伴出现。

二、辨证论治

本病多因情志内伤、湿热侵袭、纵欲过度、久病体虚所致。精关封藏失职为基本病机，责之于心、肝、肾。临床以虚多实少或本虚标实多见。

1. **肝经湿热证** 症状：早泄，阳事易举，伴口苦咽干，胸闷胁痛，阴囊湿痒，小便黄浊，舌红、苔黄腻，脉弦滑而数。

2. **心脾两虚证** 症状：早泄，心悸怔忡，健忘多梦，食少，腹胀便溏，神疲乏力，舌淡，脉细弱。

3. **相火妄动证** 症状：早泄，阳事易举，腰膝酸软，五心烦热，潮热盗汗，舌红少苔，脉细数。

4. **肾气不固证** 症状：早泄遗精，性欲减退，腰膝酸软，小便清长，夜尿多，面色㿠白，舌淡苔白，脉沉弱。

三、临床验案

张某，男，32岁，2002年8月16日初诊。

主诉：早泄3年。

病史：患者自诉近3年来早泄，性生活力不从心，工作压力大。2002年7月于当地医院（不详）行精液常规检查示：精子活力a+b＜50％，a：6.818％，b：18.939％，c：36.364％，d：37.879％，畸形比例：74.242％，液化时间：不完全液化。刻下症见：乏力，困倦，眠差，脱发，面色晦暗，腰部酸沉，纳可，大便可，1次/日。舌质红、苔薄白，脉细。

中医诊断：①早泄（肝肾俱虚、瘀血内阻）；②虚劳。

西医诊断：①早泄；②弱精症。

处方：六味地黄丸、二仙汤合桃红四物汤加减。

熟地黄24g，山药15g，山萸肉15g，泽泻15g，茯苓30g，淫羊藿30g，巴戟天20g，菟丝子30g，仙鹤草30g，威灵仙30g，砂仁（后下）15g，远志15g，生黄芪30g，太子参30g，桃仁10g，红花15g，当归15g，川芎15g，蜈蚣（打粉冲服）3g，生甘草6g。

7剂，水煎服，1剂/日，分两次服用。

二诊（2002 年 9 月 23 日）：自诉近来工作较忙，未及时复诊，服上药效佳，遂原方继服 15 剂，共服 22 剂。2002 年 9 月精液常规检查已正常。现脱发止，性生活改善，纳眠可，二便常，舌质红、苔薄白，脉稍细。无特殊不适，欲求中药巩固疗效。

上方加枸杞子 15g。

7 剂，水煎服，1 剂 / 日，分两次服用。嘱慎房事，免操劳，避免精神紧张。

【按语】 患者早泄，又见腰部酸沉，而腰为肾之外府，足少阴肾经贯腰脊，故责之于肾；人卧则血归于肝，肝藏血，发为血之余，肝血亏虚则眠差，脱发；再结合患者舌质红，脉细等症状，考虑本案患者肝肾阴阳俱虚，但更偏于阴虚；乏力，困倦，精子活力低，是为动力不足，气虚见证；得病日久，面色晦暗，提示内有瘀血，因此本案亦应归属于中医"虚劳"的范畴，总体为虚中夹实之证。"虚者补之，劳者温之"，故以六味地黄丸合二仙汤滋补肝肾阴阳之虚。其中，崔师去二仙汤之仙茅，概因仙茅性温偏热，温肾作用较强，但服用稍久，会有口苦唇燥等伤阴的弊端；淫羊藿、巴戟天、菟丝子、仙鹤草、威灵仙等药性温而不热，滋补肝肾阳虚的同时亦不伤正，时时顾护阴液。以砂仁理胃醒脾，防六味地黄丸、二仙汤等滋腻太过伤及脾胃运化。"肾苦燥，急食辛以润之。"远志辛温行散，以助肾阳之温化，谨防六味、二仙呆补腻补；且远志通于肾交于心，也可起到宁心安神，减轻患者精神压力的作用。肝肾元阴元阳难以速生，以生黄芪、太子参合用，益气健脾以生精，固摄，增强动力。"久病入络"，患者早泄 3 年，已出现面色晦暗等瘀血征象，故以桃红四物汤加蜈蚣活血通络化瘀，且蜈蚣辛温有毒，利用其毒性使肌肉收缩强直，通络壮阳。二诊时患者已自服 20 余剂，基本缓解，巩固用方。

案 2

于某，男，52 岁，2016 年 3 月 15 日初诊。

主诉：身困乏力 3 年余。

病史：患者诉身困乏力 3 年余，遗精、早泄，性生活不和谐，精神萎靡不振、焦虑，眠差、眠中易醒，目昏，腰困，双腿乏力，纳可，二便可。舌体胖大、边有齿痕，舌质紫红，苔白厚，脉弦滑。

中医诊断：①早泄（阴阳失调）；②遗精；③不寐。

西医诊断：①早泄；②遗精；③失眠。

处方：小柴胡汤、桂枝加龙骨牡蛎汤合酸枣仁汤加减。

柴胡 12g，黄芩 15g，清半夏 15g，桂枝 15g，赤芍 15g，白芍 15g，生龙骨（先煎）50g，生牡蛎（先煎）50g，生黄芪 50g，淫羊藿 30g，枸杞子 15g，夜交藤 60g，石菖蒲 12g，远志 15g，炒枣仁 15g，茯苓 30g，合欢皮 30g，甘草 10g。

7剂，水煎服，1剂/日，分两次服用。古汉养生精片1盒，4片/次，3次/日，口服。

二诊（2016年5月17日）：患者服上方后效可，遗精止，早泄改善，刻下症见：自觉太阳穴处麻木，耳鸣，精力差，心烦，纳眠可，大便可。舌体胖大、边有齿痕，舌质紫，苔白厚，脉弦滑。

上方加仙茅 15g，仙鹤草 30g，焦栀子 20g，淡豆豉 15g，当归 15g，熟地黄 24g，砂仁（后下）10g。

15剂，水煎服，1剂/日，分两次服用。古汉养生精片1盒，4片/次，3次/日，口服。后电话随访效佳。

【按语】 本案患者虽病早泄、遗精，但思想压力较大，以乏力为主诉，羞于启齿，且明显伴有焦虑、精神萎靡等情志异常，故以小柴胡汤和解少阳，疏肝解郁。根据患者目昏，腰困，双腿乏力，舌质紫红，脉弦滑等症状，可知早泄、遗精病机为阴阳失调，虚劳失精，以桂枝加龙骨牡蛎汤合生黄芪，调和阴阳，潜镇摄纳。方中桂枝汤调和营卫，加龙骨、牡蛎潜镇摄纳，重用生黄芪升阳益气、生精固摄，使阳能固摄，阴能内守，而达阴平阳秘，精不外泄之功。患者情志不遂、焦虑失眠，故以夜交藤、石菖蒲、远志、炒枣仁、茯苓、合欢皮，取酸枣仁汤之意，养心开郁、安神定志。淫羊藿与枸杞子相配，药性平和，温而不燥，润而不腻，平补下元亏损，并配合成药"古汉养生精片"进一步滋肾涩精，取效较佳。

第七章

气血津液病证

　　气、血、津、液是构成和维持人体生命活动的物质基础，又是脏腑、经络、形体、官窍等功能活动的产物。气、血、津、液遍布全身，无处不有，它们在生理上关系密切，病理上相互影响。气和血既是人体生命活动的源泉和动力，又是脏腑功能活动的产物，两者相互依赖，互相为用；津和液是人体正常水液的总称，参与维持人体生理活动，脏腑多种病变会引起津液代谢失常，而津液代谢失常的病理产物又会加重脏腑病变。

　　五脏六腑病变均与气、血、津、液失常有关。本章主要探讨阴阳营卫失调、腠理不固引起的汗证，气血阴阳失衡所致的内伤发热，津液输布失常引起的消渴与血浊。临床应将气血津液病证与其他系统病证互参，辨明病机，灵活诊疗。

第一节　汗　证（自汗、盗汗）

一、病证概述

　　汗证是以汗液外泄失常为主症的疾病。不因外界环境因素的影响，白昼时时汗出，动辄益甚者，称为自汗；寐中汗出，醒来即止者，称为盗汗。

《内经》对"汗"的生理及病理已有一定的认识，明确指出汗液为人体津液的一种，并与血液有密切关系，即"血汗同源"，故血液耗伤之人，不可再发其汗，津液耗损之人，不可再耗血、动血。在与脏腑的关系方面，指出汗与心的关系最为密切，"五脏为液，心为汗"。还明确指出生理性汗出与气温高低及衣着厚薄有密切关系。在出汗异常的病证方面，有多汗、寝汗、绝汗等称谓。东汉·张仲景《金匮要略·水气病脉证治》首次记载了盗汗的名称，并认为由虚劳所致者较多。宋·陈无择《三因极一病证方论·自汗证治》则提出鉴别自汗、盗汗的方法。

范围：西医学中的甲状腺功能亢进、自主神经功能紊乱、风湿热、低血糖、虚脱、休克及结核病、肝病等所致的自汗、盗汗均属本病范畴，可参照本节辨证论治。

二、诊断与鉴别诊断

（一）诊断要点

1. 不因外界环境的影响，头面、颈胸或四肢、全身汗出为本病的主要临床症状。

2. 白昼时时汗出，动辄益甚者为自汗；寐中汗出，醒来即止者为盗汗。

3. 病后体虚、表虚受风、烦劳过度、情志不舒、嗜食辛辣等易引起自汗、盗汗。

4. 辅助检查：血沉、抗链"O"、血清甲状腺激素和性激素测定、胸部 X 线摄片、痰培养等检查有助于本病的诊断。

（二）鉴别诊断

1. **脱汗** 脱汗发生于病情危重之时，正气欲脱，阳不敛阴，以致汗液大泄，表现为大汗淋漓或汗出如珠，常同时伴有声低息短、精神疲惫、四肢厥冷、脉微欲绝或散大无力等症状，为病势危急的征象，又称"绝汗"。其汗出的情况及病情的程度均较汗证为重。

2. **战汗** 战汗发生于急性热病过程中，症见发热烦渴，突然全身恶寒战栗，继而汗出，热势渐退。此为正气拒邪的表现。若正胜邪退，则病趋好转。与阴阳失调、营卫不和之汗证迥然有别。

3. **黄汗** 黄汗则以汗出色黄如柏汁、染衣着色为特点，多因湿热内蕴所致。可以为汗证中的邪热郁蒸型，但汗出色黄的程度较重。

三、辨证论治

汗证虽以虚证为主，但仍有实证，临床需辨别阴阳虚实：自汗多属气虚不固，盗汗多属阴虚内热；因肝火、湿热等邪热郁蒸所致者，则属实证。病程较久或病重者，会出现阴阳虚实错杂的情况。治疗应辨证施治：虚证治以益气、养阴、补血、调和营卫；实证当清肝泄热、化湿和营；虚实夹杂者应分清主次，适当兼顾。此外，汗证均以腠理不固、津液外泄为共同病理变化，故皆可配伍固涩、敛汗之法，增强止汗之效。

1. **肺卫不固证** 症状：汗出恶风，稍劳尤甚，易于感冒，或表现半身、某一局部出汗，体倦乏力，面色少华，苔薄白，脉细弱。治则：益气固表。方药：玉屏风散。

2. **阴虚火旺证** 症状：夜寐盗汗，或有自汗，五心烦热，或兼午后潮热，两颧色红，口渴，舌红少苔，脉细数。治则：滋阴降火。方药：当归六黄汤。

3. **心血不足证** 症状：睡则汗出，醒则自止，心悸怔忡，失眠多梦，神疲气短，面色少华，舌质淡、苔白，脉细。治则：养血补心。方药：归脾汤。

4. **邪热郁蒸证** 症状：蒸蒸汗出，汗黏，易使衣服黄染，面赤烘热，烦躁，口苦，小便色黄，苔薄黄，脉弦数。治则：清肝泄热、化湿和营。方药：龙胆泻肝汤。

四、临床验案

常某，男，19 岁，2007 年 6 月 9 日初诊。

主诉：盗汗 5 月余。

病史：患者诉近 5 个月来频频夜间汗出，多发于凌晨，每欲沾湿衣被。刻下症见：心烦气急，自觉体内燥热，夜不得眠，渴而不多饮，纳食可，二便可。舌质红绛、苔黄腻，脉细数。

中医诊断：盗汗（阴虚火旺）。

西医诊断：自主神经功能紊乱。

处方：芍药甘草汤加减。

桑叶 9g，菊花 9g，桂枝 10g，生白芍 15g，生牡蛎（先煎）10g，五味子 10g，当归 10g，甘草 10g。

3 剂，水煎服，1 剂 / 日，分两次服用。

二诊（2007 年 6 月 12 日）：患者服上方 3 剂后汗出减少，仍觉体内郁热。舌质红、苔黄，脉数。

上方加麦冬 9g，元参 9g，竹叶 3g。

3 剂，水煎服，1 剂 / 日，分两次服用。

三诊（2007 年 6 月 16 日）：汗出已消，体热已去大半，观舌查脉，见稍有热象，再服二诊方 3 剂而愈。

【按语】 盗汗一症，多见于阴虚阳亢的患者。入睡则卫阳入里，肌表不固，内热加重，津液外蒸而汗出；因热盛伤阴，故觉口渴，但热郁于内，不能上蒸营阴，故不多饮。患者体热气急，夜不得眠，舌质红绛，此皆热入营阴之象。治宜清热滋阴。此症用芍药甘草汤酸甘化阴为治。芍药味酸，敛阴潜阳，用来治疗热胜阴伤，营阴不能内敛、阳热外散之证。如《药品化义》所载："白芍药微苦能补阴，略酸能收敛，因酸走肝，暂用之生肝，肝性欲散恶敛，又取酸以抑肝，故谓白芍药能补复能泄。"甘草曾被陶弘景誉为"国老",因其有和中扶正之功,用于此,一可借其补中之功,依叶天士所谓"入营犹可透热转气"之理,配伍桑叶、竹叶、菊花等药,以使入营之热邪透达外出气分而解;二可以其苦味和芍药之苦,应《医学衷中参西录》"甘苦化阴"之说、遵《素问·至真要大论》所云"热淫于内,治以咸寒,佐以苦甘"之法为治。方中再伍以收涩之剂,敛其汗出,诸药合用而收全功。

案 2

田某,女,51 岁,2018 年 3 月 3 日初诊。

主诉: 双下肢盗汗 2 年。

病史: 患者诉双下肢自大腿至踝关节,夜间汗出近 2 年,心烦,怕冷,手足冷,左目视昏暗,视力下降半个月,月经已闭 2 年,白带量多色黄、无异味,纳眠可,大便可,1 次 / 日。既往有黄体病变病史。舌质红、苔黄白花剥,脉弦滑。

辅助检查: 2018 年于郑州市某医院眼科 OCT 检查(光学相干断层扫描检查)提示:黄体病变、眼底出血,左眼黄斑中心凹结构消失。

中医诊断: ①盗汗(肝肾不足,阴虚火旺);②目昏。

西医诊断: ①眼底黄斑变性;②眼底出血。

处方: 当归补血汤、黑蒲黄散合四君子汤加减。

生黄芪 30g,当归 10g,炒蒲黄(布包)15g,赤芍 15g,生地榆 15g,生地黄 18g,茺蔚子 15g,茜草 12g,三七(煎入)9g,丹参 15g,土炒白术 30g,茯苓 30g,山药 15g,霜桑叶 30g,谷精草 30g,炒车前子(布包)15g,甘草 10g。

7 剂,水煎服,1 剂 / 日,分两次服用。

二诊(2018 年 3 月 27 日):患者诉服药后已无盗汗,白带量减少,仍目昏,纳眠可,大便黏腻,3~4 次 / 日。舌质红、苔黄厚,脉弦滑。

处方: 参苓白术散合香连丸加减。

党参 20g,土炒白术 20g,茯苓 30g,白扁豆 10g,青皮 10g,陈皮 10g,山药 15g,夏枯草 18g,炒车前子(布包)30g,茺蔚子 15g,菟丝子

30g，枸杞子 10g，丹参 30g，谷精草 20g，木贼草 15g，蝉蜕（后下）9g，赤芍 10g，黄连 10g，广木香 10g，僵蚕 15g，甘草 10g。

7 剂，水煎服，1 剂／日，分两次服用。

三诊（2018 年 4 月 10 日）：患者诉近两日感冒，咽干痒而辣，欲清嗓，盗汗复发，自大腿（双侧）以下汗出，目涩，纳眠可，便溏，晨间刚醒即欲大便，1 次／日。舌质红、苔黄厚，中纵裂纹，脉滑。

处方：当归六黄汤加减。

生黄芪 30g，当归 12g，黄芩 15g，黄连 10g，黄柏 15g，生地黄 24g，熟地黄 24g，煅龙骨（先煎）50g，煅牡蛎（先煎）50g，谷精草 30g，木贼草 15g，炒车前子（布包）30g，茺蔚子 15g，密蒙花 15g，焦山楂 15g，苍术 20g，土炒白术 15g，白扁豆 15g，茯苓 30g，山药 15g，甘草 10g。

7 剂，水煎服，1 剂／日，分两次服用。

四诊（2018 年 4 月 17 日）：患者诉服药后视力已改善，眼干症状缓解，自大腿（双侧）以下盗汗止。现晨起汗出，口苦口干，纳眠可，大便调，1 次／日。舌质红、苔中根部黄厚，有纵裂纹，脉滑。

处方：知柏地黄丸加减。

知母 15g，黄柏 20g，生地黄 24g，熟地黄 24g，山药 15g，山萸肉 30g，泽泻 15g，茯苓 20g，丹皮 15g，煅龙骨（先煎）60g，煅牡蛎（先煎）60g，土炒白术 12g，枸杞子 12g，当归 10g，赤芍 12g，白芍 12g，菊花 10g，谷精草 30g，密蒙花 15g，茺蔚子 15g，木贼草 15g，炒车前子（布包）30g，苍术 10g，甘草 10g。

7 剂，水煎服，1 剂／日，分两次服用。

患者服上方后盗汗、晨起汗出止，视物改善，带下正常。继续服药调理眼部不适。

【按语】　本案患者病机复杂，崔师认为本案主要病位在肝肾：患者双下肢盗汗，提示阴虚火旺，时逢两年，阴液更伤；年 51 岁，月经已闭

2年但仍有黄带且量多，提示患者正值围绝经期，肝肾阴血不足；阴血不足、津液不能上润于目，故而目昏、视物不清；而心烦、舌质红、苔黄等热象则提示此为阴虚火旺之证；辅助检查示眼底出血，应为火热熏灼、迫血妄行所致。故而治应滋阴降火，凉血散瘀，益气补血。既能治疗盗汗症状，又能针对视物不清、眼底出血等症。且应根据症状及服药反馈，在治疗过程中灵活变换组方思路。

　　首诊予当归补血汤、黑蒲黄散合四君子汤加减。当归补血汤中生黄芪补气以生血，当归补血活血，配伍经霜桑叶清热凉血、除寒热盗汗，谷精草轻浮升散、明目退翳，炒车前子清肝热而明目，疗目赤涩痛。主方针对患者肝肾阴虚、迫血妄行的核心病机，且霜桑叶、谷精草、炒车前子均可归肝、肺经，疗目疾、治目翳，可载药上行、直达病所，起到引经药的作用。合黑蒲黄散中炒蒲黄收敛止血，当归、生地黄、赤芍入营血分，透郁热，滋阴降火养阴津，生地榆配茜草凉血止血，茺蔚子、三七活血散瘀、化瘀生新，奏清热凉血、升阳补阴之功。因本案患者阴血亏虚、眼底出血，"有形之血难以速生，无形之气所当急固"，且苔花剥，故而配伍四君子汤之土炒白术、茯苓、山药健脾益气，补益脾气，固摄血液，其中易党参为丹参，增强养血活血之效；以甘草调和诸药。

　　二诊时盗汗已除，故以参苓白术散为主，配伍菟丝子、枸杞子，以后天补先天，进一步调补肝肾之阴亏；以夏枯草、炒车前子、茺蔚子、谷精草、木贼草、蝉蜕、僵蚕、赤芍等药物清肝明目、活血祛瘀以疗目疾，载药上行、直达病所；合香连丸之黄连、广木香清热化湿，除大便黏腻、舌苔黄厚、脉弦滑等湿热之象。

　　三诊时，患者因外感而证型有变，风寒袭表，卫虚不固，盗汗复发，阴液受损，故以当归六黄汤清虚热，滋阴泻火，固表止汗。方中当归养血增液，血充则君、相火旺可制；生地黄、熟地黄入肝肾而滋肾阴。三药合用，使阴血充则水能制火，共为君药。盗汗因于水不济火，火热熏蒸，故臣以黄连清泻心火，合以黄芩、黄柏泻火以除烦，清热以坚阴。君臣相合，热清则火不内扰，阴坚则汗不外泄。汗出过多，导致卫虚不固，故倍用黄芪为佐，一以益气实卫以固表，一以固未定之阴，且可合当归、熟地黄益气养血。诸药合用，共奏滋阴泻火，固表止汗之效。配伍煅龙骨、煅牡蛎重镇安神、收敛固涩，以加强敛汗功效；谷精草、木贼草、炒车前子、茺蔚子、密蒙花等清热泻火，养肝明目，退目翳，疗目疾；焦山楂、苍术、土炒白术、白扁豆、茯苓、山药等健脾燥湿，坚实大便。

四诊时，盗汗止，目疾改善，口干口苦等阴虚燥热之象明显，故主方更为知柏地黄丸，以增强滋阴功效，续以煅龙骨、煅牡蛎收敛固涩，菊花、谷精草、密蒙花、茺蔚子、木贼草、炒车前子清肝明目以疗目疾，配伍当归、赤芍、白芍养血活血，苍术燥湿健脾、兼以明目，以甘草调和诸药。

案 3

康某，女，40岁，2020年8月25日初诊。

主诉：自汗、盗汗2年余。

病史：患者诉近2年汗出异常，日间清醒时、夜间眠后均有，且畏寒，咽部异物感。末次月经8月21日，现正值经期。纳可，眠浅易醒，二便可。舌体稍胖、边有齿痕，舌质淡紫，苔薄黄腻，脉沉细滑数。

中医诊断：汗证（阴虚火旺）。

西医诊断：自主神经功能紊乱。

处方：桂枝甘草龙骨牡蛎汤合当归六黄汤加减。

知母20g，黄柏20g，生黄芪30g，黄连10g，黄芩15g，煅龙骨（先煎）60g，煅牡蛎（先煎）60g，山萸肉30g，生地黄18g，山药15g，牡丹皮15g，赤芍15g，白芍15g，桂枝15g，糯稻根30g，霜桑叶30g，浮小麦30g，桔梗15g，炒牛蒡子15g，甘草10g。

7剂，水煎服，1剂/日，分两次服用。

二诊（2020年9月1日）：患者服上方后腹泻，食后即泻，仍有盗汗、自汗等症状。纳可，眠佳。舌体稍胖大，舌质淡、苔白厚，脉沉细滑数。

生黄芪50g，桂枝20g，赤芍15g，白芍15g，煅龙骨（先煎）60g，煅牡蛎（先煎）60g，土炒白术20g，茯苓30g，干姜15g，浮小麦30g，霜桑叶30g，黄连10g，山萸肉45g，桔梗10g，仙鹤草100g，砂仁（后下）

10g，甘草 15g。

15 剂，水煎服，1 剂 / 日，分两次服用。

三诊（2020 年 9 月 15 日）：患者述服上方后效佳，诸症皆有好转，欲求方巩固。舌质红、苔白稍厚，脉沉弦滑。遂以二诊方为基础，随证加减调治半月，汗证愈。

【按语】 根据患者症状与舌脉，崔师认为本案为阴阳失调所致的汗出异常，且脾气偏虚，运化失调，内生湿热，故治疗应从调和阴阳入手，滋阴降火以敛汗。主方用桂枝甘草龙骨牡蛎汤，煅龙骨、煅牡蛎用量达 60g，辛甘化阳，补心气，资中焦，且龙牡之涩可收敛浮越之火，止汗液；另有当归六黄汤之义，滋阴降火、固表止汗；加"益气除热，治自汗盗汗"之浮小麦 30g，主入心经，养心止汗；配糯稻根、霜桑叶等养阴止汗。或因"三黄"、生地黄、丹皮等药性偏凉，且滋腻碍胃，故而患者在服药时出现腹泻症状，二诊在治则大方向不变的情况下进行了用药的调整。

患者自汗、盗汗症并存，阴阳失调，结合舌脉病机较复杂，故治疗整体从平调阴阳，健脾养胃，固表止汗为主。"汗为心之液"，应用经方桂枝甘草龙骨牡蛎汤为主，加用益气健脾、固表滋阴止汗之佳品，如黄芪、浮小麦、霜桑叶等。从治疗效果来看，患者坚持服药，效果佳。

第二节　内伤发热

一、病证概述

内伤发热是以内伤为病因，脏腑功能失调，气血阴阳失衡所致，以发热为主症的疾病。一般起病较缓，病程较长，热势轻重不一，但以低热为多，或自觉发热而体温并不升高。

《内经》虽无"内伤发热"的病名，但仍有相关记载，对其病因病机及治疗有了较为系统的认识。如《素问·刺志论》中"气虚身热，得之伤暑"，《素问·调经论》的"阴虚生内热"，劳倦过度、阴阳失调亦可导致发热。经后世医家发挥，本病的因机证治得到逐步完善，明·秦景明于《症因脉治·内伤发热》中，明确提出"内伤发热"这一病名。

范围：西医学中的功能性低热、肿瘤、血液病、结缔组织病、内分泌疾病、部分慢性感染性疾病和某些原因不明的发热等属本病范畴，可参照本节辨证论治。

二、诊断与鉴别诊断

（一）诊断要点

1.内伤发热起病缓慢，病程较长，多为低热，或自觉发热而体温并不升高，表现为高热者较少。不恶寒，或虽有怯冷，但得衣被则温。常兼见头晕、神疲、自汗、盗汗、脉弱等症。

2.多有气、血、阴、阳亏虚，或气郁、血瘀、湿阻的病史，或有反复发热史。

3.无感受外邪所致的头身疼痛、鼻塞、流涕、脉浮等症。

4.辅助检查：需监测体温，完善血、小便、大便三大常规检查，血生化、心电图、胸片等检查，必要时检查甲状腺功能、肿瘤标志物、免疫学、风湿三项、狼疮细胞、骨髓穿刺等。

（二）鉴别诊断

外感发热　外感发热起病较急，病程较短，发热初期大多伴有恶寒，其恶寒得衣被而不减。发热的程度（体温）大多较高，发热的类型随病种的不同而有所差异。初起常兼有头身疼痛、鼻塞、流涕、咳嗽、脉浮等表证。外感发热由感受外邪，正邪相争所致，属实证者居多。

三、辨证论治

内伤发热，应依据病史、症状、脉象等辨明证候之虚实、在气在血之分别：虚热中之气虚、阳虚发热，实热中之气郁、痰湿发热，属病在气分；虚热中之阴虚、血虚发热，实热中之瘀血发热，属病在血分。且临床错综复杂，往往虚实证候夹杂、气分血分相兼，应分辨其主次。

1. **阴虚发热证** 症状：午后潮热，或夜间发热，不欲近衣，手足心热，烦躁，少寐多梦，盗汗，口干咽燥，舌质红，或有裂纹，苔少甚至无苔，脉细数。治则：滋阴清热。方药：清骨散。

2. **血虚发热证** 症状：发热，热势多为低热，头晕眼花，身倦乏力，心悸不宁，面白少华，唇甲色淡，舌质淡，脉细弱。治则：益气养血。方药：归脾汤。

3. **气虚发热证** 症状：发热，热势或低或高，常在劳累后发作或加剧，倦怠乏力，气短懒言，自汗，易于感冒，食少便溏，舌质淡、苔薄，脉细弱。治则：益气健脾，甘温除热。方药：补中益气汤。

4. **阳虚发热证** 症状：发热而欲近衣，形寒怯冷，四肢不温，少气懒言，头晕嗜卧，腰膝酸软，纳少便溏，面色㿠白，舌质淡胖，或有齿痕，苔白润，脉沉细无力。治则：温补阳气，引火归元。方药：金匮肾气丸。

5. **气郁发热证** 症状：发热，多为低热或潮热，热势常随情绪波动而起伏，精神抑郁，胁肋胀满，烦躁易怒，口干而苦，纳呆，舌红、苔黄，脉弦数。治则：疏肝理气，解郁泻热。方药：丹栀逍遥散。

6. **痰湿郁热证** 症状：发热，午后热甚，心内烦热，胸闷脘痞，不思饮食，渴不欲饮，呕恶，大便稀薄或黏滞不爽，舌苔白腻或黄腻，脉濡数。治则：燥湿化痰，清热和中。方药：黄连温胆汤合中和汤、三仁汤。

7. **血瘀发热证** 症状：午后或夜晚发热，或自觉身体某些部位发热，口燥咽干，但不多饮，肢体或躯干有固定痛处或肿块，面色萎黄或晦暗，舌质青紫或有瘀点、瘀斑，脉弦或涩。治则：活血化瘀。方药：血府逐瘀汤。

四、临床验案

案 1

李某，男，71岁，1997年5月12日初诊。

> **主诉：**发热 25 天。
>
> **病史：**患者于 4 月某日因洗头受凉，病发热恶寒如疟状，一直按感冒论治，注射青、链霉素半月，热仍不解。又服中药解表剂，辛温、辛凉皆尝用，病无起色。刻下症见：发热，体温 38.5℃，并伴有恶寒，身重，头目不清，口渴不欲饮，脘闷不饥，大便不实。体检及辅助检查无异常发现。舌苔白腻，脉濡。
>
> **中医诊断：**发热（痰湿郁热之湿温）。
>
> **西医诊断：**发热。
>
> **处方：**三仁汤原方。
>
> 杏仁 10g，白蔻仁 12g，生薏苡仁 12g，清半夏 10g，滑石 15g，厚朴 10g，通草 6g，淡竹叶 6g。
>
> 3 剂，水煎服，1 剂 / 日，分两次服用。
>
> 患者述服上方 1 剂即热退。3 日后热虽又起，但温度偏低，续服 1 剂热退身畅而瘥。

【按语】 发热可见于多种疾病，因于湿温之发热，往往缠绵难愈，其治既不宜辛温发汗，又不宜辛凉解肌。应宜芳香宣化，畅达气机之法。用三仁汤以祛气分之湿邪，则气达津布，发热自除。

三仁汤出自清·吴鞠通《温病条辨》，方由杏仁、白蔻仁、生薏苡仁、飞滑石、白通草、厚朴、半夏、淡竹叶 8 味药组成，甘澜水煎服。本方吴鞠通用于治疗"头痛恶寒，身重疼痛，舌白而渴，脉弦细而濡，面色淡黄，胸闷不饥，午后身热"的湿温证。本案患者因洗头受凉，湿邪留恋气分，内蕴化热而成。湿邪伤人，留恋气分，蕴郁不达，常可波及三焦，致上焦肺气宣降不畅，则恶寒、头目不清、口渴不欲饮；中焦脾气运化受阻，则脘闷不饥、舌苔白腻；下焦肾气分化不利，则身热、大便不实、脉濡。此时虽恶寒、发热，不可发汗，若"汗之则神昏耳聋，甚则目瞑不欲言"；虽脘闷不饥，不可导下，若"下之则洞泄"；虽午后身热，但不可泽润，若"润之则病深不解"。唯以祛除湿邪，畅达气机为宜。而治湿之法，在上宜清宣透达，在中宜苦温燥化，在下宜淡渗分利：总是因势利导，令湿邪分路而去。三仁汤以"三仁"为主，杏仁苦温，轻开上焦，宣通肺气以通调水道；白蔻仁苦辛，斡旋中焦，转枢脾气以运化水湿；薏苡仁甘淡，疏达下焦，畅通水腑而清利湿热。更配厚朴之理气化湿，半夏之苦温燥湿，滑石、通草、竹叶之淡渗利湿。诸药合用，共奏宣上畅中渗下之功，俾气畅湿行，三焦通利，则诸症自除。

案 2

张某，男，60岁，2003年6月17日初诊。

主诉：低热、咳嗽、胸痛半年。

病史：患者半年前开始出现无名低热，体温在37℃左右，伴随出现咳嗽、胸痛。刻下症见：咳嗽，咳吐白黏痰，偶伴血丝，口干，胸部隐痛，体温在37.1~37.5℃之间波动。舌质暗、苔白厚腻、中有裂纹，脉滑数。

辅助检查：X线胸部摄片示：肺门影增深，右中肺近肺门处有块影约3cm×4cm，右侧第6~8肋骨有明显骨破坏征；右上肺陈旧性肺结核，病理组织检查发现腺癌细胞，周围淋巴结未见明显肿大。

中医诊断：①肺岩（痰热郁结）；②低热。

西医诊断：右肺中央型肺癌并肋骨转移。

处方：自拟三生消瘤汤加减。

生半夏（先煎）30g，生南星（先煎）30g，生牡蛎（先煎）30g，露蜂房30g，土茯苓30g，夏枯草30g，白花蛇舌草30g，半枝莲30g，生薏苡仁60g，泽泻30g，炒苍术15g，炒白术15g，川贝母15g，玄参18g，杏仁10g，黄芩15g，党参30g，黄芪30g，天冬15g，麦冬15g，生地黄15g，熟地黄15g，北沙参15g，陈皮10g，甘草6g。

15剂，水煎服，1剂/日，分两次服用。全蝎1.5g、蜈蚣1.5g，打粉装胶囊，1粒/次，3次/日，口服。

患者服药后症状逐渐好转，已无咳嗽及血丝，胸部不痛，精神转佳，体重增加，面色红润。连续不间断服药4年余，2008年摄片检查发现癌灶面积缩小，仅为1cm×2cm，肋骨骨质破坏好转。至2010年随访时仍正常工作，体质、精神均可。

【按语】 通过辅助检查可知，本案患者持续性低热原由肺癌骨转移造成。癌症统称为恶性肿瘤，研究显示，约 2/3 的肿瘤患者在病程中可伴有发热，甚至作为首要症状出现。而肿瘤热的原因主要可归纳为：①肿瘤合并感染所致的发热；②化疗药物和生物制剂所致的药物热；③肿瘤本身引起的发热。而无论哪种具体原因引起的发热，都给肿瘤患者的身体、心理造成极其不良的影响，所以控制发热、缓解发热引起的一系列症状显得尤为重要。鉴于发热仅为本病之标，根据"治病求本"的原则，仍需针对本病、即原发病"右肺中央型肺癌"辨证施治。

崔师认为，痰浊内阻是肿瘤形成的关键之一。痰是体内津液输布失常，水湿凝聚而成，具有全身上下、皮里膜外无处不到的特点。痰既是病理产物，又是致病因素，若脏腑功能障碍，升降出入失常，气血失和，气滞血瘀，痰气交搏，痰瘀互结，络脉不畅，肿块内生，癌症即成。如本案肺癌，多因肺气膹郁，宣降失常，气机不畅，气滞血瘀阻塞脉络，津液输布不利，壅而为痰，痰瘀胶结，从而形成肿块。恶性肿瘤最本质的特点就是转移，《灵枢·百病始生》云"留而不去，传舍于肠胃之外，募原之间，留著于脉，稽留而不去，息而成积"，是对疾病转移最早的认识。痰的流动性，使癌毒可随痰播散周身；痰的留着、黏滞特性，又使癌毒易于在某些脏器组织中形成转移灶。所以中医有"顽痰怪证""痰饮变生诸证"之说。如本案为痰流于骨，导致骨转移。且患者有苔白厚腻、脉滑等痰湿中阻的病证特点。另外，痰邪还可以与气滞、血瘀、毒邪相结合，杂合为病，形成痰瘀互结、痰毒互结、痰瘀毒互结等导致肿瘤转移。本案患者偶有咳吐血丝、舌质暗、骨转移，表明痰瘀毒已相互搏结，病情逐步进展。崔师在 40 余年对恶性肿瘤及转移患者的治疗中，以扶正为本、消痰化痰为基本治疗法则，自拟"三生消瘤汤"取得了改善恶性肿瘤及转移患者的生存质量、延长生存期的效果。

三生消瘤汤制方思路介绍如下。

（1）在扶正的基础上，首要消痰散结以治痰：消痰散结重用"三生"："生半夏""生南星""生牡蛎"。生半夏有燥湿化痰，降逆止呕，消痞散结之效；生南星燥湿化痰功效也甚，两者生用治疗癌症早已载入教科书；生牡蛎软坚散结，化痰消积，《本草备要》载："消瘰疬结核，老血癥瘕。"

（2）善用虫类毒药，攻毒通络散结以治痰：根据恶性肿瘤的病机，辨证使用虫类毒药。尤以全蝎、蜈蚣为代表，全蝎能消肿散结、息风止痉、镇静止痛；蜈蚣能息风止痉、祛风通络、解毒散结。因寒致瘀，与温阳祛寒药同用，寒得温则散；气滞血瘀，则理气活血；气虚血瘀，则配合补气益气药，有助于正气的恢复和瘀血的祛除，减少活血化瘀药伤正之弊；血瘀与痰凝互结，则宜配合祛痰散结药，以增强消散肿块的作用。恶性肿瘤及转移患者，病久入络，难以祛除，用通络走窜之全蝎、蜈蚣可起到通络散结之效。在服用方法上，全蝎与蜈蚣研末装胶囊服用，一则节省药源，二则便于胃肠道吸收，临床疗效明显。其用量用法为每次 1.5g，2~3 次／日。

（3）辨证运用扶正散结以治痰："善为医者，必责其本"，在治痰同时要坚持扶正散结。特别是在放、化疗患者体质虚弱，耐受力差，免疫功能低下，白细胞、红细胞等各项生理指标均低于正常值的情况下，消痰化痰散结同时，一定要配合扶正药物，不可一味攻伐，否则，虽痰得以衰其大半，但因正气虚弱，"邪必凑之"，瘤留之痰邪瘀毒复至，则治疗更加棘手。这方面的药物可以选用黄芪、党参、太子参、石韦、白术、女贞子、仙鹤草、当归、枸杞子等。

（4）佐以解毒散结药以治痰：血瘀、痰阻都是形成肿瘤的病理产物，二者相结合，最易形成痰毒、瘀毒，缠绵久病，彼此相互影响。且顽痰、死血结聚，日久不散，也化而为毒，蓄而不化。故在消痰散结同时，要重用解毒散结药物，代表药物有半边莲、半枝莲、石见穿、连翘、败酱草、白花蛇舌草等。

（5）慎用活血化瘀药：虽然恶性肿瘤及转移过程中，多有血瘀存在和发生，但恶性肿瘤的生长、发育和转移均与血管关系密切，肿瘤积聚体形成后即进入无血管生长期，在此期肿瘤可以通过弥散作用获得充足的氧气和营养。如果此时没有血管长入，肿瘤将发生坏死和自溶；如果血管长入，则肿瘤体积快速增长。现代实验研究表明，川芎嗪、水蛭素可以促进肿瘤细胞对纤维蛋白基质的黏附，因而被认为某些活血化瘀药物可能在某个环节上促进肿瘤细胞的转移。但同时，活血化瘀药中也有一定的杀死癌细胞的作用。所以，在肿瘤患者治疗中，莪术、三棱、水蛭、虻虫等化瘀、破瘀力效峻猛的药物要慎重使用，应结合临床和药理密切观察。术后和化疗后的患者应以补气补血、扶正祛邪为主，慎用和禁用活血化瘀药；放疗的患者为增加放疗的敏感性提高疗效，可以适当使用活血化瘀药。本案患者尚未进行手术及放、化疗，所以虽有瘀象，但仍未使用破血逐瘀药。

案 3

张某，女，58 岁，2010 年 1 月 12 日初诊。

主诉：低热、乏力 2 月余。

病史：患者诉近 2 个月来时有低热，37℃左右，乏力，气短。肝癌化疗（具体药物不详）后情绪低落，右胁肋部疼痛，纳差，腹胀，少量腹水，二便可。舌质干红、少苔，多纵裂，脉沉细。

中医诊断：①肝积（脾虚气滞，痰瘀毒结）；②低热。

西医诊断：原发性肝癌。

处方：自拟三生消瘤汤加减。

生半夏 15g，生南星 15g，生牡蛎（先煎）30g，夏枯草 30g，炒紫苏子 30g，川贝母 15g，制鳖甲（先煎）30g，青皮 10g，陈皮 10g，茯苓 30g，猪苓 30g，藤梨根 15g，半枝莲 15g，柴胡 12g，黄芩 9g，延胡索 15g，炒川楝子 10g，王不留行 10g，八月札 15g，党参 15g，黄芪 30g，生薏苡仁 90g，灵芝 15g，炒白术 15g。

15 剂，水煎服，1 剂／日，分两次服用。

患者服上方后症状减轻，继续加减调治 1 年余，至电话随访时病情稳定无进展。

【按语】 本案患者为原发性肝癌化疗后发生低热，故崔师以自拟三生消瘤汤解决原发病灶，兼顾益气清热。以"三生"之生半夏、生南星、生牡蛎消瘤散结，配夏枯草、炒紫苏子、川贝母、制鳖甲降气散结消痰，其中夏枯草被视为其为清肝、护肝"圣药"。以青皮、陈皮、茯苓、猪苓合生半夏，取二陈汤燥湿化痰，理气和中之意，以解决患者纳差，腹胀。同时，酌情配伍具有抑制肿瘤作用的中药如半枝莲、藤梨根等，增强疗效。以柴胡、黄芩、延胡索、炒川楝子、王不留行、八月札活血通经、疏肝理气，解决患者情绪低落、右胁肋部疼痛等问题。

崔师认为，肝癌的病理基础为脾虚气滞，痰瘀毒结，而脾气亏虚是癌变发生的关键，治疗应遵循"治肝先实脾，脾健肝自愈"的原则；且"养正则积自消"，崔师对肝癌患者尤重健脾益气、扶正固本，以增强患者自身抗癌能力，同时为祛邪创造必要的条件；因此以党参、黄芪、灵芝、炒白术、生薏苡仁等构成健脾益气方。其中党参、黄芪、灵芝、炒白术益气健脾，扶正固本，使脾气健旺而气血生化有源；薏苡仁经现代试验研究已经表明有很好的抗肿瘤作用。健脾益气方多为甘温和缓之品，能扶助正气、益气清热，因此患者的持续性低热自可消除。

第三节　消　渴

一、病证概述

消渴是以多饮、多食、多尿、乏力、消瘦或尿有甜味为主症的疾病。《内经》首先提出消渴之名，根据病机及症状的不同，载有消瘅、消渴、肺消、膈消、消中等病名，病因包括五脏柔弱、过食肥甘、情志失调等，主要病机为内热，并指出本病应禁食燥热伤津之品。

消渴之因，多有饮食不节史，如甘美味肥之偏嗜，酒醴辛热之恣啖。《素问·奇病论》指出："此人必数食甘美而多肥也，肥者令人内热，甘者令人中满，故其气上溢，转为消渴。"认为肥人与喜食甘美有关，肥胖能导致内热，食甘味易致中满，最终成为消渴病。唐·孙思邈《千金方·消渴》认为，嗜酒之人"三觞之后，制不由己，饮啖无度……积年长夜……遂使三焦猛热，五脏干燥。"明确指出嗜酒无度易致消渴。清·喻嘉言在《医门法律·消渴》中更认为："消渴之患，常始于微而成于著，始于胃而极于肺肾……"由此可见，糖尿病的发生与饮食结构关系密切。崔师临床观察，此类患者多表现为体肥多食，轻度乏力，苔腻脉濡等脾失健运，湿邪内蕴之象。其主要成因是恣啖肥甘、醇酒厚味，致使湿热内蕴，交互积结，壅遏不化。脾胃受其困顿，中焦之气戕伐，健运失常，水谷不化，精微不生，血糖不运，脾失统摄，尿糖漏泄。由此可见饮食不节是形成消渴的重要因素。因此，治疗本病多推崇"饮食疗法"，禁用辛辣热物，油腻肥甘，以顾护中宫，强健脾胃，令脾健津生，热除糖消。所以古今医家无不重视调节饮食。诚如孙思邈在《千金要方·消渴》中所说："能慎此者，虽不服药，而自可无他也；不知此者，纵有金丹，亦不可救，深思慎之。"

隋·甄立言在其《古今录验方》中记载："渴而饮水多，小便数，甜者，皆是消渴病也。"古之消渴病即今之糖尿病，其"三多一少"病证的出现，均与脾有着密切关系。如《素问·脏气法时论》认为，"脾病者，身重善饥"；《灵枢·本脏篇》也认为，"脾脆，善病消瘅"；张锡纯在《医学衷中参西录》中明确指出"消渴起于中焦"，均说明脾虚与消渴关系密切；而脾虚临床上又以脾气虚弱和脾阴不足的形式出现，脾之气阴亏虚皆是消渴发病的主要病机。

范围：西医学的糖尿病、尿崩症，或其他疾病出现以消渴为主症特点者，可参考本节辨证论治。

二、诊断与鉴别诊断

（一）诊断要点

1.以口渴多饮、多食易饥、尿频量多、形体消瘦或尿有甜味等为主症。

2.如"三多"症状不显著，但中年之后，嗜食膏粱厚味、醇酒炙煿，出现眩晕、肺痨、胸痹、中风、雀目、疮痈等病证者，应考虑消渴的可能性。

3.本病的发生与禀赋不足有关。

4.辅助检查：空腹血糖测定、随机血糖测定、口服葡萄糖耐量试验（OGTT）、糖化血红蛋白（HbAlc）测定、胰岛素–C肽释放试验及小便常规检查等有助于本病诊断。

（二）鉴别诊断

1.**口渴症**　口渴症与消渴两者均可出现口渴多饮的表现，但口渴症指口渴饮水的一个临床症状，可出现于多种疾病过程中，尤以外感热病多见，随其所患病证的不同而出现相应伴随症状，不伴多食、多尿、尿甜、消瘦等消渴的特点。

2.**瘿病** 消渴之中消与瘿病之气郁化火、阴虚火旺证，两者均可出现多食易饥、消瘦等表现，瘿病以情绪激动、心悸、眼突、颈部一侧或两侧肿大为特征，且无消渴病的多饮、多尿、尿甜等症。

三、辨证论治

消渴一证临床常见，常根据典型"三多"症状的轻重程度分为上、中、下三消论治，《中医内科学》已详细论述。崔师结合临床所遇，认为消渴的发生，以脾虚失运为其主要病机，因此，本病的论治，当以健运中宫，治脾为要。而治脾之法，既要强调益气健脾，又要突出养阴健脾，气阴俱补，阴阳互调，令脾健清升，固摄精微，则血糖布达，尿糖不生。因而执简驭繁，将三消病证统一归为"脾气虚弱"与"脾阴不足"两大类。

1.**脾气虚弱证** 应用益气健脾，升清摄精法。消渴之所以糖代谢紊乱，多因脾虚气弱，健运失常，清气不升，固摄失权，精微不布而下泄所致。因此，临床治疗宜益气健脾之法，多在摄精生津。选用性味平和，甘淡滋养之剂，令温而不燥，补而不腻，谨防过燥伤阴。张锡纯善用此法治疗消渴，他所创制的玉液汤、滋膵饮，主张重用黄芪、怀山药、猪胰、鸡内金等益气健脾之品。他认为黄芪能"助脾气上升，还其散精达肺之归"；山药能"补脾固肾，以止小便频数……又能滋补膵脏"；"猪胰则以脏补脏"，猪胰与鸡内金"同为化食之物"；"用鸡内金者，因此证尿中皆含有糖质，用之以助脾胃强健，化饮食中糖质为津液也"。

施今墨先生治疗消渴也十分重视升发脾胃之阳气，他认为："倘仅用苦寒、甘寒以折之，则中焦之结不开（指'三阳结谓之消'的经旨），故治消渴时欲求火降须开结，欲求回津滋肝肾，水火升降，阴阳协调，病可向愈。"他所设计的黄芪配山药治尿糖，苍术配玄参降血糖的对药，皆治脾之妙用，至今仍被许多医家赞许和沿用。尤苍术一味，更堪效法。苍术芳香猛烈，开郁散结，流通气机，既健脾气又"敛脾精"，可以宣行水液，水液得以浸润于肠胃之外，小便减而肌肉得养。且伍玄参之润，可制其短而用其长，不致燥烈伤阴。现代药理研究证实，黄芪、山药、苍术、玄参、鸡内金等药都有一定的降糖作用，进一步证明了益气健脾是治疗消渴行之有效的治疗方法。

2. **脾阴不足证**　应用养阴健脾，培本生津法。消渴肺脾肾三脏阴虚，关键在于脾阴虚。脾阴不足，则生化乏源，致使胃阴不足而胃热，肺津竭乏而肺燥，肾水亏耗而火旺。《医学衷中参西录》明确指出："脾为太阴，乃三阴之长。故治阴虚者，当以滋脾阴为主，脾阴足，自能灌溉诸脏腑也。"治疗上应注重养阴补脾，培本生津。而养阴补脾之品正如《素问·刺法论》说："欲令适脾……宜甘宜淡也。"临床常用药物有山药、茯苓、薏苡仁、莲子等。脾阴与脾气依存互根，脾阴是脾的物质基础，脾气是脾的功能活动，脾主运化功能的实现，有赖于脾阴和脾阳的协调。因此，脾阴亏虚多兼中气不足，故滋脾阴方中毋忘补中益气之品，二者兼顾，相互发微，使阳升而阴长，这是治疗阴虚的关键方法。正如《景岳全书》所说："善治精者，能使精中生气；善治气者，能使气中生精……善补阳者，必于阴中求阳，则阳得阴助而生化无穷；善补阴者，必于阳中求阴，则阴得升而泉源不竭。"而治疗消渴的补脾阴佳品当推白芍、乌梅、葛根、玉竹、黄精、甘草等。近人贾九如说："白芍药微苦以能补阴，略酸亦能收涩……同炙甘草为酸甘相合，调补脾阴神妙良法。"乌梅生津敛阴止渴，葛根生津液除烦热而止渴，且能鼓舞胃气上行，一散一敛，使之津液输布而不耗散，邪热得清而阳气升发。玉竹、黄精质润，补养脾阴，且补而不腻，对糖尿病阴伤兼脾虚者尤佳。现代药理研究证实，这些药物皆有一定的降糖作用。

临证之中，应知常达变，加减变通，贵在运化中土，启脾升清。以脾为本，兼顾他证。兼肝郁者，宜疏肝达郁以疏化中土；兼肾虚者，宜济补肾精以温化中土；兼湿盛者，化湿醒脾以燥化中土；兼瘀血者，活血通络以畅化中土，令中土运达，脾气强健，升清摄精，则糖之代谢正常。

四、临床验案

案 1

李某，男，45 岁，1995 年 10 月 5 日初诊。

主诉：消渴 2 年。

病史：患者患消渴病 2 年，口渴喜饮，久服六味地黄丸、玉泉丸等药，毫无效果，靠西药优降糖维持，病情时轻时重，特来求治。刻下症见：口渴喜饮，但饮后胃脘发胀。察患者形体肥胖，喜食肥厚之物。急躁易怒，时有烘热汗出。最近 1 周查血糖：210mg/dL（11.6 mmol/L。——编者注），尿糖（++）。小便短赤，大便不调。舌苔白腻，脉濡而数。

中医诊断：消渴（湿蕴化热，困阻脾气）。

西医诊断：糖尿病。

处方：三仁汤加减。

杏仁 10g，白蔻仁 15g，生薏苡仁 15g，清半夏 12g，厚朴 10g，滑石 15g，通草 6g，淡竹叶 6g，藿香 10g，佩兰 10g，茯苓 20g，陈皮 10g，白术 10g，栀子 10g。

7 剂，水煎服，1 剂 / 日，分两次服用。嘱忌食辛辣刺激，肥甘厚腻及各种补品。

患者服上方后口渴大减，舌苔好转。又以上方加减，共服 20 余剂，自觉症状消失，血糖控制在正常范围，尿糖（−），后以健脾祛湿之剂调理善后。

【按语】 消渴以阴虚燥热者为多，然本案患者口渴兼有胃脘发胀、苔腻、脉濡，又形体肥胖，择食肥甘之物，则必有湿邪作祟。脾被湿困，运化不及，津不上润于口，故口渴，湿邪留内，故饮后胃脘发胀。《素问·奇病论》曰："此肥美之所发也，此人必数食甘美而多肥也。肥者令人内热，甘者令人中满，故其气上溢，转为消渴。"其治疗即不能落"滋阴润燥"之窠臼，否则"润之则病深不解"，而应遵《内经》"治之以兰，除陈气"之大法，用三仁汤以除湿浊之"陈气"，并加藿香、佩兰以芳香悦脾，陈皮、茯苓、白术以健脾祛湿，栀子清热利湿。诸药共伍，则使湿去而脾运，气行而津布。方证相对，故获佳效。

案 2

张某，男，38 岁，2020 年 9 月 15 日初诊。

主诉：消渴 1 年，双下肢浮肿半月余。

病史：患者诉 1 年前确诊为糖尿病，空腹血糖在 8.7~8.9 mmol/L，今早测量血压结果为 150/110 mmHg，刻下症见：口苦，口中异味，偶有泛酸，双下肢浮肿，按之凹陷不起，纳眠可，二便可。舌体胖大，舌淡紫、苔黄厚腻，脉沉滑。

辅助检查示：尿蛋白 0.41g，24h 尿蛋白 0.94g，尿微量白蛋白定量 323.1 mg/L；碳 –14 呼气试验 465 dpm/mmol CO_2，谷丙转氨酶 63.7 U/L，谷草转氨酶 65.5 U/L，谷氨酸转肽酶 172.5 U/L，总胆固醇 5.37 mmol/L，高密度脂蛋白↑。

中医诊断：①消渴（肝肾亏虚、气滞血瘀）；②水肿；③尿浊。

西医诊断：①代谢综合征；②糖尿病肾病；③肝损伤。

处方：柴胡活络汤合补泄理肾汤加减。

柴胡 10g，黄芩 15g，土茯苓 30g，茵陈 30g，垂盆草 30g，蚤休 12g，白花蛇舌草 30g，蒲公英 30g，皂刺 6g，土元 15g，丹参 30g，茜草 10g，蝉蜕（后下）10g，生黄芪 20g，黄柏 15g，巴戟天 20g，生牡蛎（先煎）30g，泽泻 15g，石韦 30g，白茅根 30g，益母草 60g，玉米须 30g，五味子 30g，藿香 30g，泽兰 15g，鸡内金 30g，砂仁（后下）10g，甘草 10g。

7 剂，水煎服，1 剂 / 日，分两次服用。

二诊（2020 年 9 月 22 日）：患者服药后无不适。舌体胖大，舌淡紫、苔黄厚腻，脉沉滑。

上方加清半夏 12g，炒苍术 20g，川厚朴 15g，滑石 15g，黄连 15g，肉桂 10g，龙胆草 10g。

20 剂，水煎服，1 剂 / 日，分两次服用。

三诊（2020 年 10 月 13 日）：患者服药后无不适。今晨空腹血糖 6.0

mmol/L，血压 140/100 mmHg，下肢浮肿减轻，矢气臭秽，口苦，纳眠可，大便正常，2 次 / 日。舌体胖大、舌红苔厚腻，脉弦滑数。

藿香 30g，白芷 15g，陈皮 10g，紫苏梗 30g，草果 10g，炒苍术 20g，炒白术 20g，川厚朴 15g，清半夏 12g，茯苓 30g，知母 15g，广木香 15g，白花蛇舌草 30g，黄芩 15g，柴胡 12g，滑石 30g，茵草 10g，土茯苓 30g，蚤休 12g，土元 10g，砂仁（后下）15g，丹参 30g，泽泻 15g，泽兰 15g，甘草 10g。

12 剂，水煎服，1 剂 / 日，分两次服用。

四诊（2020 年 10 月 27 日）：患者服药后无不适。今晨空腹血糖 5.5 mmol/L。舌淡紫，苔黄厚，脉弦滑。

三诊方加垂盆草 30g，威灵仙 30g，生黄芪 30g，茵陈 30g；改药物用量：土茯苓 60g，加草决明 15g。

7 剂，水煎服，1 剂 / 日，分两次服用。

患者依从性良好，继续坚持服药，见效明显。

【按语】"消渴"病机多以"阴虚燥热"为主，但本案患者久病入络，鉴于"气为血之帅""血为气之母"这种相互生发、相互依托、共生共存的关系，故而崔师从气血论治本案。结合临床表现及辅助检查可知，患者"代谢综合征"症具，且影响到肝肾功能，已入血分，故应用柴胡活络汤合补泄理肾汤，并加入清热解毒、祛瘀除湿等药物，标本同治。

柴胡活络汤中柴胡疏肝解郁，条达肝气，又可以推陈致新；黄芩清利肝胆郁热；茵陈清热利湿、利胆退黄；垂盆草入肝、胆经，有利湿退黄、解毒之效，对肝损伤有保护作用；土茯苓解毒除湿，且用量基本在 30g 及以上。蝉蜕作为"动药"，入肝经疏散肝经风热，配以蚤休、白花蛇舌草、蒲公英，清上焦之燥热，同时增强活血利湿，消除水肿的功效；皂刺、土元、丹参、茵草凉血活血、祛瘀通络。

患者病情进展至糖尿病肾病阶段，肾功能损伤已现，出现下肢水肿、尿浊等征象，辅助检查也有相应提示，故以补泄理肾汤益气补肾，行水泄浊。方中黄芪是补气圣药，气行则水行，以黄芪大补元气的同时，又可利尿消肿；巴戟肉与黄柏相伍，一阳一阴，巴戟肉温而不热、益元阳、补肾气，黄柏苦寒、滋益肾阴；牡蛎为水生动物，性寒属阴，有利水的功效；加石韦、白茅根、益母草、玉米须等药，以增强清热解毒，利水消肿降压的效果；以五味子入肾，收敛固涩肾中精微，以解决精微流失所致之尿浊（蛋白尿）。

本案之肝肾损伤皆由消渴发展而来，"治病必求于本"，故而针对消渴之本病，循《内经》"治之以兰，除陈气"之大法，用藿香、泽兰芳香悦脾，砂仁理胃醒脾，鸡内金助脾胃强健、化饮食中糖质为津液，共除湿浊之"陈气"；甘草调和诸药。诸药合用，共奏补益肝肾，清热利湿，活血泄浊之功。

《内经》云"升降出入，无器不有"，崔师认为此种观点亦可推论为"升降出入，无脏不有"。本案因肝肾气血异常，升降出入受阻，吐故纳新失常所致。基本病机可概括为肝肾亏虚，夹杂以水湿、瘀血、热毒等病邪，治疗应标本兼顾，补泻并施。崔师以柴胡活络汤合补泄理肾汤加减，有效针对病机，故而对改善肝肾功能及临床症状均有良好功效。

案 3

付某，男，65 岁，2018 年 6 月 2 日初诊。

主诉：视物昏暗不清半年。

病史：患者诉有糖尿病病史 30 余年，现注射胰岛素控制不佳，出现并发症。当地医院（不详）诊断为："2 型糖尿病肾病 V 期""糖尿病眼病视网膜病变Ⅳ期""冠心病""高血压Ⅲ级"。刻下症见：视物昏暗不清，情志不舒（述及家中琐事不禁落泪）。纳眠可，小便混浊，大便不实，1 次／日。舌体胖大，舌质淡红、苔薄黄，脉沉弦滑。既往有高钾血症病史，现服药控制良好。

辅助检查：2018 年 5 月 23 日肾功能检查提示：尿蛋白（++），肌酐：184.4 μmol/L ↑，尿素：12.97mmol/L ↑，尿酸：475.6 μmol/L ↑，β2微球蛋白：7.1mg/L ↑，白蛋白：35.8g/L ↓，总蛋白：56.7g/L ↓，糖化血红蛋白：7.1% ↑。

中医诊断：①消渴（阴虚燥热、痰瘀阻络）；②目昏。

西医诊断：①2型糖尿病肾病Ⅴ期；②糖尿病眼病视网膜病变Ⅳ期；③冠心病；④高血压Ⅲ级。

处方：补泄理肾汤合荆防肾炎汤加减。

生黄芪60g，生牡蛎（先煎）60g，黄柏30g，巴戟天30g，泽泻15g，泽兰15g，土茯苓60g，荆芥炭9g，荆芥（后下）9g，防风9g，桑寄生30g，蝉蜕（后下）10g，焦栀子20g，白花蛇舌草30g，茺蔚子15g，丹参30g，生地榆15g，茜草15g，桃仁10g，红花15g，地龙30g，桂枝12g，炙甘草10g。

7剂，水煎服，1剂/日，分两次服用。

患者诉服上方后无不适，自觉精神佳，情绪爽朗。此后以上方为基础随证加减，共服42剂。服药期间又行2次肾功能检查，各项指标较之前降低，具体为：

2018年7月14日肾功能检查结果示：尿素13.12mmol/L↑，肌酐181.7μmol/L↑，尿酸442.0μmol/L↑。

2018年9月3日肾功能检查结果示：尿素10.64mmol/L↑，肌酐137.0μmol/L↑，尿酸33.5μmol/L。

患者依从性较好，一直阶段性加减调治。

【按语】 本案患者长期患病，痰浊瘀血阻滞凝聚，导致各种并发症，应当标本兼顾，除补肾益阴、健脾行气之外，又当利水祛瘀、清解郁热。崔师以补泄理肾汤方合荆防肾炎汤加减，施益气补肾、行水泄浊、清热利湿之法。补泄理肾汤方（黄芪、巴戟天、黄柏、牡蛎、土茯苓、泽泻等）已于本节病案2中详述，不复赘言。本案患者消渴日久，病情已进展至"2型糖尿病肾病Ⅴ期"，肾功能损伤明显，尿中出现蛋白、肌酐、尿素、尿酸，表明肾中升降出入发生异常，吐故纳新失效，代谢废物堆积于肾，即为湿热瘀阻。本案患者脉沉弦滑，脉沉属水、属里、属阴，而弦滑属阳。阴里伏有阳邪，即为肾中有湿热。为尽快截断病情，调动肾中之"大气一转，其气乃散"，增强其升降出入机能，祛除下焦湿热、瘀阻，故以荆防肾炎汤方意合之，加减施用。

荆防肾炎汤为刘渡舟治疗肾炎的经验方，由荆防败毒散加减而成，崔师取其方意，灵巧化裁：风能胜湿，故以"风药"荆芥炭、荆芥、防风三者祛风除湿；桑寄生祛风湿，强筋骨，且现代药理研究发现，桑寄生内含黄酮类物质，可降血压、降血糖；合蝉蜕、焦栀子疏散心、肝二经热邪，在清热除湿的基础上调节患者情绪；白花蛇舌草、丹参、茺蔚子、生地榆、茜草清热解毒，凉血活血；桃仁、红花、地龙活血化瘀，祛瘀生新；桂枝作为辛味药，通达肾脏，促进肾中气化。本方执一通百，照顾全面，共奏疏利三焦，通达表里，升降上下，溃邪解毒之功。

第四节　血浊病

一、病证概述

　　血浊病是临床上或可表现为单纯性肥胖、眩晕、胸闷、头目昏蒙等症的疾病，以实验室检查示血浆中胆固醇和或三酰甘油升高为主要异常表现。血浊是"血中痰浊"，"厚味肥甘，可助阳生气，生阴；生阴者，转化为脂液"，入血形成血浊。本病又被称为"膏浊""痰浊"，相当于西医学的高脂血症。

　　中医古籍中无"血浊病""膏浊""痰浊""高脂血症"等命名，但有"脂""膏"的记载，与血脂同类。《灵枢·卫生失常论》云："人有脂，有膏，有肉。"《辞源》："凝者曰脂，释者曰膏。"明·张景岳在《类经》中初步认识到脂和血的关系："津液之和合为膏，以填补骨空之中，则为脑为髓，为精为血。"近代名医祝谌予教授提出了"气虚浊留""瘀血阻络，痰浊不化"学说，奠定了中医浊病的理论基础，对中医学揭示浊病发生发展演变的机制具有重要意义。正常的脂与津液类似，源于水谷精微，随血而循脉上下，运行全身以濡养五脏百骸。浊即混浊、秽浊之意。如果嗜食肥甘伤及脾胃，或内在脾虚，支化功能失常，水谷精微不归正化，过剩为害，则变为病理性的痰湿脂浊，注入血液而发病。且脾虚气血运化无力，而致瘀血。痰瘀互结日久，最终便形成血浊病。

　　范围：西医学的高脂血症可参考本节辨证论治。其中引起继发性高脂血症的基础性疾病，如肥胖、糖尿病、肾病综合征、甲状腺功能减退症等，归属于祖国医学中的"肥胖""消渴""水肿""虚劳""虚损"等范畴，可参考相应章节辨证论治。由高脂血症引发的动脉粥样硬化、冠心病、脑梗死等心脑血管病，归于祖国医学中的"胸痹""中风"等范畴，参考相应章节辨证论治。

二、诊断要点

1. 临床表现如单纯性肥胖，眩晕昏蒙，体倦嗜睡，气短乏力，胸闷胸痛，口苦口黏，肢体麻木，舌质暗胖、舌苔厚腻，脉弦滑等。

2. 辅助检查：主要为血浆中胆固醇和（或）三酰甘油升高，包括低密度脂蛋白血症在内的各种血脂异常。

需要注意的是，脂浊为血中"痰浊"，属无形之痰，因而脂浊具有痰浊的特性和致病特点，但也有其独特性，不能认为凡痰症皆有脂浊的存在，但是凡脂浊皆有痰症存在。

三、辨证论治

脾肾亏虚是血浊病的发病之本。脾主运化，为后天之本，气血生化之源，津液输布的枢纽；肾主津液，为先天之本，具有主持和调节人体津液代谢的作用。血中膏脂的生成与转化皆赖于脾的健运、肾的代谢。著名中医学家王绵之教授认为脾肾亏虚是血脂异常发病之本：脾虚气弱，健运失常，失其"游溢精气"和"散精"之职，非但气血生化紊乱，膏脂转运、输布亦不利，滞留营中，形成血脂异常；肾虚津液代谢失调，痰湿内生，凝聚为脂。又《素问·上古天真论》"男子……五八，肾气衰，发堕齿槁"、《素问·阴阳应象大论》"人年四十，阴气自半"等经文明确指出，肾气的衰败是人体衰老和虚证产生的根本原因，而随着年龄的增长，成年人肾气的衰败逐渐加重，故临床上常见中年后出现血脂异常（即血浊），且随年龄增长发病率逐渐增加。

痰浊瘀血为血浊病的发病之标。标虽属实，但多是因虚而致。由于脾虚、肾虚引起津液的输布和泌别清浊发生障碍而致生痰浊；而过食膏粱厚味肥甘之品，酿湿生痰，又易引起脾虚。脾虚气血运化无力，而致瘀血。《医林改错》说："元气既虚，必不能达于血管，血管无气，必停留而瘀。""虚久必瘀""老年多瘀"。由于痰瘀同源并互相依存，痰能致瘀，瘀能生痰，痰浊瘀血在脉道中互相搏结而成浊脂，据此认定痰浊和瘀血同是导致血脂异常，发生血浊的重要因素。

因此本病形成的主要病机为"积""湿""痰""瘀"，而长期膏粱厚味、饮食不化、脾胃失调，又是导致"积""湿""痰""瘀"的关键。虽是因虚致实，但以邪实为主要矛盾，当以祛邪为先。因此不能一味滋补，应以"消"为"补"，通过"消"来防病治病。诚如《医碥》谓之："治痰固宜补脾以复健运之常，使痰自化，然停积既久，如沟渠壅遏痰浊臭秽，无所不有，若不疏通，而欲澄治，已壅之水而使之清，决无是理。"因此治宜消积化瘀、祛湿化痰为主，兼以调补肝肾。

根据"中药新药治疗高脂血症的临床研究指导原则"将血浊病分为5种证型：

1. 痰浊阻遏证　症状：形体肥胖，头重如裹，胸闷，呕恶痰涎，肢麻沉重。心悸，失眠，口淡，食少，舌胖、苔滑腻，脉弦滑。治则：益气健脾，化痰降浊。方药：自拟消脂汤加减（生黄芪、生晒参、生山楂、生薏苡仁、蒸首乌、丹参、泽泻、茯苓）。

2. 脾肾阳虚证　症状：畏寒肢冷，眩晕，倦怠乏力，便溏。食少，脘腹作胀，面肢浮肿，舌淡质嫩、苔白，脉沉细。治则：健脾温肾，益气降脂。方药：金匮肾气丸加减，加黄芪、党参、何首乌、当归、怀牛膝、赤芍、白芍、枸杞子等。

3. 肝肾阴虚证　症状：眩晕，耳鸣，腰酸，膝软，五心烦热。口干，健忘，失眠，舌质红、少苔，脉细数。治则：滋补肝肾，养血益阴。方药：一贯煎加减。

4. 阴虚阳亢证　症状：眩晕，头痛，急躁易怒，面红，口苦。心悸，失眠，便秘，溲赤，舌质红或紫暗、苔黄，脉弦或弦细而数。治则：滋阴潜阳，和胃降浊。方药：天麻钩藤饮合黄连温胆汤。

5. 气滞血瘀证　症状：胸胁胀闷，走窜疼痛，心前区刺痛。心烦不安，舌尖边有瘀点或瘀斑，脉沉涩。治则：行气活血，化痰降浊。方药：血府逐瘀汤加减。

此外，部分患者虽无临床症状，但实验室诊断指标异常，亦可给予中药、中成药、针刺等方法治疗。

四、临床验案

案 1

侯某，男，36 岁，2012 年 2 月 18 日初诊。

主诉：头晕 1 月余。

病史：患者诉有高血压病史，近 1 个多月来头晕，2 周前突发两侧太阳穴处血管跳痛。受惊后心慌，急躁易怒，入睡困难。面色苍白，语声低微，纳差，大便 2~3 次 / 日。舌质紫、苔白稍厚，脉弦滑。

辅助检查：血压 160/110 mmHg；2012 年 1 月 28 日尿检示：隐血（+）；血脂检查示：血清胆固醇 6.60 mmol/L↑，脂蛋白 32.22 mmol/L↑，提示脂肪肝。

中医诊断：①血浊病（肝阳上亢）；②眩晕。

西医诊断：①高脂血症；②高血压病。

处方：天麻钩藤饮合丹参葛根汤加减。

天麻 20g，钩藤（后下）20g，生石决明 30g，川牛膝 30g，盐杜仲 30g，桑寄生 30g，黄连 10g，焦栀子 15g，黄芩 15g，丹参 30g，葛根 30g，夏枯草 30g，生龙骨（先煎）30g，土炒白术 30g，茯苓 30g，泽泻 30g，豨莶草 30g，炒车前子（布包）20g，青皮 10g，陈皮 10g，地龙 30g，生山楂 20g，姜黄 30g，紫苏梗 30g，砂仁（后下）15g。

7 剂，水煎服，1 剂 / 日，分两次服用。

患者服上方后症状减轻，继续依上方加减调治月余。后偶在回校途中遇到，诉已半年未服降压药，血压、血脂均已恢复正常。

【按语】 本案患者因血脂检查结合眩晕、头痛等临床表现，归为血浊病合并眩晕。患者头痛出现位置为两侧太阳穴，太阳穴虽属经外奇穴，但所处位置为头部两侧，分属少阳。少阳主枢，生理情况下少阳经及少阳胆腑的气机应畅达内外。"不通则痛""病深入血",因而出现两侧太阳穴处血管跳痛。肝与胆互为表里,同时结合患者急躁易怒、入睡困难等表现,此案为肝失疏泄、阴阳失调之肝阳上亢证。同时,血浊病的基本病机为"积""湿""痰""瘀",结合患者血管性跳痛的特点,以及舌质紫、苔白稍厚,脉弦滑等"湿""瘀"征象,因此本案应在平肝潜阳的基础上,化瘀降浊,行气止痛。

以天麻钩藤饮为主方,平肝潜阳,清热活血,补益肝肾。加黄连、焦栀子清热凉血,生龙骨重镇潜阳。取丹参葛根汤中丹参、葛根、夏枯草行气活血,祛痰散结,且夏枯草尤可清肝、护肝。此外,配以土炒白术、茯苓、泽泻、豨莶草健脾渗湿,利尿降压;炒车前子、青皮、陈皮行气化痰。此外,现代药理研究显示,车前子有较好的降压作用,可用于治疗高血病。地龙、生山楂活血化瘀,姜黄、紫苏梗、砂仁行气活血止痛。诸药合用,共奏平肝潜阳,化瘀降浊,行气止痛之功。

其中,现代药理研究表明,盐杜仲、黄芩、生龙骨、夏枯草、茯苓、泽泻、炒车前子、地龙等药,在发挥各自补益、清热、平肝潜阳、利湿、活血等不同功效的基础上,具有很好的降血压作用,可治疗高血压病;丹参、生山楂为降脂常用药对,姜黄亦可降血脂。以上药物应用于本案,中西结合,一药多效。

案 2

杨某,男,60岁,2018年11月27日初诊。

主诉: 头晕3月余。

病史: 患者诉3个月来,头晕头蒙,时有耳鸣。患高脂血症8年,双侧颈动脉粥样硬化伴右侧斑块3年,继发性高血压2年,服培哚普利叔丁胺片(1片/日)控制血压。刻下症见:乏力,头晕头蒙,耳鸣,泛酸,纳眠可,大便调,1~2次/日。形体肥胖,舌体胖大、边有齿痕,舌质淡紫、苔薄白腻,脉弦滑。2017年于郑州某医院(不详)行多发性胃息肉切除术。

辅助检查: 2018年11月27日晨起血压:150/90 mmHg;2018年9月20日查:①血脂检查:三酰甘油3.43 mmol/L;②肺部CT:左肺下

叶小结节、右肺上叶钙化灶；③肝脏 B 超：轻度脂肪肝；④甲状腺 B 超：双叶甲状腺囊性结节（2 级）；⑤超声检测颈动脉提示为双侧颈动脉斑样硬化伴右侧斑块、双侧颈动脉内中膜不均匀增厚，斑块大小约 5.1mm×2.3mm。

中医诊断：①血浊病（痰浊阻遏）；②眩晕；③耳鸣；④泛酸。

西医诊断：①高脂血症；②继发性高血压病；③双侧颈动脉粥样硬化伴右侧斑块；④原发性醛固酮增多症。

处方：自拟消脂汤合交泰丸加减。

生黄芪 30g，生晒参 30g，生半夏 15g，生南星 15g，生牡蛎（先煎）30g，生薏苡仁 90g，土茯苓 30g，丹参 30g，夏枯草 30g，蚤休 12g，煅瓦楞子 30g，露蜂房 15g，浙贝母 30g，制鳖甲（先煎）30g，白毛藤 30g，桔梗 15g，黄连 15g，肉桂 10g，海藻（洗净）30g，炙甘草 10g。

7 剂，水煎服，1 剂 / 日，分两次服用。培哚普利叔丁胺片遵医嘱续服。

二诊（2018 年 12 月 25 日）：患者诉服药后头晕头蒙减轻，仍泛酸。纳眠可，大便调，2 次 / 日。舌体胖大，舌质红、苔黄，脉弦。

处方：自拟消脂汤合乌贝散、左金丸加减。

生黄芪 30g，生晒参 30g，生山楂 30g，生薏苡仁 30g，蒸首乌 18g，泽泻 15g，土茯苓 30g，丹参 20g，煅乌贼骨（先煎）15g，川贝母 12g，黄连 10g，吴茱萸 6g，败酱草 30g，土炒白术 20g，茯苓 20g，干姜 6g，决明子 15g，鬼箭羽 15g，生蒲黄（布包）15g，蚤休 12g，甘草 10g，生姜 12g。

7 剂，水煎服，1 剂 / 日，分两次服用。

三诊（2019 年 1 月 1 日）：头晕、泛酸均减轻。服药期间生气，随后出现胸闷、心悸。舌质淡、苔白腻，脉弦大。

处方：丹栀逍遥散加减。

丹皮 15g，焦栀子 20g，柴胡 12g，当归 10g，赤芍 15g，白芍 15g，丹参 30g，郁金 30g，茯苓 30g，土炒白术 30g，杏仁 10g，薏苡仁 30g，

黄连 10g，生龙骨（先煎）30g，生牡蛎（先煎）30g，苦参 15g，茶树根 30g，桂枝 20g，夏枯草 30g，地龙 30g，制香附 12g，生黄芪 30g，生晒参 20g，炙甘草 15g。

7 剂，水煎服，1 剂 / 日，分两次服用。

四诊（2019 年 1 月 12 日）：服药后，早搏已经治愈，无不适，偶尔胃泛酸，纳眠可，大便不成形、2 次 / 日。舌体胖大，舌质红、苔薄白腻，脉稍弦滑。

三诊方加藿香 30g，炒苍术 30g。

7 剂，水煎服，1 剂 / 日，分两次服用。

患者 2 个月后因他病来诊，诉前症皆缓。于 2019 年 2 月 13 日河南省某医院行血脂六项检查，提示：三酰甘油 1.75mmol/L、高密度脂蛋白胆固醇 0.95mmol/L。

【按语】 本案患者患高脂血症、高血压病多年，久病入络，且形体肥胖，舌体胖大、边有齿痕、舌质淡紫、苔薄白腻，同时辅助检查示颈动脉斑块，提示痰瘀互结、脉络瘀阻。痰瘀阻滞、脉络不通、清阳不升，则见头晕头蒙；根据血浊病的病机特点，痰、瘀皆因脾肾亏虚而生，故见乏力、时有耳鸣；阴虚于下、燥热炎上，故见泛酸。治疗需活血通络、健脾燥湿、化痰祛浊。

首诊以自拟消脂汤合交泰丸加减。方中生黄芪、生晒参大补元气；土茯苓健脾化痰，逐中焦之水、平上冲之气，配伍生薏苡仁健脾渗湿，疏达下焦、清利湿热；丹参活血化瘀，通络止痛，宁心安神。以"三生"之生半夏、生南星、生牡蛎消痰散结（详见第 7 章第 2 节"内伤发热"，不复赘言），配伍浙贝母、鳖甲、海藻、炙甘草以增强软坚散结的功效；夏枯草清肝平肝，配伍露蜂房解毒降压；因患者泛酸，故去生山楂，以蚤休、煅瓦楞子清解肝胆之郁热、制酸；气行则水行，气行则血行，故以白毛藤、桔梗祛风利湿通络；以交泰丸（黄连、肉桂）清上温下，引火归元；甘草调和诸药。以上诸药共奏宣通瘀浊、软坚散结、燥湿化痰之功。

本方中，海藻、甘草为十八反反药药对，两者能否同方配伍使用仍有争议。但结合崔师多年治疗痰瘀互阻、气血滞涩类顽疾的临床经验。只要患者具有动脉斑块、肿块、结节等病证，且证属痰凝气滞、痰瘀互结者，可将海藻、甘草以 3 ∶ 1 的比例施用。用之正确则二者相反相激，可"激之以溃其坚"，增强逐瘀化痰散结之力。

因首方宣通瘀浊、软坚散结之力较强，痰瘀得清、脉络得通、清阳既升，故服药后二诊诉头晕、头蒙得缓。因泛酸明显，故在自拟消脂汤进一步益气健脾、化痰降浊的基础上，合乌贝散（煅乌贼骨、川贝母）、左金丸（黄连、吴茱萸）、蚤休制酸止痛，泻肝行湿，开痞散结（详见第 4 章第 3 节，不复赘言）。以茯苓、白术、干姜、生姜健脾燥湿，温通经脉；败酱草、决明子、鬼箭羽、生蒲黄活血逐痰，降压降脂。

三诊时患者诸症皆减，但因情志过激而肝气不舒、化火伤心，出现胸闷、心悸，故更以丹栀逍遥散合黄连、制香附疏肝解郁，健脾和营，兼清郁热；丹参、郁金、地龙养血活血以解郁；苦参、茶树根、桂枝、夏枯草保心安神；生黄芪、生晒参大补元气。

在整个病程中，崔师始终把握血浊为病之"积""湿""痰""瘀"的病机特点，大胆使用生半夏、生南星、生牡蛎之"三生"，海藻、甘草配伍等化痰逐瘀之品。患者再行血脂检查，结果示效佳。

案 3

刘某，男，33 岁，2015 年 3 月 3 日初诊。

主诉：吐痰 8 年。

病史：患者 8 年来晨起吐黏黑痰，胁肋部不适、偶有疼痛。间断牙龈出血，打呼噜，口干，口苦口臭，纳可，大便 2~3 次/日，成形。有高血压，重度脂肪肝等病史。舌红裂纹、舌苔白稍厚，脉沉弦。

中医诊断：①血浊（脾虚痰瘀）；②肥胖；③胁痛。

西医诊断：①高脂血症；②肥胖症；③重度脂肪肝；④高血压。

炒苏子 10g，炒白芥子 15g，炒莱菔子 10g，皂刺 10g，冬瓜皮 15g，冬瓜仁 15g，大腹皮 15g，泽泻 15g，泽兰 15g，鬼箭羽 15g，炒苍术

15g，炒白术 15g，炒枳实 15g，生大黄 10g，决明子 30g，海藻（洗净）15g，夏枯草 30g，浙贝母 30g，生牡蛎（先煎）15g，制鳖甲（先煎）30g，王不留行 30g。

15 剂，水煎服，1 剂／日，分两次服用。

患者用上方加减，服用月余，诸症皆有改善，体重下降 3kg 左右。因上学，未再服药。

【**按语**】 西医学中脂肪肝、高脂血症、肥胖症等均属津液代谢异常，故以五苓散温阳化气、利湿行水来治疗。崔师临证，多从脾虚兼痰湿论治，该患者肥胖，吐痰，故用三子养亲汤、枳术丸加减以化痰健脾治疗；冬瓜皮、大腹皮利水消肿；泽泻、泽兰、炒苍术、鬼箭羽能够祛湿健脾、活血利水，可用于治疗"三高"。因患者重度脂肪肝，故给予消瘰丸、制鳖甲、王不留行、海藻以软坚散结；决明子清肝、降脂；虽然大便每天 2~3 次，但患者舌红有裂纹，牙龈出血，口干口苦，仍是有热象，用大黄以通腑泄热。患者因上学未能复诊用药，随访告知吐痰好转，体重略减，脂肪肝未复查。但以此案可知崔师治疗血浊、肥胖、脂肪肝之思路。

第八章

肢体经络病证

肢体即四肢和外在的躯体，与经络相连，具有防御外邪、保护内脏等作用，以气血通利为顺，因气血瘀滞或不荣失养为病。经络是经脉和络脉的总称，纵横交错、遍布全身，沟通脏腑表里阴阳，是运行气血、输布营养、维持机体生命活动的网络，在病理情况下痹阻不通、戕伐脏腑。

肢体经络病证主要以肢体功能障碍为临床表现，以经络闭阻不通、失养不荣、脏腑功能失调为内在病机，本章主要阐释腰痛、痹证。因涉及范围较广，不便归为某单一脏腑进行论治，故而单列。临床应将肢体经络病证与他系病证互参，辨证施用。

第一节　腰　痛

一、病证概述

腰痛又称腰脊痛，是以腰脊或脊旁部位疼痛为主症的疾病。有急性和慢性之分。急性腰痛病程较短，腰部多拘急疼痛、刺痛，脊柱两旁常有明显的按压痛；慢性腰痛，病程较长，时作时止，腰部多隐痛或酸痛。

《内经》已有"腰痛"病名，《素问·脉要精微论》《素问·刺腰痛》《素问·骨空论》等篇章表明，本病病因与肾精亏虚、外邪侵袭、外伤瘀血、情志内伤等有关；病位在肾，与督脉相关，病性以虚为主。后世医家在此基础上不断发挥，继续丰富对腰痛病因、病机、治则等方面的认识，创制甘姜苓术汤、肾气丸、独活寄生汤、青蛾丸等行之有效的方剂。

范围：西医学中的腰肌纤维炎、强直性脊柱炎、腰椎骨质增生、腰椎间盘病变、腰肌劳损等腰部病变均属于本病范畴，可参照本节辨证论治。

二、诊断与鉴别诊断

（一）诊断要点

1.急性腰痛，病程较短，轻微活动即可引起一侧或两侧腰部疼痛加重，脊柱两旁常有明显的按压痛。

2.慢性腰痛，病程较长，缠绵难愈，遇劳则剧，按之则舒。可因体位不当、劳累过度、天气变化等因素诱发或加重。

3.常有居处潮湿阴冷、涉水冒雨、跌仆闪挫、劳累过度等相关病史。

4.辅助检查：血常规、尿常规、抗链球菌溶血素"O"、红细胞沉降率、类风湿因子检查，腰椎、骶髂关节 X 线、CT、MRI 等检查，以及肾脏、妇科相关检查有助于本病的诊断与鉴别诊断，可明确病变部位与损伤程度。

（二）鉴别诊断

1.**背痛** 背痛是指由于身体某组织受伤或怀孕、肥胖、不佳的静态姿势等所致的背脊以上部位出现疼痛的症状。

2.**尻痛** 尻痛是尻骶部位的疼痛。

3.**胯痛** 胯痛是指尻尾以下及两侧胯部的疼痛。

4.**肾痹** 肾痹是指腰背强直弯曲、不能屈伸、行动困难而言，多由骨痹日久发展而成。

三、辨证论治

腰痛为病，需辨别外感内伤。外感腰痛，多起病较急，腰痛明显，常伴表证，多属实；内伤腰痛，多起病隐袭，腰部酸痛，病程缠绵，常伴有脏腑症状，多属虚；跌仆闪挫所致者，起病急，疼痛部位固定，多属瘀血为患，亦以实证为主。

同时，辨清病理性质亦对治疗有较大帮助。腰部冷痛，得热则舒，足寒肢冷，为寒；腰部疼痛重着，难以转侧，身体困重，为湿；腰部热痛，身热汗出，小便热赤，为热；腰痛如刺，痛处拒按，多为闪挫或瘀血；腰痛酸软无力，劳则为甚，多属肾虚。

治则方面，邪实者，当祛邪通络，并根据病理因素的不同，予以不同治法，寒湿宜温化，湿热宜清利，血瘀当活血；正虚者，当补肾益精，或温阳益气，或滋阴养血；本虚标实，虚实夹杂者，应分别主次，兼顾用药。实证经治邪去大半后，酌予补肾培本，以求巩固。

1. 寒湿腰痛证 症状：腰部冷痛重着，转侧不利，静卧病痛不减，寒冷或阴雨天加重，舌质淡、苔白腻，脉沉而迟缓。证机概要：寒湿闭阻，滞碍气血，经脉不利。治则：散寒行湿，温经通络。代表方：甘姜苓术汤。

2. 湿热腰痛证 症状：腰部疼痛，重着而热，暑湿阴雨天气加重，活动后或可减轻，身体困重，小便短赤，舌质红、苔黄腻，脉濡数或弦数。证机概要：湿热壅遏，经气不畅，筋脉不舒。治则：清热利湿，舒筋止痛。代表方：四妙丸。

3. 瘀血腰痛证 症状：腰痛如刺，痛有定处，痛处拒按，日轻夜重，轻者俯仰不便，重者不能转侧，舌质暗紫，或有瘀斑，脉涩。部分患者有跌仆闪挫病史。证机概要：瘀血阻滞，气血不通，经脉闭阻。治则：活血化瘀，通络止痛。代表方：身痛逐瘀汤。

4. 肾虚腰痛

（1）肾阴虚证 症状：腰部隐隐作痛，酸软无力，缠绵不愈，心烦少寐，口燥咽干，面色潮红，手足心热，舌红少苔，脉弦细数。证机概要：肾阴不足，腰脊失于濡养。治则：滋补肾阴，濡养筋脉。代表方：左归丸。

（2）肾阳虚证 症状：腰部隐隐作痛，酸软无力，缠绵不愈，局部发凉，喜温喜按，遇劳更甚，卧则减轻，常反复发作，面色㿠白，肢冷畏寒，舌质淡、苔薄白，脉沉细无力。证机概要：肾阳不足，腰脊失于温煦。治则：补肾壮阳，温煦经脉。代表方：右归丸。

四、临床验案

案 1

李某，女，35 岁，2012 年 5 月 12 日初诊。

主诉：腰痛 2 年，加重 2 周。

病史：患者 2 年来腰背酸痛，喜揉喜按，遇劳加重，休息后减轻，时有胸闷，善太息，多梦，纳食可，二便调，直腿抬高试验阳性。舌质淡、苔白稍厚，脉沉弱。

辅助检查：2011 年 8 月腰椎 CT 检查示：L$_{4-5}$ 椎间盘急性突出。

中医诊断：腰痛（肾虚腰痛、瘀血阻络）。

西医诊断：腰椎间盘突出症。

处方：自拟益肾止痛汤合活络效灵丹加减。

川革薢 30g，狗脊 15g，补骨脂 20g，骨碎补 20g，黄芪 30g，当归 15g，木瓜 15g，土元 30g，续断 25g，桑寄生 30g，盐杜仲 30g，刘寄奴 15g，肉桂 5g，丹参 30g，乳香 15g，没药 15g，熟地黄 24g，山萸肉 15g，山药 15g，砂仁（后下）15g，甘草 6g。

15 剂，水煎服，1 剂 / 日，分两次服用。

二诊（2012 年 5 月 28 日）：症见腰痛减轻，但仍酸痛，胸闷减轻，胃胀痛，纳眠可，二便调，舌质淡、苔薄白，脉沉。

上方加百合 30g，乌药 15g。

7 剂，水煎服，1 剂 / 日，分两次服用。

三诊（2012 年 6 月 8 日）：症见腰痛大减，胃胀痛愈，胸闷愈，纳眠可，二便调。继服首方 3 周，1 年后随访，未见复发。

【**按语**】 腰痛病位在腰，与肾及足太阳、足少阴、冲、任、督、带等经脉关系密切。初发多属实证，可因感受寒湿、湿热等外邪以及跌仆损伤等引起，病久多以肾虚最为常见。《杂病源流犀烛·腰脐病源流》云："腰痛，精气虚而邪客病也。……肾虚，其本也；风、寒、湿、热、痰饮、气滞、血瘀、闪挫，其标也。或从标，或从本，贵无失其宜而已。"说明腰痛的发病机制多为本虚标实，肾中精气亏虚为本，风、寒、湿、热诸邪及跌仆损伤为标，肾虚为发病的关键，故腰痛的治疗，应以补肾益精、活血通络止痛为其治疗原则。崔师自拟益肾止痛汤，药物组成：川萆薢、狗脊、补骨脂、骨碎补、当归、木瓜、土元、小茴香、续断、桑寄生、盐杜仲、核桃仁。方中续断、桑寄生、杜仲补肝肾、强筋骨；川萆薢祛风除湿，通络止痛，《神农本草经》载该药"主腰背痛，强骨节，风寒湿周痹，恶疮不瘳"；补骨脂、核桃仁温补肾阳，是青蛾丸的主药；狗脊、木瓜舒筋活络、祛湿除痹；骨碎补入肾治骨，能活血散瘀止痛，为伤科要药；土元破血逐瘀止痛，《本草经疏》云"治跌打仆损，续筋骨有奇效"，土元研末装胶囊，每粒含生药0.5g，每次服6粒，治疗跌打损伤所致腰痛效佳；当归活血行气止痛；小茴香温肾暖肝，散寒止痛。

本案患者腰痛已2年，久病多瘀，久病多虚，故用熟地黄、山萸肉、山药滋补肝脾肾三脏，以补肾阴为主；丹参、乳香、没药与自拟益肾止痛汤中当归相配，即为活络效灵丹，通经活络、活血化瘀；黄芪以补气行血；肉桂以温经通脉。二诊时，加百合、乌药以行气和胃止痛。

案 2

吕某，男，42岁，2013年10月5日初诊。

主诉：腰痛3年，加重1个月。

病史：患者3年前因弯腰时间过长而致腰痛，迁延至今。现腰部隐隐作痛，酸软无力，遇寒加重，腰部僵硬，可因咳嗽及体位改变引发腰痛，脾气急躁。纳眠可，二便调。舌体胖大、边有齿痕，舌质紫、苔白厚，脉沉弦有力。

中医诊断：腰痛（肾虚腰痛、瘀血阻络）。

西医诊断：腰肌劳损。

处方：自拟益肾止痛汤合栀子豉汤加减。

川萆薢30g，狗脊15g，骨碎补15g，补骨脂15g，当归15g，木瓜

15g，土元 15g，续断 30g，桑寄生 30g，盐杜仲 30g，焦栀子 15g，淡豆豉 15g，延胡索 30g，核桃仁 2g 为引。

7 剂，水煎服，1 剂 / 日，分两次服用。

二诊（2013 年 10 月 12 日）：症见腰痛减轻，急躁缓解，腰部仍僵硬，舌质紫、苔白，脉沉。

首方加丹参 30g，乳香 15g，没药 15g。

7 剂，水煎服，1 剂 / 日，分两次服用。

三诊（2013 年 10 月 19 日）：症见腰痛明显减轻，腰部僵硬感消失，舌质淡、苔白，脉沉。继服二诊方 2 周，痊愈。

【按语】 患者腰痛日久，久病及肾、久病入血，故崔师以自拟益肾止痛汤补肾益精、活血通络止痛。兼见患者心烦急躁，故首方合栀子豉汤之焦栀子、淡豆豉清热除烦；以延胡索增强活血行气止痛之效。二诊时，合活络效灵丹之丹参、乳香、没药，以增行气养血、通络止痛之功。抓准病机，效如桴鼓，三诊续服巩固 2 周，腰痛止。

案 3

张某，女，46 岁，2013 年 11 月 12 日初诊。

主诉：腰痛 5 年。

病史：患者 5 年来全腰痛，近 1 周加重，夜间痛剧，活动后加重，右侧肩胛下时疼痛，颈项僵硬，末次月经 9 月 18 日，量少淋漓、色黑，近半年来月经无规律，1~2 个月 1 行。多梦，纳可，小便黄，大便可，1 次 / 日，易急躁，急则欲大便，舌尖痛、涩、麻木、眼睑水肿；舌质红紫、水滑、苔薄黄，脉沉弱。

中医诊断：腰痛（脾肾两虚）。

西医诊断：腰痛。

处方：二仙汤、二至丸、丹栀逍遥散、甘麦大枣汤合黄芪桂枝五物汤加减。

丹皮 15g，焦栀子 15g，柴胡 12g，当归 15g，赤芍 15g，白芍 15g，茯苓 30g，土炒白术 30g，薄荷（后下）10g，桂枝 15g，生黄芪 30g，女贞子 20g，旱莲草 20g，浮小麦 50g，川断 30g，土元 15g，知母 15g，盐黄柏 15g，夜交藤 60g，淫羊藿 30g，仙茅 15g，补骨脂 30g，甘草 10g，大枣（切开）5 枚。

7 剂，水煎服，1 剂 / 日，分两次服用。

二诊（2013 年 12 月 3 日）：患者服上药后，睡眠可，腰痛缓解不明显，现腰后部正中痛，右背痛，耳鸣，夜间明显，末次月经 9 月 18 日，停经 2 个月，纳眠可，小便黄，大便可，3 次 / 日，服药期间急躁加重，停药后稍缓。急躁时则下肢不适，紧张感，双下眼睑水肿、痒。舌木稍减，舌体胖大，质紫、苔薄黄，脉沉。

处方： 二仙汤、丹栀逍遥散、栀子豉汤合甘麦大枣汤。

柴胡 12g，当归 15g，赤芍 15g，白芍 15g，茯苓 30g，土炒白术 30g，薄荷（后下）10g，丹皮 15g，焦栀子 15g，淡豆豉 15g，青皮 10g，仙茅 15g，淫羊藿 30g，知母 15g，盐黄柏 15g，巴戟天 20g，桂枝 15g，土元 15g，川断 30g，石菖蒲 12g，盐杜仲 30g，甘草 10g，浮小麦 30g，远志 15g，大枣（切开）5 枚。

7 剂，水煎服，1 剂 / 日，分两次服用。

三诊（2014 年 1 月 7 日）：诉服上方后眠差、腰痛、耳鸣明显好转，现外感咳嗽 1 月余，遇凉则咳嗽，无痰，时咽痒，早晚咳重，暗哑，有鼻音，怕冷，手足凉，肩背酸困，无汗。末次月经 2013 年 12 月 16 日，经行 3 天，色暗量少，有血块，大便可，1 次 / 日，小便黄，舌体胖大，质紫、有点刺、苔中根部黄，脉浮滑。

青皮 10g，陈皮 10g，清半夏 15g，茯苓 30g，杏仁 10g，前胡 10g，桔梗 15g，僵蚕 30g，黄芩 15g，百部 30g，炒车前子（布包）15g，蝉蜕（后下）10g，地龙 15g，旋覆花 15g，金荞麦根 30g，炙枇杷叶 15g，桑白皮 15g，炙紫菀 30g，当归 15g，甘草 10g。

7 剂，水煎服，1 剂 / 日，分两次服用。

【按语】 患者以腰痛 5 年来诊，常规思维当以温补肾阳、祛湿除痹之法，而崔师思路，考虑的是人，而非一个腰痛病，结合年龄、月经情况，虽诊断为腰痛，但是患者急则欲便，明显有肝郁脾虚的表现，又因肾虚为本，故针对病本，从脏躁出发，以二仙汤、丹栀逍遥散、二至丸、甘麦大枣汤为合方，加入黄芪桂枝五物汤益气温经，和血通痹，补骨脂补肾阳、土元通络；二诊时患者腰痛缓解不明显，甚至服药出现急躁，崔师不急于易方，考虑患者急躁、紧张、双眼睑肿痒，"诸痛痒疮，皆属于心"，一派心肝火旺之象，去黄芪、补骨脂、土元，改栀子豉汤以清火，青皮疏肝；桂枝甘草、菖蒲、远志，治法从心。1 个月后因他病来诊，诉诸症缓解，可见已不影响日常生活。非胸有定见，敢担此乎？

案 4

张某，2018 年 3 月 10 日初诊。

主诉： 腰痛 10 余天。

病史： 患者诉驾车 2 天久坐后，左侧腰部疼痛麻木连及左侧臀部，伴颈部疼痛，纳眠可，大便调，1 次 / 日。舌体胖大、变有齿痕，舌质暗透紫、有点刺，苔黄，脉弦细。

中医诊断： 腰痛（肝肾亏虚、气滞血瘀）。

西医诊断： 腰痛。

处方： 自拟益肾止痛汤加减。

川草薢 20g，狗脊 10g，补骨脂 15g，骨碎补 15g，当归 15g，木瓜 15g，西茴 10g，土元 15g，川断 25g，盐杜仲 20g，甘草 10g，核桃仁 2 个。

7 剂，水煎服，1 剂 / 日，分两次服用。

患者服上方后症状减轻，继续加减调治月余而愈。

【按语】 腰痛病位在腰，而腰为肾之外府，加之患者为久坐劳累后诱发，故病虽曰浅，仍责之于肾；舌暗透紫、脉弦细提示内有瘀血，故证属肝肾亏虚、气滞血瘀，治疗应滋补肝肾、濡养筋脉，行气活血、化瘀止痛。崔教授自拟益肾止痛汤，方中重用川断、杜仲以补肝肾、强腰脊，臣以补骨脂、核桃仁以补肾阳，佐以川萆薢、木瓜、狗脊除湿通络，骨碎补、土元、当归活血行气止痛，共奏补肾壮骨，活血通络止痛之功，组方灵活，用药精妙，效如桴鼓。

第二节　痹　证

一、病证概述

痹证是以肢体关节、筋骨、肌肉等处发生疼痛、酸楚、重着、麻木，或关节屈伸不利、僵硬、肿大、变形及活动障碍为主症的疾病。

《素问·痹论》专篇讨论了痹证的病因病机及证候分类。指出病因以感受风、寒、湿邪为主，体现痹证可因病邪偏盛进行分类的思想。此外，按感邪病位分为五体痹（皮痹、肌痹、脉痹、筋痹和骨痹）。若病邪深入，内传于五脏六腑，可致五脏痹。东汉·张仲景有"湿痹""血痹""历节病"名，载有乌头汤、桂枝芍药知母汤、防己黄芪汤等方剂；唐·孙思邈首载独活寄生汤、犀角汤；唐·王焘称为"白虎病"；宋·严和称"白虎历节"；元·朱丹溪首次用"痛风"病名，载二妙丸、趁痛散、上中下痛风通用方；明·王肯堂有"鹤膝风""鼓槌风"病名；清·王清任创身痛逐瘀汤。

范围：西医学的风湿性关节炎、类风湿关节炎、骨关节炎、强直性脊柱炎、痛风、坐骨神经痛、肩关节周围炎等属本节范畴，可参照本节辨证论治。

二、诊断与鉴别诊断

（一）诊断要点

1.肢体关节、肌肉疼痛、酸楚、麻木、重着，屈伸不利，或疼痛游走不定，甚则关节剧痛、肿大、强硬、变形、活动障碍等临床表现是痹证诊断的主要依据。

2. 发病及病情的轻重常与先天禀赋、劳累以及气候的寒冷、环境的潮湿、饮食不当有关。

3. 不同年龄的发病与疾病的类型有一定的关系。某些痹证的发病与禀赋不足有关。

4. 辅助检查：抗链球菌溶血素"O"、红细胞沉降率、C反应蛋白、HLA-B27检测、类风湿因子、血清抗核抗体、血尿酸检测以及X线、CT和MRI等检查常有助于本病的诊断，亦可明确病变部位与损伤程度。

（二）鉴别诊断

痿证 痹证是由风、寒、湿、热之邪侵袭肌腠经络，痹阻筋脉关节而致；痿证则以邪热伤阴，五脏精血亏损，经脉肌肉失养为患。二者的鉴别要点首先在于痛与不痛。痹证以关节疼痛为主，而痿证则为肢体痿弱不用，一般无疼痛症状。其次要观察肢体的活动障碍，痿证是无力运动，痹证是因痛而影响活动。此外，部分痿证病初即有肌肉萎缩，而痹证则是由于疼痛甚或关节僵直不能活动，日久废而不用导致肌肉萎缩。

三、辨证论治

大凡痹痛，游走不定者为行痹，属风邪盛；痛势较甚，痛有定处，遇寒加重者为痛痹，属寒邪盛；关节酸痛、重着、漫肿者为着痹，属湿邪盛；关节肿胀，肌肤红，灼热疼痛为热痹，属热邪盛。关节疼痛日久，肿胀局限，或见皮下结节者为痰；关节疼痛部位固定，僵硬，变形，疼痛不移，肌肤紫暗或有瘀斑者为瘀。

痹证初起，多以邪实为主，有风寒湿与风湿热之不同；病久多属正虚邪实，虚中夹实。其正虚者，有气血亏虚、肝肾不足主次不同。邪实者，痰瘀痹阻，或兼风寒湿热之邪。

痹证治疗应以祛邪通络、宣痹止痛为基本原则。根据邪气的性质，分别予以祛风、散寒、除湿、清热、化痰、行瘀、舒筋通络之法。久痹正虚者，应重视扶正，以补益肝肾、益气和血为法。虚实夹杂者，宜标本兼顾。此外，还当注重多法联用，杂合以治。明·李中梓提出"治风先治血，血行风自灭"的思想，可供临床参考。

1. 风寒湿痹证 症状：肢体关节、肌肉疼痛，或游走不定，或遇寒加重，得热痛缓，或肢体关节酸楚重着，肿胀散漫，或肌肤麻木不仁，关节屈伸不利，舌质淡、苔薄白或白腻，脉弦紧或濡缓。证机概要：风寒湿邪留滞经络，气血闭阻不通。治则：祛风散寒，除湿通络。代表方：蠲痹汤。

2. 风湿热痹证 症状：关节疼痛，局部灼热红肿，痛不可触，得冷则舒，或疼痛游走不定，活动不利。或见肌肤红斑，发热，汗出，口渴，烦躁，溲赤，舌质红、苔黄或黄腻，脉滑数或浮数。证机概要：风湿热邪壅滞经脉，气血闭阻不通。治则：清热通络，祛风除湿。代表方：白虎加桂枝汤或宣痹汤加减。前方清热宣痹，用于风湿热痹，热象明显者；后方清热利湿，宣痹通络，适用于风湿热痹，关节疼痛明显者。

3. 寒热错杂证 症状：关节灼热肿痛，遇寒加重，或关节冷痛喜温，手心灼热，恶风怕冷，口干口苦。尿黄，舌红、苔白或黄，脉弦或紧或数。证机概要：寒郁化热，或经络蓄热，客寒外侵，闭阻经脉。治则：温经散寒，清热除湿。代表方：桂枝芍药知母汤。

4. 痰瘀痹阻证 症状：关节肌肉刺痛，固定不移，或关节肌肤紫暗、肿胀，按之较硬，肢体顽麻或重着，甚则关节僵硬变形，屈伸不利，有硬结、瘀斑，或胸闷痰多，舌质紫暗或有瘀斑、舌苔白腻，脉弦滑或涩。证机概要：痰瘀互结，闭阻经络，留滞肌肤。治则：化痰行瘀，蠲痹通络。代表方：双合汤。

5. 气血虚痹证 症状：关节疼痛、酸楚，时轻时重，气候变化、劳倦活动后加重，神疲乏力，面色少华，形体消瘦，肌肤麻木，短气自汗，唇甲淡白，头晕目花，舌淡苔薄，脉细弱。证机概要：风寒湿邪久留经络，气血亏虚，经脉失养。治则：益气养血，和营通络。代表方：黄芪桂枝五物汤。

6. 肝肾虚痹证 症状：关节疼痛经久不愈，时轻时重，腰膝酸软，疲劳时加重，关节屈伸不利，肌肉瘦削。或伴畏寒肢冷，阳痿，遗精；或伴骨蒸劳热，心烦，口干。舌质淡红、苔薄白或少津，脉沉细或细数。证机概要：肝肾不足，筋骨失养。治则：培补肝肾，通络止痛。代表方：独活寄生汤。

从痹证的病变过程来看，风寒湿痹、风湿热痹多见于病之初起。体虚者亦可起病即见虚实夹杂。日久不愈者，可见痰瘀痹阻和气血、肝肾亏虚，本虚标实。也可因病邪随体质从化或郁化呈现寒热错杂之证。临证应综合分析，按主次处理，诸法复合应用。

四、临床验案

 案 1

樊某，男，30岁，2016年8月16日初诊。

主诉： 腰背僵硬5年。

病史： 患者近5年来腰背僵硬、酸痛，于当地医院（不详）诊断为"强直性脊柱炎"。刻下症见：腰背僵硬、酸痛，双侧髋部、右腿疼痛，下肢无力，恶寒，纳眠可，大便溏、1~2次/日。舌质紫、苔白厚，脉沉弦。

中医诊断： 痹证（肝肾亏虚、痰瘀痹阻）。

西医诊断： 强直性脊柱炎。

处方： 自拟蠲痛护脊汤、苍术厚朴汤合四妙散加减。

穿山龙30g，乌梢蛇30g，羌活15g，独活15g，肉桂10g，桂枝12g，桑寄生30g，鸡血藤30g，忍冬藤30g，络石藤30g，威灵仙30g，补骨脂30g，骨碎补30g，鹿角霜30g，狗脊15g，土元15g，地龙20g，炒苍术30g，炒白术30g，川厚朴15g，清半夏15g，生南星15g，藿香15g，茯苓30g，盐黄柏15g，川牛膝20g，生薏苡仁50g，熟地黄24g，川芎15g，甘草10g。

7剂，水煎服，1剂/日，分两次服用。

二诊（2016年9月6日）：患者服上药后诸症皆轻，腰背僵硬、酸痛、恶寒明显缓解。现觉腰背仍疼痛、走窜感明显。纳眠可，大便稀，1次/日。舌质暗透紫气、苔黄腻稍厚，脉细滑。

处方： 独活寄生汤合自拟蠲痛护脊汤加减。

羌活 15g，独活 15g，桑寄生 30g，秦艽 15g，防风 15g，细辛 10g，炒苍术 30g，盐黄柏 12g，川芎 15g，当归 12g，熟地黄 24g，赤芍 15g，肉桂 30g，茯苓 30g，络石藤 30g，穿山龙 30g，乌梢蛇 30g，威灵仙 20g，骨碎补 30g，补骨脂 15g，生南星（先煎）30g，清半夏 15g，延胡索 30g，制乳香 15g，制没药 15g，桂枝 10g，甘草 10g。

15 剂，水煎服，1 剂 / 日，分两次服用。

三诊（2016 年 9 月 19 日）：服药后腰背仍疼痛、走窜感减弱，但仍有。舌质透紫气、苔白厚，脉细滑。

二诊方加炒白术 30g，生薏苡仁 60g，鸡血藤 20g，土元 15g，泽泻 15g，泽兰 15g，地龙 15g，生黄芪 30g，青皮 9g，陈皮 9g。

7 剂，水煎服，1 剂 / 日，分两次服用。

四诊（2016 年 9 月 27 日）：患者诉近来腰背疼痛，每遇阴天下雨时加重，纳眠可，大便可、2 次 / 日。舌体胖大、边有齿痕，舌质红，苔白厚腻，脉细滑数。

首方改藿香为 30g，炒白术 45g；改炒苍术 45g，改生半夏（先煎）30g，生南星（先煎）30g；又加制附子（先煎）10g，川草薢 30g。

15 剂，水煎服，1 剂 / 日，分两次服用。

患者服上方后症状减轻，继续加减调治月余而痛消。后期间断服药，以控制病情。

【按语】 中医古籍中并无强直性脊柱炎的病名，根据其腰背僵痛，活动不利，骨骼变形，病程反复缠绵等临床特点，现代医家多将其归为"痹证""大偻"的范畴。本病病机为本虚标实：肾虚为本，风寒湿热等病邪内侵为标，总体为虚实夹杂之证。正如明·王肯堂《证治准绳》中述："痹病有风、有湿、有寒、有热……皆标也；肾虚其本也。"现代医家在此认识上继续拓展，国医大师路志正认为，痰浊、瘀血等病理产物会在强直性脊柱炎较长的疾病进展过程中因虚而生，故临床应在补肾强脊、祛风、散寒、清热的同时，增加化瘀、逐痰之法，标本兼顾。

崔师博采众长，以自拟蠲痛护脊汤益肾强脊，逐痰祛瘀止痛。方药组成：穿山龙，乌梢蛇（或白花蛇），羌活，独活，桂枝，桑寄生，鸡血藤，忍冬藤，络石藤，威灵仙，补骨脂，骨碎补，当归，赤芍，川芎，甘草。方中穿山龙、乌梢蛇合用为君，祛风除湿，补虚通络；现代药理研究表明，穿山龙具有抗炎镇痛、抗变态反应等多种药理作用，可改善关节肿胀、疼痛等症状。虫类药乌梢蛇搜风通络止痛，是为"搜剔动药"；而疼痛久治不已、关节僵直、骨节变形者，可易乌梢蛇为白花蛇，增强效力。羌活、独活、桂枝、桑寄生在除风湿、通经络的基础上，可补肝肾、强筋骨，益肾强脊。鸡血藤、忍冬藤、络石藤、威灵仙等藤类药通经入络止痛，此为取象比类之法：藤类药物盘根错节，缠绕蔓延，形如络脉，具有舒展、蔓延之性，多善走经络，起"引经通络止痛"之效。骨碎补、补骨脂补气温肾强筋通络。当归、赤芍、川芎养血活血，息风通络，概因"治风先治血，血行风自灭"之缘由。甘草缓急止痛，调和诸药。此外，皮下结节、关节肿大、痰浊阻络者，加生南星、半夏；关节僵直、骨节变形、疼痛瘀血较重者，加土元、地龙；腰膝酸软者，加鹿角霜、狗脊；湿热明显者，合四妙散；疼痛明显者，加丹参、制乳香、制没药、延胡索活血定痛。

本案患者腰背僵硬、酸痛日久，肝肾亏虚，以自拟蠲痛护脊汤益肾强脊，逐痰祛瘀止痛。患者腰腿疼痛、下肢无力、恶寒表明肾中阳气不足、失于温煦，故加肉桂温通经脉，鹿角霜、狗脊温肾阳，强腰膝；苔白厚提示脾虚生湿，以苍术厚朴汤之苍术、川厚朴、半夏、生南星、茯苓、生薏苡仁燥湿健脾，涤痰散结；患者双侧髋部、右腿疼痛、下肢无力，病位在下，故以四妙散之生薏苡仁、炒苍术、盐黄柏、川牛膝清热利湿，引药下行。

二诊时患者述走窜感明显，提示本病此时风邪偏盛，但病痛部位仍以腰背为主，说明肝肾亏虚为本，故以独活寄生汤合自拟蠲痛护脊汤祛风湿、止痹痛、益肝肾、补气血，在充分兼顾本病气血亏虚、肝肾不足、痰瘀痹阻、风湿内着的基本病机之外，增强祛风之效。舌苔黄腻，故加炒苍术、盐黄柏清利湿热；生南星、半夏荡涤顽痰；延胡索、制乳香、制没药逐瘀止痛。

三诊效不更方，在二诊独活寄生汤合自拟蠲痛护脊汤基础上，结合患者舌质透紫气、苔白厚，加鸡血藤、土元、地龙以增活血化瘀之功；加炒白术、生黄芪、青皮、陈皮、泽泻、泽兰以健脾化湿浊、除陈气，此为三诊化裁之意。

四诊时患者反应疼痛无走窜感，转为每遇阴天下雨时加重。下雨时外界湿气蒸腾，因同气相求，外湿引动内湿，故而下雨时加重；阴天、下雨性质属阴，此时加重表明患者阳气虚衰、不能抗邪，故本次以首诊方为基础，加重藿香、炒苍术、炒白术、半夏、生南星等健脾化湿涤痰药的用量，加附子、川草薢温肾散寒。充分体现了崔师随证变换，灵活化裁之意。

案 2

庞某，男，14岁，2017年7月8日初诊。

主诉：腰骶正中部疼痛1月余。

病史：患者1个多月来腰骶正中部疼痛，晨起时、久坐后明显。于郑州市某医院诊断为"强直性脊柱炎"，服醋氯芬酸缓释片、风湿骨痛片后有所缓解，但效不理想，遂来就诊。刻下症见：腰骶正中部疼痛，余无不适。纳眠可，大便可、1次/日。舌质红、苔中部黄厚，脉滑（右手反关）。

辅助检查：2017年6月13日于郑州某临床检验中心查人类白细胞分化抗原HLA-B27（+）。

中医诊断：痹证（肝肾虚痹）。

西医诊断：强直性脊柱炎。

处方：自拟蠲痛护脊汤合独活寄生汤加减。

穿山龙30g，乌梢蛇30g，羌活15g，独活45g，秦艽15g，防风15g，细辛10g，川芎15g，当归12g，生地黄24g，赤芍15g，肉桂10g，茯苓30g，党参30g，杜仲30g，络石藤20g，威灵仙15g，鸡血藤30g，川草薢30g，川断25g，甘草10g。

15剂，水煎服，1剂/日，分两次服用。

二诊（2017年7月25日）：患者诉腰骶部仍疼痛，纳眠可，大便可、1次/日。舌质红、苔黄稍厚，脉弦滑（右手反关）。

上方加苍术30g，藿香20g，盐黄柏15g，川牛膝18g，炒薏苡仁50g，制乳香12g，制没药12g。

15剂，水煎服，1剂/日，分两次服用。

三诊（2017年8月12日）：患者服药后大便稀、1~2次/日。腰骶部疼痛略缓但仍有，纳眠可，舌质红、苔白，脉弦滑数（右手反关）。

二诊方加丹参30g，制五灵脂15g，石斛30g，土炒白术30g，生南星（先煎）15g，壁虎5g，改生地黄为熟地黄24g。

15剂，水煎服，1剂/日，分两次服用。全蝎1.5g、蜈蚣1.5g，打粉装胶囊，1粒/次，3次/日，口服。

四诊（2017年8月29日）：患者服药后腹痛作泻，2~3次/日。久坐后腰骶部疼痛，纳眠可，舌质红、苔薄白，脉弦滑（右手反关）。2017年8月13日于河南省某医院查人类白细胞分化抗原HLA-B27（-）。

三诊方加土元15g，骨碎补15g，补骨脂15g，延胡索30g，川断25g，杜仲30g，改苍术为12g。

15剂，水煎服，1剂/日，分两次服用。

五诊（2017年9月16日）：患者服上方后腰骶部疼痛明显减轻，纳眠可，大便可、1次/日，舌质红、苔白，脉沉滑（右手反关）。遂守上方，随证加减调治1月余。2017年10月7日复诊时述痛止，续服15剂巩固。

【按语】 强直性脊柱炎属"痹证"范畴，本案患者疼痛部位为腰骶正中部，且在晨起、久坐劳累后明显，提示肝肾亏虚、不能濡养筋骨；又因患者年少（14岁），仍处生长发育期，肝肾原就相对不足，综合患者病证及体质，辨证为肝肾虚痹，因而选用独活寄生汤培补肝肾、通络止痛；合自拟蠲痛护脊汤之穿山龙、乌梢蛇、络石藤、威灵仙、鸡血藤以增强行气和血通络之效；加川萆薢、川断增强滋补肝肾、强筋骨之效。需要注意的是，因患者首次服药，舒筋通络作用较强的虫类药有一定毒性，故本次未使用，在后续治疗中酌情添加。二诊时，因患者疼痛明显，故加制乳香、制没药活血通络以止痛；舌苔黄厚提示内有湿热，故加藿香、四妙散芳香化浊，清利湿热。三诊时，加丹参、五灵脂，合二诊方之制乳香、制没药为活络效灵丹，活血化瘀，通络止痛；加石斛清热养阴；加虫类药壁虎、全蝎、蜈蚣祛风，通络止痛，攻毒散结。强直性脊柱炎病深入骨、入络，难以祛除，用通络走窜之壁虎、全蝎、蜈蚣可起到通络散结之效。在服用方法上，全蝎与蜈蚣研末装胶囊服用，一则节省药源，二则便于胃肠道吸收，增强临床疗效。其用量用法为每次 1.5g，每日 2~3 次。四诊时患者反应效佳，人类白细胞分化抗原 HLA–B27 指标转阴。仍有久坐后腰骶部疼痛，故加骨碎补、补骨脂、川断、杜仲滋补肝肾，土元、延胡索通络止痛。崔师抓准肝肾不足之病机，同时逐瘀活血、通络止痛，耐心守方，徐徐加药，患者服药 30 剂时再行人类白细胞分化抗原 HLA–B27 检查，指标已转阴，服药 90 剂时疼痛止，历时近 4 个月，共服药 105 剂。

崔师强调，强直性脊柱炎病程日久、反复缠绵，不可因初期疼痛、僵直不减而慌忙更方，亦不可因急于一时而投药过重。投药过重必伤正，且活血定痛之乳香、没药、五灵脂等药香烈辛苦，舒筋通络的虫类药如全蝎、蜈蚣、壁虎、地龙、白花蛇、乌梢蛇等性多辛温，作用猛烈，有一定毒性，若用量过度，往往引起恶心、呕吐或其他不良反应，因此须减其药味和剂量，或自低剂量开始，逐渐增加药量、药味。

第九章

妇科疾病

　　中医妇科又称"带下医"，包含"经、带、胎、产、崩、漏"等诸多病证，妇人生理特点为肾气盛，任脉通，太冲脉盛，月事以时下，与冲、任、督、带脉等经络及女子胞、肝、心、脾、肾等脏腑功能相关，其中尤以女子胞关系最为密切。女子胞位于位于小腹正中，带脉之下，膀胱之后，直肠之前，下接阴道，又称"胞宫、子宫、子脏、胞脏、子处"等，主要生理功能是主持月经和孕育胎儿。脏腑经脉气血及天癸作用于胞宫，则月经产生，天癸竭绝，则月经闭止；而天癸是由肾精及肾气充盈到一定程度所产生的精微物质，在"天癸"的促发下，女子胞发育成熟，月经来潮，应时排卵，为孕育胎儿准备条件，当阴阳交媾，两精相合，受孕之后，月经即停止来潮，脏腑经络血气皆下注于冲任，到达胞宫以养胎，因此冲任二脉气血充盛是女子胞主持月经、孕育胎儿的生理基础。此外女子胞直接或间接与十二经脉相通，禀受脏腑之气血，泄而为经血，藏而育胞胎。

　　妇科疾病多为感受六淫邪气或七情太过、房劳多产、痰饮瘀血等内生病理产物所引起。如冲任气血不足，经血乏源，或寒凝痰瘀阻滞，冲任气血不畅，使月经量明显减少，则为月经过少；若血海空虚，无血可下或冲任瘀滞，脉道不通，经不得下，则进一步发展为闭经；脏腑损伤，血海蓄溢失常，冲任二脉不能约制经血，以致经血非时而下，则为崩漏；绝经前后，肾气渐衰，阴阳平衡失调，则为脏躁；任脉不固，带脉失约，则为带下病。综上可知，妇科病证可涉及脏腑、经络、气血、津液等多个因素，临证时需谨慎辨证。

第一节　月经过少

一、病证概述

　　月经周期正常，经量明显少于平时正常经量的 1/2，或少于 20mL，或行经时间不足 2 天，甚或点滴即净者，称为"月经过少"，又称"经水涩少""经水少""经量过少"。

　　晋·王叔和《脉经·平妊娠胎动血分水分吐下腹痛证》中有"经水少"记载，认为其病机为"亡其津液"。《素问·病机气宜保命集·妇人胎产论》以"四物四两加熟地黄、当归各一两"，治疗"妇人经水少血色和者"。《万氏妇人科·调经章》根据体质虚实，提出"瘦人经水来少者，责其血虚少也，四物人参汤主之"，以及"肥人经水来少者，责其痰碍经隧也，用二陈加芎归汤主之"。《医学入门·妇人门》认为因寒因热均可导致月经过少，处理也有差别，如"来少色和者，四物汤。点滴欲闭，潮烦脉数者，四物汤去芎、地，加泽兰叶三倍，甘草少许……内寒血涩来少……四物汤加桃仁、红花、牡丹皮、葵花"。《女科证治准绳·调经门》指出："经水涩少，为虚为涩，虚则补之，涩则濡之。"

　　范围：西医学中子宫发育不良、卵巢储备功能低下等出现的月经过少可参照本病辨证治疗。

二、诊断与鉴别诊断

（一）诊断要点

　　1.**病史**　询问有无失血史、长期口服避孕药史、反复流产或刮宫等病史。

　　2.**症状**　经量明显减少，甚或点滴即净，或月经期少于 2 天，月经周期正常，也可伴月经周期异常，如月经先期、月经后期、月经先后无定期，常与月经后期并见。

　　3.**辅助检查**　①妇科内分泌激素测定对高泌乳素血症、高雄激素血症、卵巢功能衰退等的诊断有参考意义。②超声检查、宫腔镜检查可了解子宫大小、内膜厚度、形态有无异常，重点排除宫腔粘连、宫颈粘连、子宫内膜结核等器质性病变。③宫腔镜对子宫内膜结核、子宫内膜炎或宫腔粘连等有诊断意义。

（二）鉴别诊断

本病应与经间期出血、激经、胎漏、异位妊娠等相鉴别。经间期出血发生在两次月经之间，出血量明显少于一次月经量，出血时间较短，持续数小时至 2~7 天自行停止，或为带下中夹有血丝。激经妊娠早期每月仍按时少量行经。胎漏月经过期未至，阴道少量出血，或伴轻微腹痛。异位妊娠月经过期未至，阴道少量出血，或突然出现一侧下腹部撕裂样剧痛，甚至出现昏厥或休克。

三、辨证论治

1. **肾虚证**　症状：经量素少或渐少，色暗淡，质稀，腰膝酸软，头晕耳鸣，足跟痛，或小腹冷，或夜尿多，舌淡，脉沉弱或沉迟。

2. **血虚证**　症状：经来血量渐少，或点滴即净，色淡，质稀，或伴小便隐痛，头晕眼花，心悸怔忡，面色萎黄，舌淡红，脉细。

3. **血瘀证**　症状：经行涩少，色紫暗，有血块，小腹胀痛，血块排出后胀痛减轻，舌紫暗，或有瘀斑、瘀点，脉沉弦或沉涩。

4. **痰湿证**　症状：经行量少，色淡红，质黏腻如痰，形体肥胖，胸闷呕恶，或带多黏腻，舌淡、苔白腻，脉滑。

月经过少病机虽有虚实之分，但临床以虚证或虚中夹实者为多，应准确掌握其病机转化，如肾虚者，当补肾益精，养血调经。血虚者，养血益气调经。血瘀者，活血化瘀调经。痰湿者，化痰燥湿调经。肾阳不足，不能温煦脾阳，脾失健运，常可发展为肾脾两虚夹痰湿；同时，本病如伴月经后期，往往为闭经的先兆。

四、临床验案

宋某，女，33 岁，2014 年 5 月 20 日初诊。

主诉： 月经错后、月经量少 3 年。

病史： 患者自诉自 2011 年人流术后月经经常性错后 10 天左右，甚至隔月一行。月经量少，色暗，有血块。末次月经为 2014 年 3 月 7 日，至今尚未行经，自服丹栀逍遥丸不效，口服黄体酮，现已停药 3 天。纳可，平时自觉口中黏，大便常不成形，1 天 2~3 次，食油腻即腹泻。患者呈典型向心性肥胖。面色正常，面部有痤疮，前额及脸颊居多。舌质淡紫，体胖，边有齿痕，苔白厚，边涩；两寸细滑，关尺沉细带弦。

辅助检查： 2014 年 5 月 17 日于河南省郑州市某医院经腹部彩超提示：双侧卵巢均匀增大，单一切面均可见排列等大不成熟卵泡，数目均大于 12 个。内分泌激素检查：LH（黄体生成素）/FSH（促卵泡成熟素）＞ 2，且睾酮为 1.05（参考标准为 0.9）。

中医诊断： 月经过少（痰阻瘀滞）。

西医诊断： 多囊卵巢综合征（双）。

处方： 桂枝茯苓丸加减。

炒苍术 30g，制香附 15g，川牛膝 30g，薏苡仁 60g，桂枝 15g，茯苓 30g，赤芍 15g，丹皮 15g，桃仁 15g，益母草 15g，泽兰 30g，炮山甲 15g，皂刺 30g，白芷 15g，夏枯草 30g，浙贝母 30g，生牡蛎（先煎）30g，僵蚕 30g，鹿角霜 30g，熟地黄 24g，干姜 15g，甘草 10g，蝉蜕（后下）10g，地龙 15g。

7 剂，水煎服，1 剂 / 日，分两次服用。

二诊（2014 年 6 月 17 日）：患者诉服上药后效可，因工作繁忙而自取中药 10 剂。前日已开始行经，经色、量较前改善。时觉乏力、腰酸。舌质淡紫、体胖、苔薄白，脉细弱。

生黄芪 30g，当归 15g，熟地黄 30g，山茱萸 30g，山药 30g，川牛膝 30g，威灵仙 30g，鸡血藤 15g，茯苓 30g，赤芍 15g，桂枝 15g，丹皮 15g，桃仁 15g，炮山甲 15g，皂刺 30g，土炒白术 30g，夏枯草 30g，浙贝母 30g，生牡蛎（先煎）30g，僵蚕 30g，路路通 30g，五灵脂 15g，制鳖甲（先煎）30g，炒白芥子 20g，丹参 15g，海藻（洗净）30g，甘草 10g，益母草 12g。

15 剂，水煎服，1 剂/日，分两次服用。

三诊（2014 年 7 月 22 日）：患者期间停药半月，月经至今仍未至。自诉近一周来小腹疼痛、乳房胀，纳眠可，不慎吃凉物后腹泻，1 天 3~4 次。余无不适。舌质淡紫、体胖、苔白，脉沉细。

桂枝 15g，茯苓 30g，丹皮 15g，桃仁 15g，红花 15g，川牛膝 30g，夏枯草 30g，浙贝母 30g，皂刺 30g，僵蚕 30g，路路通 30g，制鳖甲（先煎）30g，益母草 24g，制香附 12g，海藻（洗净）30g，昆布（洗净）30g，甘草 10g。

15 剂，水煎服，1 剂/日，分两次服用。

此患者依从性较好，坚持服药 3 个月后效可。患者于第四个月排卵期出现有拉丝样白带，纳眠可，二便可，舌尖红，点刺，苔薄白。嘱其监测卵泡、内分泌检查。后电话随访，患者于 2014 年 10 月 30 日于河南省郑州市某医院彩超检查提示：双侧卵巢均匀增大，单一切面卵泡均少于 10 个，且刻下左侧有一卵泡发育至 16mm×12mm。嘱其停药、备孕。患者于当月受孕成功。嘱其注意饮食作息，保胎为要。

【按语】 患者以月经错后、月经量少 3 年为主诉前来就诊，崔师认为其脾肾亏虚为本、痰湿阻滞致瘀为标。根据其月经周期灵活用药，平素以健脾温肾化湿为主，经前则加重活血化瘀（多用桂枝茯苓丸），经后血海空虚则加重补益之力（多用圣愈汤合肾气丸加减），故能最终取效。

第二节　闭　经

一、病证概述

本病分为原发性闭经和继发性闭经两类：前者是指年龄超过 14 岁，

第二性征未发育；或年逾 16 岁，第二性征已发育，但月经还未来潮。后者是指月经来潮后停止 6 个月或 3 个周期以上。古称"经闭""不月""月事不来""经水不通"等。

闭经首见于《内经》，《素问·阴阳别论》曰："二阳之病发心脾，有不得隐曲，女子不月。"《素问·评热病论》曰："月事不来者，胞脉闭也。"《素问·腹中论》载有治疗血枯经闭的妇科首方"四乌贼骨一蘆茹丸"。历代医家对本病的病因病机和证治多有论述。本病以持续性月经停闭为特征，临床常见，属于疑难性月经病，病程较长，病机复杂，治愈难度较大。妊娠、哺乳和围绝经期，或月经初潮后 1 年内发生月经停闭，不伴有其他不适症状者，不作闭经论。因先天性生殖器官发育异常，或后天器质性损伤而闭经者，药物治疗很难奏效，不属本节讨论范围。

范围：西医学的多囊卵巢综合征、早发性卵巢功能不全、闭经泌乳综合征、席汉综合征、卵巢肿瘤、垂体性闭经等，可参照本节内容辨证论治。

二、诊断与鉴别诊断

（一）诊断要点

1. **病史** 询问有无月经初潮延迟及月经后期病史；或反复刮宫史、产后出血史；或过度紧张劳累、过度精神刺激史；或不当节食减肥史；或疾病影响、使用药物（避孕药、镇静药、抗抑郁药、激素类）、放化疗及妇科手术史等。

2. **症状** ①性征发育症状：年龄超过 14 岁，第二性征未发育；或年龄超过 16 岁，第二性征已发育，月经还未来潮；或月经来潮后停止 6 个月或 3 个周期以上。②体格和营养状况：厌食、恶心，周期性下腹疼痛，体重改变（肥胖或消瘦）。③其他症状：婚久不孕、痤疮、多毛、头痛、复视、溢乳、烘热汗出、烦躁、失眠、阴道干涩、毛发脱落、畏寒肢冷、性欲减退等症状。

3. **体征** 妇科检查了解内外生殖器官发育情况，有无缺如、畸形、肿块或萎缩。先天发育不良、原发性闭经者,尤需注意外阴发育情况,有无处女膜闭锁及阴道病变,有无子宫偏小、畸形甚至缺如,有无卵巢缺如等。

4. 辅助检查 ①血清睾酮异常升高,超声检查一侧或双侧卵巢内小卵泡 ≥ 12 个,提示多囊卵巢综合征。②卵泡刺激素异常升高,超声见卵巢窦卵泡稀少或消失,生殖器萎缩,提示早发型卵巢功能不全。③催乳素异常升高,检查头颅 CT 或 MRI,除外垂体腺瘤等病变,提示闭经泌乳综合征。④促性腺激素(FSH、LH)水平降低,超声检查可见生殖器萎缩,提示席汉综合征。⑤基础体温(BBT)测定可一定程度上提示卵巢是否排卵。⑥子宫输卵管碘油造影可了解有无宫腔病变及宫腔粘连。

(二)鉴别诊断

本病需与生理性闭经相鉴别。生理性闭经包括妊娠期和哺乳期月经停闭;年龄在 12~16 岁的青春期女性,月经初潮 1 年内发生月经停闭;或 44~54 岁的围绝经期女性出现月经停闭。

三、辨证论治

本病以肾虚为本,以痰、瘀为标,常影响到肝、脾等脏腑,辨证注意有无虚实兼夹之证。

1. 肾虚证 症状:月经初潮来迟,或月经后期量少,渐至闭经;头晕耳鸣,腰膝酸软,小便频数,性欲降低;舌淡红、苔薄白,脉沉细;或手足心热,甚则潮热盗汗,心烦少寐,颧红唇赤,舌红、苔少或无苔,脉沉细数;或腰痛如折,畏寒肢冷,小便清长,夜尿多,大便溏薄,面色晦暗,或目眶暗黑;舌淡、苔白,脉沉弱。

2. 脾虚证 症状:月经停闭数月;神疲肢倦,食少纳呆,脘腹胀满,大便溏薄,面色淡黄;舌淡胖有齿痕、苔白腻,脉缓弱。

3. 血虚证 症状:月经停闭数月,头晕目花,心悸怔忡,少寐多梦,皮肤不润,面色萎黄,舌淡苔少,脉细。

4. 血瘀证 症状:月经停闭数月,小腹胀痛拒按,精神抑郁,烦躁易怒，胸胁胀痛，嗳气叹息，舌紫暗或有瘀点，脉沉弦或涩而有力；或冷痛拒按，形寒肢冷，面色青白，舌紫暗、苔白，脉沉紧。

5.**痰瘀互结证**　症状：月经停闭数月，带下量多，色白质稠，形体肥胖，胸脘满闷，小腹时痛，神疲肢倦，头晕目眩，舌紫暗或有瘀点，边有齿痕、苔白腻，脉滑。

闭经一证，虚多实少，根于肾，和肝、脾有着密切的关系。临床表现往往复杂多变，虚实夹杂，因此应多从患者的体质出发，进行体质辨证，痰瘀互结者，燥湿化痰，软坚散结；肾虚者，补肾益精，温补肾阳；脾虚者，健脾益气；血虚者，补养气血；血瘀者，行气活血，破血逐瘀。病情单一者，单方治之；病情复杂者，合方治之，故而能在纷繁复杂的疾病中，抓住病变的主要特征，从而达到从根本上治愈疾病的目的。另外，还要嘱患者加强自身体质锻炼，畅达情志，调整作息，以预防疾病的进展及复发。

四、临床验案

案 1

王某，女，31 岁，2018 年 7 月 27 日初诊。

主诉：闭经 1 年余，婚后未孕。

病史：患者诉患有多囊卵巢综合征 10 年余，多处就医效平，曾闭经 1 年余，在其他门诊服用中药才能行经。末次月经 6 月 30 日。小腹时有疼痛，有咽炎，晨起刷牙干呕；患者体型肥胖，口唇及上臂毛发旺盛，纳眠可，大便 2~3 次 / 日，有多囊卵巢综合征、乳腺增生病史。舌质紫、苔黄，脉涩。

彩超提示：双侧卵巢多囊样改变、子宫肌瘤。

中医诊断：①闭经（痰瘀互结）；②乳癖；③梅核气。

西医诊断：多囊卵巢综合征。

处方：桂枝茯苓丸加减，同时选用妈富隆、二甲双胍为辅配合中医治疗。

桂枝 15g，茯苓 15g，赤芍 15g，白芍 15g，桃仁 15g，川牛膝 60g，制香附 15g，茺蔚子 12g，益母草 12g，丹皮 15g，三棱 15g，莪术 30g，炒白芥子 30g，制鳖甲（先煎）30g，炮山甲 15g，皂刺 30g，夏枯草 30g，浙贝母 30g，生牡蛎（先煎）30g，僵蚕 30g，鬼箭羽 30g，泽兰 30g，刘寄奴 30g，海藻（洗净）30g，甘草 10g。

7 剂，水煎服，1 剂 / 日，分两次服用。

二诊（2018 年 7 月 31 日）：患者诉服上药后，无不适，肠鸣，纳眠可，大便 2~3 次 / 日，舌质红、苔黄，脉涩。

上方加红花 15g，菟丝子 30g，覆盆子 30g，巴戟天 30g，淫羊藿 30g。

7 剂，水煎服，1 剂 / 日，分两次服用。

三诊（2018 年 8 月 7 日）：患者诉服上药后，困乏头晕，余无不适，纳眠可，大便不成形，2~3 次 / 日，舌质红、苔黄，脉细弱。

上方加路路通 30g，生黄芪 30g。

7 剂，水煎服，1 剂 / 日，分两次服用。

患者服药 3 周后月经至，后继续加减调治月余而愈。

【按语】 患以多囊卵巢综合征 10 年余，其病程长，望诊体态偏胖，乏力，困倦，崔师认为其脾肾亏虚为本，痰瘀互结为标，应活血祛瘀，燥湿化痰，且患者心理压力大，情绪不稳定，肝气郁结，易郁而化火，故崔师以桂枝茯苓丸为基础方剂，加入大量活血祛瘀和软坚化痰药物。在用药中，崔师则打破前人常规，以海藻和甘草相配，软坚化痰之功犹著；炮山甲、皂刺穿透经络，溃坚排脓，促进了卵泡施泄，对多囊卵巢综合征之痰瘀重症有卓效故重用。崔师以中医整体辨证为主，辅助以西药治疗，在治疗多囊卵巢综合征引起的月经病及不孕症时，能够取长补短，充分发挥中医药的优势。

案 2

仇某，女，35岁，2019年12月10日初诊。

主诉：闭经1年余。

病史：患者诉既往有多次孕产史，2019年1月做流产手术后，月经至今未至，手足凉，纳眠可，二便调，大便1次/日，舌质暗红、苔黄腻，脉沉滑数。

中医诊断：闭经（血瘀）。

处方：血府逐瘀汤加减。

桃仁10g，红花15g，当归15g，赤芍15g，白芍15g，川芎15g，生地黄18g，熟地黄18g，柴胡15g，炒枳实15g，川牛膝60g，桔梗15g，制香附15g，茺蔚子12g，益母草12g，生水蛭10g，土元15g，炒苍术15g，泽兰30g，菟丝子30g，生黄芪30g，淫羊藿30g，甘草10g，蚕沙30g。

7剂，水煎服，1剂/日，分两次服用。

二诊（2019年12月31日）：患者服用上方3周后，少量经至，纳眠可，大便调，1次/日，舌质红、苔黄厚、水滑，脉沉滑。改用小柴胡汤，加减如下：

柴胡15g，黄芩15g，清半夏15g，党参30g，北沙参30g，汉防己12g，生黄芪30g，熟地黄24g，菟丝子30g，巴戟天30g，黄精30g，土炒白术15g，制附子（先煎）12g，吴茱萸9g，川断25g，杜仲30g，丹参30g，甘草10g，生姜3片，大枣（切开）5枚。

后坚持调治月余而愈。

【按语】 崔师认为闭经的治疗原则是根据病证情况，虚者补而通之，实者泻而通之。通过补益之法，使气血恢复，脏腑平衡，血海充盛，则经自行；若因病而致经闭，又当先治原发疾病，待病愈则经可复行；经仍未复潮者，再辨证治之。该患者有多次流产病史，属于创伤所引起的继发性闭经，创伤后瘀血内停，日久致肝失条达，气机郁滞，气滞加重血瘀，瘀阻冲任，血海不能满溢，故月经停闭，因此选用血府逐瘀汤为基础方，并伍用疏肝之香附，破血之水蛭，补脾之黄芪，益肾之菟丝子、淫羊藿等，诸药合而用之，使全方活血与行气相伍，既行血分瘀滞，又解气分郁结，祛瘀与养血同施，使活血而不耗血，行气而不伤阴。

第三节　崩　漏

一、病证概述

崩漏是月经的周期、经期、经量发生严重失常的病证，是指经血非时暴下不止或淋漓不尽，前者谓之崩中，后者谓之漏下。崩与漏出血情况虽不同，然二者常互相转化，交替出现，且其病因病机基本相同，故概称崩漏。本病属妇科常见病，也是疑难急重病证。可发生于从月经初潮后至绝经的任何年龄，足以影响生育，危害健康。

崩证首见于春秋战国时期成书的《素问·阴阳别论》，指出"阴虚阳搏谓之崩"，泛指一切下血势急之妇科血崩证。

漏下首见于张仲景《金匮要略·妇人妊娠病脉证并治》："妇人宿有癥病，经断未及三月，而得漏下不止者……其癥不去故也，当下其癥，桂枝茯苓丸主之。"首先提出"漏下"之名和宿有癥病，又兼受孕，癥瘤害胎下血不止，以及瘀阻冲任、子宫之病机、治法及方药。又在《金匮要略·妇人杂病脉证并治》中指出了妇人年五十，病下血数十日不止，温经汤主之，是冲任虚寒兼瘀热互结导致围绝经期崩漏的证治。此外，本篇还记载"妇人陷经，漏下黑不解，胶姜汤主之"和以脉诊断半产漏下。

《内经》论崩和《金匮要略》论漏下，为后世研究崩漏奠定了基础。

范围：西医学中"无排卵性功能性子宫出血"属于"崩漏"范畴，可参照本节内容辨证论治。

二、诊断与鉴别诊断

（一）诊断要点

1. 病史　注意患者的年龄及月经史，尤须询问以往月经的周期、经期、经量有无异常，有无崩漏史，有无口服避孕药或其他激素，有无宫内节育器及输卵管结扎术史等。此外，还要询问有无内科出血病史。

2. 临床表现　月经周期紊乱，行经时间超过半个月以上，甚或数月断续不休；亦有停闭数月又突然暴下不止或淋漓不尽；常伴有不同程度的贫血。

3. 检查　①妇科检查：应无明显的器质性病变。②辅助检查：主要是排除生殖器肿瘤、炎症或全身性疾病（如再生障碍性贫血等）引起的阴道出血。可根据病情需要选做 B 超（超声检查可排除其他盆腔病变，如子宫肌瘤、功能性卵巢肿瘤，可测量子宫内膜厚度和监测卵泡是否排卵等）、MRI、宫腔镜检查（子宫镜检查可了解子宫腔和子宫内膜情况，注意内膜厚度、光滑度，有无新生物，并在直视下选择病变区进行活检，提高早期宫腔病变的诊断率。适用于有性生活史者）。或诊断性刮宫（为排除子宫内膜病变和达到止血目的，必须进行全面刮宫。诊刮时应注意宫腔大小、形态，宫壁是否光滑，刮出物的性质和量。为了确定排卵或黄体功能，应在经前期或月经来潮 6h 内刮宫；不规则流血者可随时刮宫。子宫内膜病理检查可呈增生、单纯增生、复合增生、非典型增生，无分泌期表现。非典型增生属癌前期病变，也可并发子宫内膜癌）、基础体温测定（是测定排卵的简易可行方法，基础体温呈单相型，提示无排卵）等。

（二）鉴别诊断

崩漏应与月经不调、经间期出血、赤带、胎产出血、生殖器炎症、肿瘤出血、外阴阴道外伤性出血以及出血性内科疾病相鉴别。

三、辨证论治

崩漏辨证，有虚实之异：虚者多因脾虚、肾虚；实者多因血热、血瘀。由于崩漏的主证是血证，病程日久，反复发作，故临证时首辨出血期还是止血后。一般而言，出血期多见标证或虚实夹杂证，血止后常显本证或虚证。出血期，当根据血证呈现的量、色、质特点，初辨其证之寒、热、虚、实；经血非时暴下，量多势急，继而淋漓不止，色鲜红或深红，质稠者，多属热证；经血非时暴下或淋漓难尽，色淡质稀，多属虚证；经血非时而至，时崩时闭，时出时止，时多时少，色紫暗有块者，多属血瘀证；经血暴崩不止，或久崩久漏，血色淡暗，质稀，多属寒证。临证时须结合全身脉证和必要的检查综合分析。

崩漏的治疗，多根据发病的缓急和出血的新久，本着"急则治其标，缓则治其本"的原则，灵活掌握和运用塞流、澄源、复旧的治崩三法。

塞流：即是止血，用于暴崩之际，急当塞流止血防脱。

澄源：即正本清源，亦是求因治本，是治疗崩漏的重要阶段。一般用于出血减缓后的辨证论治。切忌不问缘由，概投寒凉或温补之剂，或专事炭涩，致犯虚虚实实之戒。

复旧：即固本善后，是巩固崩漏治疗的重要阶段，用于止血后恢复健康，根据不同年龄阶段选择不同的治法。调整月经周期。或促排卵。治法补肾、扶脾、疏肝，三经同调。各有偏重。目的是使身体恢复正常。

（一）出血期辨证论治：出血期以塞流、澄源为主

1. 脾虚证　症状：经血非时暴下不止，或淋漓日久不尽，血色淡，质清稀；面色㿠白，神疲气短，或面浮肢肿，小腹空坠，四肢不温，纳呆便溏；舌质淡胖、边有齿印、苔白，脉沉弱。

2. 肾虚证

（1）肾气虚证　症状：多见青春期少女或经断前后妇女出现经乱无期，出血量多势急如崩，或淋漓日久不净，或由崩而漏，由漏而崩反复发作，色淡红或淡暗，质清稀；面色晦暗，眼眶暗，小腹空坠，腰脊酸软；舌淡暗、苔白润，脉沉弱。

（2）肾阳虚证　症状：经乱无期，出血量多或淋漓不尽，或停经数月后又暴下不止，血色淡红或淡暗、质稀；面色晦暗，肢冷畏寒，腰膝酸软，小便清长，夜尿多；眼眶暗，舌淡暗、苔白润，脉沉细无力。

（3）肾阴虚证　症状：经乱无期，出血量少淋漓累月不止，或停闭数月后又突然暴崩下血，经色鲜红，质稍稠；头晕耳鸣，腰膝酸软，五心烦热，夜寐不宁；舌红、少苔或有裂纹，脉细数。

3. 血热证

（1）虚热证　症状：经来无期，量少淋漓不尽或量多势急，血色鲜红；面颊潮红，烦热少寐，咽干口燥，便结，舌红、少苔，脉细数。

（2）实热证　症状：经来无期，经血突然暴崩如注，或淋漓日久难止，血色深红，质稠；口渴烦热，便秘溺黄；舌红、苔黄，脉滑数。

4. 血瘀证　症状：经血非时而下，量时多时少，时出时止，或淋漓不断，或停闭数月又突然崩中，继之漏下，经色暗有血块；舌质紫暗或尖边有瘀点，脉弦细或涩。

（二）止血后治疗：止血后以复旧为主，结合澄源

崩漏止血后治疗，是以"复旧"为主，结合澄源求因，是治愈崩漏的关键。但临证中应根据不同年龄给以个体化治疗。对青春期患者，有两个治疗目标：一是调整月经周期，建立排卵功能以防复发；二是调整月经周期，不强调有排卵。因青春期非生殖最佳年龄，可让机体在自然状态下肾气逐渐充盛，生机勃勃，多可自然恢复，一般不提倡使用西药促排卵药物。对生育期患者，多因崩漏而导致不孕，故治疗要肝、脾、肾同调以治其本，恢复肾－天癸－冲任－胞宫轴，解决调经种子的问题。至于围绝经期患者，主要是解决因崩漏导致的体虚贫血和防止复发及预防恶性病变。

四、临床验案

常某，女，37岁，2019年3月5日初诊。

主诉： 月经淋漓不尽2个月。

病史： 患者诉14岁月经初潮，月经周期为37天，经期为8天，既往月经规律，平素月经推迟1周，自2019年1月24日月经之后，2月10日月经又至，服用妇科止血片及中药后停止，末次月经2月24日，至今未净，量少淋漓，经期及经前两日盗汗，双面颊黄褐斑，自觉身热，手足心热。孕1，剖腹产1。舌质暗红、苔白厚，脉弱。

中医诊断： 崩漏（肾阴虚）。

西医诊断： 无排卵性功能性子宫出血。

处方： 黑蒲黄散加减。

旱莲草20g，女贞子20g，霜桑叶30g，黑荆芥10g，益母草60g，生龙骨（先煎）30g，生牡蛎（先煎）30g，生黄芪30g，当归30g，生地黄18g，三七（煎入）9g，土炒白术20g，仙鹤草120g，制龟板（先煎）30g，生地榆30g，茜草10g，菟丝子30g，蒲黄炭（布包）12g。

7剂，水煎服，1剂/日，分两次服用。

二诊（2019年3月16日）：患者服上方后月经停止，无其他不适。舌质暗、苔白稍厚，脉弱。血已止，后续治疗以"复旧"为主，结合澄源求因。二诊方药如下：

旱莲草15g，女贞子15g，霜桑叶30g，黑荆芥10g，益母草30g，菟丝子30g，沙苑子15g，鹿角胶15g，生黄芪30g，紫石英15g，制龟板（先煎）30g，枸杞子12g，当归10g，肉苁蓉10g，西茴10g，补骨脂10g，覆盆子30g，太子参15g，鸡内金15g，仙鹤草120g，桑白皮15g。

7剂，水煎服，1剂/日，分两次服用。

患者服上方后症状减轻，继续加减调治月余而愈。

【按语】 该患者病机复杂，崔师结合患者病情，用黑蒲黄散加减治疗。南宋名医陈素庵曰："妇人血崩，当辨虚实。实者，清热凉血，兼补血药，虚者升阳补阴，兼凉血药。宜服黑蒲黄。"本方具有凉血止血养血的功效，以此为基本方进行辨证加减，治疗崩漏虚实各型，均有明显和迅速的止血效果。黑荆芥、蒲黄炭、当归、生地榆、茜草、益母草、仙鹤草、生地黄为黑蒲黄散方组成，功专固崩止血，旱莲草凉血止血，霜桑叶止盗汗，龙骨牡蛎与主要相伍加强收敛固涩的作用，三七止血、化瘀生新，土炒白术益气止汗，诸药加强固冲止汗之功效。制龟板止血、又滋阴养血，菟丝子平补阴阳，女贞子补益肝肾之阴，生黄芪补气、益卫固表。全方标本兼顾，既固崩止血，又扶正固本。血止后以"复旧"为主，结合澄源求因，是治愈崩漏的关键。此患者在后续治疗中以补肝肾、健脾胃、益气血为主，佐以少量止血药物，意在巩固先天与后天之本，通过巩固患者的根与本，提高患者的身体素质，使病情改善显著且具有长久疗效。

案 2

马某，女，49 岁，2018 年 2 月 24 日初诊。

主诉：崩漏 2 月余。

病史：2017 年 8 月，月经行经 1 月余，量多，经治疗好转，近 2个月，月经期行经 11 天，量多，有血块，经前经期乳房胀痛，阴道有刺痛感，乏力，面色黄，纳可，眠差，时泛酸，大便溏，1~2 次 / 日，舌质红、苔薄白，有裂纹，脉沉细弱。

中医诊断：崩漏（气血亏虚）。

西医诊断：无排卵性功能性子宫出血。

处方：加味当归补血汤加减。

生黄芪 30g，当归 15g，霜桑叶 30g，三七（煎入）15g，白头翁 30g，益母草 50g，生地榆 30g，炒蒲黄（布包）10g，棕榈炭 15g，仙鹤草 60g，血余炭 10g，茜草 10g。

6 剂，水煎服，每日 1 剂，分两次服用。

二诊（2018 年 3 月 3 日）：经服药月经量减少，今日为月经第 18 天，点滴而下，色黑，即将结束，面色差，乏力，眼睛痒甚，阴道刺痛感显著减轻，睡觉流口水，急躁，纳可，眠差，难入睡，大便可，1次/日，舌质红、苔薄白、脉沉细。

上方改益母草为120g，加生贯众30g、黑荆芥10g、炒五灵脂15g。6剂，水煎服，每日1剂，分两次服用。

三诊（2018年3月10日）：崩漏已止，超声提示：子宫体积大，子宫壁低回声（考虑肌瘤），双侧卵巢内囊性回声。纳可眠差，大便调，舌质红、苔黄、脉沉。

桂枝15g，茯苓15g，赤芍15g，丹皮15g，桃仁10g，当归12g，泽泻30g，泽兰30g，土炒白术20g，炒蒲黄（布包）15g，夏枯草30g，浙贝母30g，生牡蛎（先煎）30g，炒白芥子30g，石见穿30g，血余炭10g，生地榆15g，煅乌贼骨（先煎）20g，川断20g，盐杜仲20g。

7剂，水煎服，每日1剂，分两次服用。

经过3周调理，患者崩漏已愈，1个月后电话随访，未见复发。

【按语】　患者反复出现月经淋漓不净，且有乏力、眠差等气血不足之症，故选用加味当归补血汤益气固血，仙鹤草、益母草能够补气、活血、止血，量大效专。而阴道刺痛，泛酸，舌质红，则为热象，辅以白头翁、生地榆以清热凉血，再配合棕榈炭、血余炭等炭药止血，如是加减而获效。二诊月经点滴而下，色黑，恐凉血止血而有瘀血，少加五灵脂以活血，乏力纳差、眼痒、失眠等症，俱与崩漏有关，肝脾两虚，待崩漏止后，再行补肝血，健脾胃等根本治疗，概病有先后，治有缓急。三诊结合检查结果，用桂枝茯苓丸合消瘰丸加减以消癥瘕。

第四节　脏　躁

一、病证概述

脏躁是以患者精神忧郁，烦躁不宁；无故悲泣，哭笑无常，喜怒无定；呵欠频作，不能自控为主要临床表现的一种疾病。由情志内伤所致，以忧郁伤神、心神惑乱为主要病机，应归属于中医"绝经前后诸证""经断前后诸证"的范畴。本病以女性多见，但男性亦有。

历代医家对脏躁的认识，最早可推至《内经》时期。《灵枢·本神》"心藏脉，脉舍神，心气虚则悲，实则笑不休"，说明悲喜等情志变化与心气虚实有关。东汉·张仲景于《金匮要略·妇人杂病脉证并治》中首提"脏躁"一名："妇人脏躁，喜悲伤欲哭，象如神灵所作，数欠伸，甘麦大枣汤主之。"除此之外，《金匮要略·五脏风寒积聚病脉证并治》述"邪哭"一病："邪哭使魂魄不安者，血气少也；血气少者，属于心。"盖与脏躁同出一源，但病情轻重不同。

明清医家颇有发挥。对脏躁之"脏"的认识，有单"脏"说：清代叶其蓁、沈源，日本丹波元简等认为其"脏"为心，因心主神明，在变动为忧，故心之功能失常则可引起神志失常；明代陈士铎、清代李彣、黄元御、林佩琴等认为此"脏"为肺，因肺藏魄、主气、属金、为娇脏，在声为哭，若肺之功能失常，或肺虚伤魄，或气失所主，或金旺欲哭，或为燥邪所伤，发为脏躁；清代尤在泾、周岩、吴仪洛等认为此"脏"为子脏，即子宫，但该病非独妇人得之，故此说存疑。有多"脏"说，如"心、肝说""肺、肝说""心、肺说""心、肾说""脾、肺说""五脏说"等。对于脏躁之"躁"，有"躁""燥"二议。言"脏燥"之医家，乃取"燥"为干涸之意，即指因干涸或火热，导致脏腑阴液枯涸，心失所养的病机。言"脏躁"者，"躁"亦有二议：一言症状，烦躁、躁扰不宁；二言病机，气血衰少，脏真躁急不安。

范围： 西医学的围绝经期综合征、围绝经期综合征或绝经综合征、卵巢早衰，包括手术切除双侧卵巢、放射或药物损伤卵巢功能者，可参照本节内容辨证论治。

二、诊断与鉴别诊断

（一）诊断要点

1. **病史** 40~60岁的妇女，出现月经紊乱或停闭，或有手术切除双侧卵巢及其他因素损伤双侧卵巢功能病史。

2. 症状 ①月经改变月经紊乱,如月经先期,量多或少,经期延长,崩漏,或月经后期,闭经。②血管舒缩症状:烘热汗出,眩晕,心悸等。③精神神经症状:烦躁易怒,情绪抑郁,失眠多梦,健忘多疑等。④泌尿生殖系统症状:绝经后期可出现尿频尿急或尿失禁,阴道干涩,灼热,阴痒,性交疼痛,易反复发作膀胱炎。⑤皮肤症状:皮肤干燥,瘙痒,感觉异常,或有蚁行感。⑥骨、关节肌肉症状:绝经后期可出现肌肉、关节疼痛,腰背、足跟酸痛,易骨折等。

3. 体征 妇科检查绝经后期可见外阴及阴道萎缩,阴道分泌物减少,阴道皱襞消失,宫颈、子宫可有萎缩。

4. 辅助检查 ①阴道细胞学涂片阴道脱落细胞以底、中层细胞为主。②生殖内分泌激素测定:绝经过渡期血清 FSH > 10 U/L,提示卵巢储备功能下降。闭经、FSH > 40 U/L 且 E2 < 10~20 pg/mL,提示卵巢功能衰竭。

(二)鉴别诊断

本年龄阶段是高血压、冠心病、肿瘤等好发年龄,需注意与心血管疾病、泌尿生殖器官的器质性病变鉴别,也要与抑郁症、甲亢等相鉴别。

三、辨证论治

本病以肾虚为本,常影响到心、肝、脾等脏腑,辨证注意有无水湿、痰浊、瘀血之兼夹证。

1. 肝肾阴虚证 症状:绝经前后,月经紊乱,月经提前,量或多或少,经色鲜红,烘热汗出,眩晕耳鸣,目涩,五心烦热,口燥咽干,失眠多梦,健忘,腰膝酸痛,阴部干涩,或皮肤干燥、瘙痒、感觉异常,溲黄便秘;舌红,少苔,脉细数。

2. 肾虚肝郁证 症状:绝经前后,月经紊乱,烘热汗出,精神抑郁,胸闷叹息,烦躁易怒,睡眠不安,大便时干时溏;舌红、苔薄白或薄黄,脉沉弦或细弦。

3. 心肾不交证 症状:绝经前后,月经紊乱,烘热汗出,心悸怔忡,心烦不宁,失眠健忘,多梦易惊,腰膝疲软,精神涣散,思维迟缓;舌红，少苔，脉细或细数。

4.肾阴阳两虚证　症状：绝经前后，月经紊乱，经色暗或淡红，时而烘热，时而畏寒，自汗，盗汗，头晕耳鸣，失眠健忘，腰背冷痛，足跟痛，水肿便溏，小便频数；舌淡、苔白，脉沉细弱。

脏躁一证，虚多实少，根于肾，和心肝脾有着密切的关系。脏躁临床表现多端，有烦躁易怒、悲伤欲哭、月经不调、月经量少等肝失疏泄的情志症状，亦有失眠，心悸，甚或出现自觉气短将死之心失所养的精神症状；还有汗出、头晕、纳差、便秘或便溏等脾胃表现，更有仅仅表现为血压升高，而余无不适之现象；一证之下化症万千，临证不可自乱阵脚，凝神定志，擒贼先擒王，抓主证，抓病机，选主方，然后进行加减，所谓"知犯何逆，随证治之"。另外还要嘱患者加强自身体质锻炼，畅达情志，调整作息，以预防疾病的进展及复发。

四、临床验案

案 1

王某，女，48 岁，2015 年 10 月 10 日初诊。

主诉：烘热汗出、乏力半年。

病史：患者诉半年来烘热汗出，乏力，眠差，入睡困难，易醒多梦，耳鸣如蝉，手足心热，停经 1 年，纳可，大便溏，1~2 次 / 日，舌体胖、边有齿痕，舌质紫、苔白厚、水滑，脉沉。

中医诊断：脏躁（肾虚肝郁）。

西医诊断：围绝经期综合征。

处方：二仙汤、二至丸、甘麦大枣汤合丹栀逍遥散加减。

莲子心 12g，旱莲草 20g，女贞子 20g，丹皮 20g，焦栀子 20g，柴胡 12g，当归 15g，赤芍 15g，白芍 15g，茯苓 30g，土炒白术 30g，薄荷（后下）9g，生龙骨（先煎）30g，生牡蛎（先煎）30g，珍珠母（先煎）60g，夜交藤 60g，浮小麦 30g，甘草 10g，霜桑叶 30g，淫羊藿 30g，仙茅 15g，巴戟天 30g，知母 15g，盐黄柏 15g，炒枣仁 15g，大枣（切开）5 枚。

15 剂，水煎服，1 剂 / 日，分两次服用。

患者服上方后症状减轻，继续加减调治月余而愈。

【按语】 围绝经期综合征临床常见，中医称为脏躁，或从心论治，养心安神，选用甘麦大枣汤，或从肝脾两调，疏肝健脾，选用逍遥散加减，但大都疗效欠佳，围绝经期综合征的发生多在断经前后，《内经》有云："七七任脉虚，太冲脉衰少，天癸竭，地道不通，故形坏而无子也。"这段话揭示了绝经的生理基础，任冲空虚，天癸衰竭，也道出了肾阴阳两虚的事实，故崔师临证以二仙汤合二至丸为主方以温肾阳，补肾阴，调理冲任。再辅以疏肝健脾，养心安神之法，每获良效。甘麦大枣汤，易淮小麦为浮小麦，概浮小麦善于止汗，桑叶亦能止汗，霜后尤佳，量不宜小，30g 乃常用量。二仙汤（仙茅、淫羊藿、当归、巴戟天、知母、盐黄柏）乃张伯讷先生经验方，崔师临证仍觉其偏于温燥，故常合二至丸（女贞子、旱莲草）以滋肾阴。

案 2

包某，女，47 岁，2014 年 4 月 12 日初诊。

主诉：面部红疹 1 月余。

病史：患者 1 个月来面部过敏，两颊肤色红，起红疹，高出皮肤，不疼不痒，面肿，眼肿，自觉胀，双腿水肿，下午明显。全身无力，腰酸痛。近 10 余天来血压高，面部红，潮热感，因过敏而行静脉滴注复方甘草酸苷 7 天。口干，经闭半年。舌体胖大、质紫有瘀斑，边涎，苔黄，脉弦。

辅助检查：2014 年 4 月 8 日生化检查示：总胆红素 28.3μmol/L，间接胆红素 20.6μmol/L；尿常规示：白细胞 2~3/Hp，上皮细胞少许。血压 150/110mmHg（未服药）。

中医诊断：①脏躁（肾虚肝郁）；②荨麻疹（血虚生风）。

西医诊断：①围绝经期综合征；②过敏性皮炎；③围绝经期高血压病。

处方：二仙汤、二至丸、甘麦大枣汤合天麻钩藤饮加减。

知母 15g, 盐黄柏 15g, 当归 15g, 巴戟天 30g, 仙茅 15g, 淫羊藿 30g, 肉桂 6g, 夏枯草 30g, 川牛膝 15g, 地龙 30g, 蝉蜕 (后下) 10g, 徐长卿 30g, 天麻 20g, 钩藤 (后下) 20g, 生地黄 18g, 白芍 15g, 女贞子 20g, 旱莲草 20g, 丹皮 15g, 赤芍 15g, 黄芩 15g, 浮小麦 30g, 甘草 10g。

15 剂, 水煎服, 1 剂 / 日, 分两次服用。

患者服药效佳, 依方调治两月而愈。

【按语】 患者以皮肤过敏来求诊, 而临床又有高血压, 又有围绝经期症状, 若初临证, 必无头绪, 投方容易杂乱无章, 难以做到有的放矢, 而崔师仍以二仙汤合二至丸为主方, 因其本质在于肾阴阳两虚, 二仙汤也是治疗围绝经期高血压的首选方剂, 道理是相通的, 肾虚导致水不涵木, 出现肝阳上亢, 故合天麻钩藤饮之意以清肝阳。面肿, 下肢水肿, 方中未用利水消肿及淡渗利湿之品, 而选用活血养血之品, 其义有二: 本患者水肿发生的根本原因在虚与瘀, "血不利则为水", 故不为治水而治水; 二者患者皮肤过敏, 又有"祛风先活血"之意; 地龙、蝉蜕、徐长卿以祛风止痒, 故疗效佳。崔师用方处处留心, 非朝夕之功。

案 3

戚某, 女, 47 岁, 2014 年 1 月 18 日初诊。

主诉: 眠差 1 周。

病史: 患者 1 周来眠差, 入睡困难, 眠则易醒, 时烘热汗出, 急躁。纳可, 大便可, 1 次 / 日。末次月经 1 月 3 日, 色暗量可, 有血块。子宫肌瘤病史, 舌质红、苔中黄染, 脉沉。

中医诊断: ①脏躁 (肾虚肝郁); ②不寐。

西医诊断: ①绝经期综合征; ②失眠。

处方: 丹栀逍遥散、二仙汤、二至丸合甘麦大枣汤加减。

柴胡 12g, 当归 15g, 赤芍 15g, 茯苓 30g, 土炒白术 15g, 薄荷 (后下) 10g, 制香附 12g, 益母草 12g, 仙茅 10g, 淫羊藿 20g, 夜交藤 60g, 炒枣

仁 15g，桑叶 15g，桑白皮 15g，菟丝子 30g，熟地黄 24g，女贞子 20g，旱莲草 20g，浮小麦 60g，甘草 10g，大枣（切开）5 枚。

7 剂，水煎服，1 剂 / 日，分两次服用。

二诊（2014 年 1 月 25 日）：患者服上药效佳。现眠可，仍偶有急躁，欲继续调理。

上方加莲子心 6g，石菖蒲 12g，远志 15g。

15 剂，水煎服，1 剂 / 日，分两次服用。

【按语】 该患者以眠差为主诉来诊，但其烘热汗出、急躁，符合围绝经期症状，崔师以丹栀逍遥丸、二仙汤、二至丸合甘麦大枣汤为合方，因患者月经未绝，经脉尚未空虚，故二仙汤仅取淫羊藿、仙茅，取效较佳，之所以加入桑叶、桑白皮、菟丝子等药，观其年龄性别，案中虽未明言，但必因面部有斑，此乃治疗崔师美容祛斑常用之对药，专题详述，不复赘言。二诊所加莲子心、石菖蒲、远志，患者急躁汗出，心肝火旺，"实则泻其子"，此二诊化裁之意。

第五节　带下病

一、病证概述

带下病是妇科疾病中的一种常见病、多发病，是指以妇女带下量、色、质、气味发生异常并且伴有局部乃至全身的症状。高发病率、高复发率是其主要临床特点。

带下二字首见于《素问·骨空论》，其曰："任脉为病……女子带下瘕聚。"带下有广义，狭义之分。广义带下是泛指妇女带脉以下部位的疾病，即经、带、胎、产等多种疾病。狭义带下又有生理病理之分。妇人阴道内排出的白色或淡黄色的稀薄或黏稠的液体，如带绵绵而下以润泽阴户，防御外邪，此属生理性带下，不作病论。若带下明显增多，或色、质、气味异常，即为带下病。带下量少是指带下量明显减少，导致阴中干涩疼痛，可伴有烦躁易怒，心悸失眠等，属于月经过少，经断前后等诸症范畴。本节所要讨论的是属于狭义的带下病。

范围：现代医学妇科疾病如各类阴道炎、HPV 感染、子宫颈炎、盆腔炎、宫颈上皮内瘤变等疾病引起带下异常者可参照本节内容辨证施治。

二、诊断与鉴别诊断

（一）诊断要点

1. 病史　多有早婚史，或有多个性伴侣，或有经、产之际，余邪未净之时，不节房事，忽视卫生的病史；或有妇科手术后感染邪毒，或素体虚弱等病史。

2. 症状　妇女阴道内流出的带下增多，伴有带下的色、质、气味异常，或阴部瘙痒，或伴有灼热，疼痛，性交痛，性生活后出血，不规则阴道出血，或兼有尿频、尿急、尿痛等局部及全身症状者，可诊为本病。

3. 体征　临床中可见各类阴道炎，HPV 感染，急、慢性宫颈炎，盆腔炎性疾病等疾病导致的分泌物异常及相关局部体征。妇科检查：①外阴阴道假丝酵母菌炎：外阴瘙痒最为常见，阴道分泌物增多，呈白色稠厚凝乳状或豆腐渣样，也可为水样稀薄白带，可伴有灼痛，性交痛，阴道黏膜红肿附有白色块状物，擦除后露出红肿黏膜面。②细菌性阴道炎：阴道排液增多，呈灰白色，均质，稀薄的分泌物，可伴有轻度外阴瘙痒或灼热感，阴道无充血的炎症表现。③滴虫阴道炎：阴道分泌物增多，呈黄绿色，脓性或泡沫状，可有臭味，阴道黏膜充血，严重者有散在出血点，形成"草莓样"宫颈。④HPV 感染：部分可无明显体征，或伴有阴道分泌物增多及阴部瘙痒，或伴有阴道、宫颈湿疣样或菜花样赘生物。⑤急性宫颈炎：阴道分泌物增多，呈黏液脓性，可伴外阴瘙痒及烧灼感。⑥慢性宫颈炎：阴道分泌物增多，淡黄色或脓性，可伴性交后出血，或外阴瘙痒。⑦盆腔炎性疾病：宫颈剧痛或子宫体压痛或附件区压痛，或伴阴道分泌物增多。

4. 辅助检查　①妇科检查：观察生殖道包括外阴、阴道、宫颈有无炎症，异常赘生物，接触性出血，器质性病变等。②阴道分泌物检查：了解阴道清洁度，明确病原体。③宫颈拭子病原体培养：了解是否有衣原体、支原体、淋病奈瑟菌及其他病原体。④ HPV 检查、TCT 检查、醋酸白试验、阴道镜检查：根据病情选做此检查，明确是否感染 HPV 病毒，有助于发现亚临床病变，尤其是宫颈病变。⑤组织病理学检测：根据病情选做此项检查，明确有无宫颈的癌前病变及宫颈癌。⑥超声检查：了解盆腔情况，明确盆腔炎性疾病及肿瘤性疾病。

（二）鉴别诊断

1. 出血、漏下 带下呈赤色时应与经间期出血、漏下相鉴别。

（1）经间期出血是指在两次月经之间、周期性的阴道少量出血，一般持续 3~7 天，能自行停止；赤带者绵绵不断无周期性，且为似血非血之黏液。

（2）漏下是指经血非时而下，淋漓不尽，无正常月经周期而言；赤带者，月经周期正常，经净后从阴道绵绵流出似血非血的赤色黏液。

2. 阴疮、子宫黏膜下肌瘤 带下呈赤白带或黄带淋沥时，需与阴疮、子宫黏膜下肌瘤鉴别。

（1）阴疮是指妇人阴户生疮，溃破时可出现赤白样分泌物，并伴有阴户红肿热痛，或积结成块，而带下病无此症。分泌物的部位亦大不相同。

（2）子宫黏膜下肌瘤突入阴道伴感染时，可见脓性或赤白带，或伴臭味，妇科检查可见悬垂于阴道内的黏膜下肌瘤，即可鉴别。

3. 白浊、白淫 带下呈白色时，需与白浊、白淫鉴别。

（1）白浊是指由尿窍流出秽浊如米泔样物的液体，多随小便流出，可伴有小便淋漓涩痛。而带下秽物出自阴道。

（2）白淫是指欲念过度，或过贪房事时，从阴道内流出的大量白色黏液。与男子遗精相类。

带下病多以妇科生殖器炎症最为常见。若出现大量浆液性黄水，或脓血性或米汤样恶臭带下时，应警惕宫颈癌、宫体癌、子宫内膜癌等。可借助妇科检查、阴道细胞学检查、B 超、宫颈癌筛查、宫腔镜或腹腔镜检查等鉴别诊断。

三、辨证论治

带下病辨证要点主要根据带下量、色、质、气味，其次根据伴随症状及舌脉辨其寒热虚实。临证时结合全身症状及病史及检查等全面综合分析，方能做出正确的辨证。治疗以健脾，祛湿，通络为主，辅以疏肝固肾；湿邪易与寒邪或热邪相兼，日久又随患者体质的阴阳盛衰而发生寒化或热化，因此佐以清热解毒除湿，温阳散寒除湿等法，并配合外治法，使疗效显著。

1. **脾虚证** 症状：带下量多，色白或黄，质稀薄，绵绵不断，无臭气；面色㿠白或萎黄，精神倦怠，纳少便溏，或四肢浮肿；舌淡、苔白或腻，脉细缓。

2. **肾阳虚证** 症状：带下量多，绵绵不断，质清稀如水；腰酸如折，畏寒肢冷，小腹冷感，面色晦暗，小便清长，夜间尤甚，大便溏薄；舌淡、苔白润，脉沉迟。

3. **阴虚夹湿证** 症状：带下量不多，色赤白相兼或色黄，质黏稠，有臭味；阴部灼热或瘙痒，腰酸腿软，或头晕耳鸣，五心烦热，咽干口燥，失眠多梦，大便燥结；舌质红少津、苔薄黄，脉细数。

4. **湿热下注证** 症状：带下量多，色黄或脓性，或呈豆腐渣样，或泡沫状，有臭气；外阴瘙痒，胸闷口腻，小腹作痛，小便短赤；舌质红、苔黄腻，脉滑数。

5. **湿毒蕴结证** 症状：带下量多，色黄绿如脓，质黏稠，臭秽难闻；小腹胀痛，或腰骶胀痛，烦热头昏，口苦咽干，小便短赤，色黄，大便干结；舌质红、苔黄腻，脉滑数。

本病以虚实夹杂为主。初次发病以实证居多，但湿性缠绵，来缓难去，病久带下淋漓不断，或反复发病，壅塞搏结气血，损伤胞宫脉络，耗伤正气，虚损脏腑，以致邪毒留恋，病程缠绵难愈。诸因素相互交织，形成了本病的复杂性。根据发病机制，在治疗上坚持培补正气，健脾益肾，同时谨记祛湿止带，通络祛邪，更兼顾外治疗法，清除病原体。即从整体出发，将内服与外治，整体与局部相结合进行论治，内服中药调理脏腑功能以治本，外用药物直达病变部位以治标，通过调整机体阴阳平衡，促进机体清除病原体，进一步逆转阴道内环境的状态，提高阴道局部免疫与强化人体免疫力，达到未病先防，既病防进，瘥后防复。

四、临床验案

 案 1

全某，女，45 岁，2017 年 12 月 2 日初诊。

主诉： 外阴瘙痒，色白 10 余年。

病史： 患者诉 10 年前诊断为外阴白斑，2 年前经治疗，症状消失，现在复发，外阴痒，色白，萎缩，干裂，分泌物脓黄色，腥臭味，月经提前 1 周，偶尔有血块，经期腰酸腹胀，乳房胀痛，纳可，眠差，大小便正常，1 次 / 日，舌质红、苔黄厚，边有齿印，脉沉弦。

中医诊断： ①带下（湿热下注）；②阴痒。

西医诊断： 外阴白斑。

处方： 四妙汤合神仙止痒汤加减。

苦参 15g，炒苍术 30g，黄柏 30g，川牛膝 15g，石菖蒲 15g，白芷 30g，防风（后下）15g，蛇床子 30g，地肤子 15g，紫草 15g，蒸首乌 12g，茯苓 30g，藿香 15g，清半夏 15g，川厚朴 15g，地龙 15g，蝉蜕（后下）10g，僵蚕 30g，甘草 10g，白鲜皮 30g，威灵仙 30g。

7 剂，水煎服，1 剂 / 日，分两次服用。

二诊（2017 年 12 月 23 日）：患者诉月经刚过，经前乳房胀痛，末次月经 12 月 14 日，服药后无不适，纳眠可，大便可，舌质淡红、苔黄腻，边有齿印，脉沉弦。

上方加荆芥（后下）10g，丹参 10g，沙苑蒺藜 15g，郁金 30g。

7 剂，水煎服，1 剂 / 日，分两次服用。

三诊（2018 年 2 月 24 日）：患者诉服药后外阴已不瘙痒，白带正常，末次月经 2 月 11 日，舌质暗红、苔薄白，边有齿痕，脉沉。

上方去藿香，改苍术为 15g，加当归 12g、赤芍 15g。

7剂，水煎服，1剂/日，分两次服用。

四诊（2018年3月6日）：患者诉无不适感觉，服药后外阴已不瘙痒，白带正常，舌质暗红、苔薄白，边有齿痕，脉沉。

上方不动，7剂，水煎服，1剂/日，分两次服用。

患者依从性好，继续坚持服药，现已愈。纳眠可，二便调。1个月后电话随访，未见复发。

【按语】　本病病机复杂，崔师认为外阴白斑本虚与肝、肾相关，主要病机为肝肾亏虚，而瘀血和湿热为标。治疗时以补肾养肝调治其本，活血化瘀和清利湿热调治其标。该患者病史长达10余年，湿热浸淫，日久伤正，正虚不能濡润外阴，致其皮肤增生、肥厚、色素脱失。因此，要标本兼顾，清热除湿止痒的同时扶助正气。崔师主要以神仙止痒汤祛风除湿止痒，并因其外阴皮肤脱色，善用黑色的药物以色治色，以黑制白。

案 2

白某，女，48岁，2019年8月24日初诊。

主诉：带下量多，色黄，有异味，伴外阴间断瘙痒1年余。

病史：患者1年多来带下量多，色黄，有异味，伴外阴间断瘙痒，在此期间就诊于多家医院，效果欠佳。于2019年5月，出现同房出血的现象，月经淋漓不尽半个月，于同年6月在漯河市某医院做排癌筛查诊断为宫颈鳞状细胞癌Ⅲ c1r 期，HPV16（+）。后住院治疗2个月，进行放疗28次，化疗7次。后与2019年11月18日在漯河市某医院检查结果：血清电发光检验报告：2.95ng/mL；细胞DNA定量分析报告：可见大量DNA倍体异常细胞；细胞TBS常规分析报告；HPV-DNA检查：HPV16（+）。刻下见：带下色黄量多，常伴带下明显异味，有时外阴瘙痒，面色苍白，下肢及足肿胀，下肢无力，浑身乏力，情绪低落，纳差，舌质透紫、苔白厚腻，脉沉细。

中医诊断：①带下病（湿毒蕴结）；②癥瘕（痰瘀互结）。

西医诊断：① HPV 阳性；②宫颈鳞状细胞癌。

处方：桂枝茯苓丸合崔应民自拟方加减。

生黄芪50g，壁虎30g，赤灵芝15g，淫羊藿30g，仙鹤草120g，龙葵30g，白毛藤30g，虎杖15g，桂枝15g，茯苓30g，赤芍15g，白芍15g，丹皮15g，益母草30g，炒白芥子30g，制鳖甲（先煎）30g，夏枯草30g，浙贝母30g，生牡蛎（先煎）30g，海藻（洗净）30g，土茯苓60g，生薏苡仁100g，蚤休10g，党参30g，甘草10g。

7剂，水煎服，1剂/日，分两次服用。

外用药：洁阴宝栓剂，白天使用，每天1个，按说明书使用。并嘱患者避风寒，慎起居，调饮食，适当运动。

二诊（2019年9月3日）：患者诉服药后，带下量较前减少，无异常气味，色稍黄，质黏，偶有外阴瘙痒，脚肿已愈，现觉膝盖酸沉，活动易出汗，手胀疼，纳可，不易入睡，大便可，1次/日，舌质透紫、苔白厚，脉沉细。

上方加川牛膝30g，改益母草为60g，桑寄生30g，煅龙骨（先煎）50g，煅牡蛎（先煎）50g，石见穿30g。

15剂，水煎服，1剂/日，分两次服用。

三诊（2019年9月24日）：患者诉服药后，诸症明显好转，带下量中，色淡黄，质黏，无外阴瘙痒，手胀已愈，现觉膝盖以下发凉，腿乏力，纳眠可，大便可，1次/日，舌质透紫、苔白厚，舌尖红，脉沉。

2019年8月24日方加石见穿30g，莪术15g，知母20g，夜交藤60g。

15剂，水煎服，1剂/日，分两次服用。

四诊（2019年10月15日）：患者诉服药后，带下量可，色白或无色，膝关节以下凉已愈，左肩部酸沉，纳眠可，大便可，1次/日，舌质紫、苔白厚，脉沉。

2019年8月24日方改生黄芪为80g，仙鹤草150g，生薏苡仁120g，加桂枝为20g，姜黄30g，威灵仙20g，九香虫12g，莪术15g，玄参30g，夜交藤60g。

15 剂，水煎服，1 剂 / 日，分两次服用。

患者自觉服药效果佳，一直坚持服药，最后一次就诊于 2020 年 1 月 14 日。后因为疫情未来就诊，后又来就诊两次，于 2020 年 5 月 25 日在漯河市某医院检查后，结果提示所有化验检查指标均已正常，血清电发光检验报告：1.97ng/mL；细胞 DNA 定量分析报告：未见 DNA 倍体异常细胞；细胞 TBS 常规分析报告：未见上皮内病变及癌细胞；HPV-DNA 检查：阴性。2020 年 5 月 30 日前来复诊，整体状况良好，面色红润，周身有劲儿，无其他不适，康复所带来的愉悦溢于言表，欲继续服药巩固疗效，调理身体。

【按语】 宫颈癌患者本身免疫力下降，加之放、化疗进一步导致患者免疫抑制，此时贼邪极易乘虚而入，加重病情，同时患者术后 HPV 持续阳性提示病灶残留与复发，因此，清除残留的 HPV 病毒亦至关重要。此时当扶正与祛邪双管齐下，方中重用生黄芪、党参补气，气为血之帅，气足则血行；灵芝、淫羊藿温肾阳，填补阴精，强壮固本；仙鹤草健脾补虚，调养气血；土茯苓、生薏苡仁健脾除湿；以上诸药培养正气，扶正固本。白毛藤祛湿通络，虎杖、蚤休清热解毒，益母草活血化瘀，炒白芥子行气通络散结，龙葵清热活血，夏枯草清热散结消肿，浙贝母、制鳖甲、生牡蛎、海藻软坚散结通络，壁虎为虫类药，功专"追拔沉混气血之邪"，甘草调和诸药。最后，对于慢性病持续性 HPV 应注意心理疏导和加强体育锻炼，气血以流，阴平阳秘，精神内守的生理状态才能使人正气充沛，免疫增强，起到事半功倍的效果。

第六节 乳 癖

一、病证概述

乳癖，又称为"乳中结核"，是乳腺组织的既非炎症也非肿瘤的良性增生性疾病。自觉症状多以单侧或双侧乳房疼痛并伴肿块，且与月经周期及情志变化密切相关。

　　本病病名最早见于《中藏经》，明·李中梓《医宗必读》有云："癖者僻也，内结于隐僻，外不得见也。"明·陈实功在《外科正宗》中言："乳癖乃乳中结核，形如丸卵，或重坠作痛，或不痛，皮色不变，其核随喜怒消长。"此精辟论述涉及乳癖的命名、临床特征、病因病机等，受后世医家推崇。本病好发于20~50岁女性，呈年轻化趋势，有一定癌变风险，尤其是有乳腺癌家族遗传史者，影响生活质量。

　　范围：西医学的乳腺增生病、乳腺囊性增生、乳腺纤维瘤、乳腺异常发育症等疾病属本病范畴，可参考本节内容辨证论治。

二、诊断与鉴别诊断

（一）诊断要点

　　1. **病史**　女性多发，发病年龄在20~50岁，常伴有月经失调、流产史。

　　2. **症状**　①乳房疼痛一般以胀痛为主，也有刺痛、牵拉痛、隐痛等，常呈周期性发作，月经前加重、经后减轻，或随情绪波动而变化，或走路、运动时可有，甚者痛不可触。疼痛部位主要以肿块局部为主，疼痛甚者可向腋窝及肩背放射。②乳房肿块一般单侧多发，亦可累及双侧。肿块质地中等或硬韧，表面光滑或颗粒状，活动度好，大多伴有压痛。大小不一，一般为1~2cm。③约有15%的患者可伴有白色或黄绿色的乳头溢液，呈浆液状。

　　3. **体征**　触诊时乳房可触及单个或多个肿块，好发于乳房外上象限，也可分散于整个乳房内，触诊肿块形状不一，或呈片块型、结节型、混合型、弥漫型等。

　　4. **辅助检查**　乳房钼靶X线摄片、B超及红外线热图像有助于诊断和鉴别诊断。对于肿块较硬或较大者，可考虑行组织病理学检查。

（二）鉴别诊断

　　1. **经行乳房胀痛**　两者均可见经前乳房胀痛，但乳癖检查多见乳房有片状包块，且多为单侧；而经行乳房胀痛每随月经周期而发，经后消失，检查多无器质性改变。乳房 B 超及红外线热图像有助于鉴别诊断。

2. 乳岩 两者均有乳腺肿块，但乳癖胀痛多随月经周期、情绪而发，肿块长大幅度较慢，质地中等或硬韧，表面光滑或颗粒状，边界清晰，活动度好；而乳岩多无疼痛，肿块逐渐长大，质地坚硬，表面高低不平，边界不清，常与皮肤粘连，活动度差，患侧淋巴结可肿大，后期溃破呈菜花样，病变晚期可伴有乳头凹陷、溢血，表皮呈橘皮样变。乳房钼靶 X 线摄片、B 超有助于鉴别诊断。

三、辨证论治

乳头属肝，乳房属胃，临床多见因情志不遂、急躁易怒，或郁闷忧思、肝气郁滞、脾思气结而发为本病。病久者多合湿郁夹杂，或痰瘀互结，或冲任失调。

1. 肝郁气滞证 症状：乳房胀痛、窜痛，且乳房疼痛、肿块与月经、情绪变化相关。肿块呈单一片状，质软，触痛明显，常伴烦躁易怒，两胁胀满，月经失调或痛经，舌质淡红、舌苔薄白或薄黄，脉弦。治则：疏肝理气，散结止痛。代表方：柴胡疏肝散加减。

2. 痰瘀互结证 症状：乳房刺痛，且乳房疼痛、肿块与月经、情绪不甚相关。肿块呈多样性，边界不清，月经延期，行经不畅或伴有瘀块，舌暗红或青紫，或舌边尖有瘀斑，或舌下脉络青筋，苔腻，脉弦涩或滑。治则：化痰散结，活血祛瘀。代表方：血府逐瘀汤加减。

3. 冲任失调证 症状：乳房疼痛症状较轻或无疼痛，腰膝酸软或伴有足跟疼痛，月经周期紊乱，量少，或行经天数短暂，或淋漓不尽，或闭经，伴头晕耳鸣，舌质淡、苔白，脉细。治则：温肾助阳或滋阴补肾，调摄冲任。代表方：二仙汤、六味地黄丸、二至丸加减。

此外，对于本病的治疗，崔师常辨病与辨证结合，加用几组药对、或单方验药以提高疗效：

1. 全蝎、蜈蚣 乳癖为病，常伴疼痛，全蝎、蜈蚣止痛止痉，打粉后各取 1.5g 冲服。崔师于多种疼痛（如癌性疼痛、头痛、乳痛、关节疼痛等），均喜用之，取虫类药物药专力足、走窜灵动、深入血络之性，每获佳效。

2. **生白芍、生甘草** 即仲景之芍药甘草汤。该方酸甘化阴，柔肝止痛，对各种痉挛性疼痛效佳。乳头属肝，且乳癖多因肝气郁滞而发，故生白芍、生甘草亦可止乳房疼痛。

3. **白芥子、白僵蚕** 白芥子为种子类药，其有生发破土之力，且性味辛温，辛辣走窜力强；白僵蚕最擅散结止痛。二药相须相使，化痰散结。

4. **全瓜蒌、蒲公英、浙贝母** 此三者，崔师谓之"乳三宝"，乳房疼痛、肿块、结节及急性乳腺炎均可辨病选用。其中蒲公英消痈散结，清肝胃郁火，定痛，尤擅治疗乳癖、乳痈。

5. **夏枯草、生牡蛎、玄参、浙贝母** 取古方消瘰丸之义，清润化痰，软坚散结。

6. **穿山甲** 消肿散结效佳。因 2020 年版《中国药典》（一部）未继续收录，且于同年成为国家一级保护野生动物，临床不再使用，以土元、穿破石替代；若辨证属阳，则以金银花、皂刺替代。

7. **鹿角霜** 为民间单方、验方。《医宗金鉴》有言："乳汁壅滞者加鹿角霜。"故而崔师于本病选用鹿角霜，取其通乳络、散结肿之效。

8. **露蜂房** 本品是自然界中胡蜂科昆虫黄星长脚黄蜂或多种近缘昆虫在野外筑出的蜂巢，状多空窍，类于乳房，取象比类，擅消乳痈、瘰疬、顽癣。故崔师逢乳癖、乳痈、乳岩等乳房类疾病，依病情选用此药，取其消肿散结，以毒攻毒之效。

四、临床验案

王某，女，40 岁，2006 年 8 月 28 日初诊。

主诉：乳房胀痛 2 年余。

病史：患者 2 年来双侧乳房胀痛，每当情绪不佳时加重，痛不可触，乳房触诊右乳 9 点处触及肿块 1 个，质韧，表面光滑，活动度良好，无明显压痛，双侧腋下副乳明显。偏头痛 10 余年，发作时伴恶心，重甚则四肢抽搐。末次月经 8 月 10 日，月经先期 7 天，月经量可，色暗，白带正常。纳眠可，大便不畅。舌体胖大、边有齿痕、苔薄根腻，脉沉细滑数。

中医诊断：①乳癖（肝郁脾虚，痰瘀阻络）；②头风。

西医诊断：①乳腺增生；②血管神经性头痛。

治则：疏肝健脾，逐瘀通络，活血定痛。

处方：柴胡疏肝散合金铃子散加减。

柴胡 15g，白芍 30g，炒枳实 12g，川芎 20g，青皮 10g，陈皮 10g，制香附 10g，生白术 30g，当归 30g，延胡索 30g，川楝子 10g，蜈蚣 3 条，生南星（先煎）30g，全瓜蒌 30g，蒲公英 30g，鹿角霜 15g，甘草 6g。

7 剂，水煎服，1 剂 / 日，分两次服用。

二诊（2006 年 9 月 5 日）：服药期间头痛、乳腺疼痛均缓解，自感只有 2 天疼痛。末次月经 8 月 30 日，经血色暗有血块，行经至今腰酸腰痛。舌体胖大、边有齿痕，苔薄根腻，脉细滑。

生南星（先煎）30g，全瓜蒌 30g，蒲公英 30g，漏芦 15g，制香附 15g，郁金 15g，生白术 30g，山慈菇 10g，夏枯草 30g，丹参 30g，赤芍 15g，川贝母 15g，玄参 18g，牡蛎（先煎）30g，海藻（洗净）30g，昆布（洗净）15g，蜈蚣 3 条，生姜 3 片，大枣（切开）5 枚。

14 剂，水煎服，1 剂 / 日，分两次服用。

三诊（2006 年 9 月 28 日）：诉疼痛消失，副乳变小，硬块触诊变软，头痛未见。舌淡胖，脉细数。

上方加柴胡 10g，当归 10g。

14 剂，水煎服，1 剂 / 日，分两次服用。

随访 3 年未复发。

【按语】 本案患者乳痛、头痛剧烈，崔师抓住"每当情绪不佳时疼痛加重"的特征，果断辨为肝郁脾虚证，主方以柴胡疏肝散合金铃子散，首诊重视恢复患者当前气机升降出入的正常状态，概因通则不痛，解决疾病之本。仲圣有言："见肝之病，知肝传脾，当先实脾。"且患者右侧乳房 9 点处可触及肿块，正是足阳明胃经经络循行之处，兼见患者大便不畅，可知此为脾虚津停、痰瘀阻络，正如《素问·厥论》言"脾主为胃行其津液"，故加生白术、当归，合柴胡疏肝散之白芍，以补脾气、运脾阴，通腑气、降胃气。因患者病在乳房，故加蜈蚣、生南星、全瓜蒌、蒲公英、鹿角霜引药入经，直达病所，通乳络以止痛。其中，蜈蚣取虫类药药专力足、走窜灵动、深入血络之性，以增强通络止痛之效；生南星散结消肿；全瓜蒌、蒲公英、浙贝母三者，崔师谓之"乳三宝"，乳腺疼痛、肿块、结节以及急性乳腺炎均可辨病选用，本案为增强药效，改浙贝母为川贝母；《医宗金鉴》有言："乳汁壅滞者加鹿角霜。"故而崔师选用鹿角霜，取其通乳络、消肿散结之效。崔师崇尚经方，但不废时方，亦强调专病专方专药，同时积极发掘民间单方、验方。故而临证处方灵活，不落窠臼，果得佳效。

二诊时患者肝郁得舒，气开血活，敌寇溃退当乘胜追击之，以夏枯草、牡蛎、玄参、川贝母等取消瘰丸方义，加减化裁，以荡涤顽痰，行气解郁，消导散结。

三诊时效不更方，在此基础上加柴胡、当归以增养血疏通之效。

第十章

儿科疾病

中医儿科又称"小儿医",最早可追溯至殷商时期甲骨文中记载的"龋"(龋齿)、"蛊"(寄生虫病)等儿科疾病。小儿生长发育受到遗传、孕母情况、乳食喂养方法、营养状况、居住环境、疾病以及后天教育等多种因素的影响;同时,正是由于小儿始终处于不断的生长发育过程中,无论是形体结构、生理功能,还是病因、病理、疾病种类、病情演变等方面,都与成人有着明显不同,故不能简单地将小儿视为成人的缩影。

小儿为纯阳之体,故生机蓬勃,发育迅速,脏气清灵,易趋康复;然而小儿五脏六腑成而未全,全而未壮,形气未充,稚阴稚阳,脏腑娇嫩,需随着年龄的增长,不断充盛、完善和成熟。一旦感受外邪、食伤、先天等致病因素时,则发病容易,传变迅速,其中尤以肺、脾、肾三脏更为突出,即"三不足、二有余"。小儿肺脏娇嫩,卫外不固,皮肤肌腠易感外邪,兼之脾常不足,运化功能不全,因此,小儿易为外邪或饮食所伤,出现腹泻等疾患;小儿肾常虚,表现为肾精未充,肾气不盛,青春期前的女孩无"月事以时下"、男孩无"精气溢泻",二便常不能自控或自控能力较弱出现遗尿等;此外,小儿肝气未充,经筋刚柔未济,表现为好动,易发惊惕、抽动障碍等病证。综上可知,小儿的生理、病理特点均与成人有差异,因此临证时尤要注重辨证与辨病相结合,及时准确治疗。

第一节　小儿泄泻

一、病证概述

　　本病是儿科中最常见和多发的病证，以大便次数增多、粪质稀薄或如水样为主要临床表现。本病多发于夏秋季节，现全年可见，突发暴发者多为急性腹泻，若小儿腹泻持续时间较长为慢性腹泻，长此以往营养无法得到充分吸收，幼儿可见消瘦、发育迟缓等，亦是导致小儿抵抗力低下及变生他病的病因基础。

　　小儿泄泻的论述首见于《内经》，如《素问·阴阳应象大论》曰"湿胜则濡泻"，认为泄泻与湿相关。而关于小儿泄泻的记载首见于隋·巢元方《诸病源候论》，此时其与痢疾统称为"下利"，"小儿杂病诸候"中论述了多种小儿下利病候，并详细记述了其原因，如"肠胃虚弱，受风冷则下利""乳母将息取冷，冷气入乳，乳变坏，不念除之，仍以饮儿……乳于大肠则为利也"等。宋代初期，医家对于泄泻、痢疾有了明确区分。宋·钱乙《小儿药证直诀》提出了"泄泻"病名，认为"脾病，困睡，泄泻，不思饮食"，并记载了详细治疗方案，"脾脏虚怯也，当补脾，益黄散。发散，大青膏主之。未差，调中丸主之。有下证，大黄丸下之，下后服温惊丸"。宋·《小儿卫生总微论方》中将泻分为冷泻、热泻、冷热泻、惊泻、疳泻、伏暑泻六种。明·万全《幼科发挥》认为泄泻总的病机为湿浊不化，言："治泻大法，不问寒热，先服理中丸。理中者，理中气也。利湿不利小便，非其治也，五苓散主之。更不止，胃气下陷也，补中益气汤，清气上升则不泻矣。又不止者，此滑泻也，宜涩之，豆蔻丸主之。"明·徐春甫《古今医统大全·泄泻》中也曾明确提出："泄泻乃脾胃专病，凡饮食、寒、热三者不协调，必致泄泻。"由此可见，历代对于小儿泄泻的病机认识基本分为脾胃虚弱和湿浊内生。

　　范围： 西医学感染性腹泻（病毒、细菌引起）、非感染性腹泻（饮食、消化功能紊乱引起）可参考本节辨证论治。

二、诊断与鉴别诊断

（一）诊断要点

1.**病史** 有乳食不节、饮食不洁，或感受外邪病史。

2.**症状** ①消化道症状：大便性状改变，如稀糊便、水样便、黏液便、脓血便；大便次数增多，每日3次以上，甚至日十数次；可伴有恶心、呕吐、腹痛、腹胀、食欲不振等。②全身症状：如发热、烦躁、精神萎靡、嗜睡，甚至惊厥、昏迷、休克，或可伴有心、脑、肝、肾等其他器官系统受累表现。③病程2周以内，大便性状改变，大便次数比平时增多，即可诊断急性腹泻病，有发热等感染表现者，应首先考虑急性感染性腹泻病。

3.**辅助检查** 大便常规（此为急性感染性腹泻病的常规检查）及粪便细菌培养、血常规检查等。根据大便性状和镜检所见，结合发病季节、年龄以及流行情况可初步估计病因，病原学检查可协助明确致病原。需同时完善血气分析和血生化，评估有无脱水及其程度、性质，以及有无酸碱失衡和电解质紊乱。

（二）鉴别诊断

痢疾 细菌性痢疾急性起病，便次频多，大便有黏液脓血，腹痛明显，里急后重。大便常规检查可见多量脓细胞、红细胞，可找到吞噬细胞；大便培养痢疾杆菌阳性。

三、辨证论治

崔师认为导致小儿腹泻常见原因有伤食（过食生冷水果或厚腻食物）、感受外部不利环境（如风寒、暑热、湿气等侵袭）、脾胃虚弱（寒温失调、护理不当）等。《素问·痹论》云："饮食自倍，肠胃乃伤。"小儿稚阳之性，脾气不足，易伤食，易水湿滞留，出现水谷不按正常道路排出，腹泻频作。基于此，临诊时首当考虑患儿虚实两端，内外两因，根据临床所见，可分以下证型：

（一）常证

1. 湿热泻 多见于急性腹泻。症状：起病急，腹泻频繁，大便稀，色黄而气味秽臭，或夹黏液，肛门灼热，发红，烦躁，口渴喜饮，恶心呕吐，食欲减退，小便黄少，舌红、苔黄腻，脉滑数，指纹紫。

2. 伤食泻 起病前有伤食病史。症状：大便稀带奶瓣或不消化食物，味酸臭，脘腹胀满、疼痛，痛则欲泻，泻后痛减，不欲饮食，恶心呕吐，舌质淡红、苔白厚腻或淡黄腻，脉滑数，指纹紫滞。

3. 风寒泻：由于感受风寒、饮食生冷引起的腹泻。症状：大便清稀，夹有泡沫，臭气不甚，肠鸣腹痛，或伴恶寒发热，鼻流清涕，咳嗽，舌质淡、苔薄白，脉浮紧，指纹淡红。

4. 脾虚泻：见于生产后即腹泻或病后伴发腹泻。症状：腹泻迁延，时轻时重，时发时止，大便稀溏，色淡不臭，不欲饮食，神情倦怠，形体消瘦或虚胖。舌质淡、苔薄白，脉缓弱，指纹淡。

5. 脾肾阳虚泻：适用于重症难治性腹泻。症状：腹泻日久，久治不愈，腹泻频繁，洞泄不止，大便色淡不臭，形体消瘦，面色苍白，四肢发凉。舌淡少苔，脉微弱，指纹淡。

（二）变证

1. 气阴两伤 多由水泻、暴泻、湿热泻大量损失阴液，津亏气耗所致。若不及时救治，则可能迅速发展为阴竭阳脱证。症状：泻下无度，神萎不振，四肢乏力，眼眶、囟门凹陷，皮肤干燥，心烦不安，啼哭无泪，口渴引饮，小便短少，甚则无尿，唇红而干。舌红少津，苔少或无苔，脉细数。

2. 阴竭阳脱 多因久泻耗伤阳气，阳损及阴所致的危重症。症状：泻下不止，便如稀水，次频量多，精神萎靡，表情淡漠，面色青灰或苍白，四肢厥冷，哭声微弱，气息低微。舌淡、苔薄白，脉细微欲绝。

四、临床验案

> 李某，男，1 岁 3 个月，2011 年 12 月 8 日初诊。
>
> **主诉：** 吐、利 3 天（父母代诉）。
>
> **病史：** 患儿自幼体健，3 天前晨起小便，因室内寒冷，等小便结束后孩子周身毛孔栗起，复入被窝仍瑟瑟发抖，后剧烈呕出，随喂随吐，多次不止，中午时分，并见下利，泻如蛋花，色绿、味腥臭秽，不至傍晚已十余次已，泻利为重，呕吐为轻。当日服中药四逆汤加减（附子、干姜、甘草、肉桂）1 剂，效不显。一日一夜吐利无度，吐少利多，水、面、粥、乳难进，睡之呼唤不易醒来。翌日，孩子出现头不欲抬，手不欲伸，眼窝塌陷，抱在肩头，身肌无力，状如软泥。随即前往某医院门诊就诊，诊断为秋季腹泻，脱水状态，当即给予输水补液治疗，症状如旧。现症见：面色黄薄，懒言，泻下次数多，量少，黏糊状，手不能抬，头不能举，眼不欲睁，精神状态萎靡不振，症状危急。舌淡，脉弱。
>
> **中医诊断：** 泄泻（风寒泻 – 伤寒直中）。
>
> **西医诊断：** 秋季腹泻。
>
> **处方：** 白通汤。
>
> 炮附子（先煎）10g，干姜 10g，葱头 4 寸。
>
> 1 剂，水煎，频服，每次 30mL。
>
> 患儿共服药 3 次，午时精神已回，能食稀粥，哺乳已不见吐，下利未见，午后已下地跑动。次日愈，一切如常。

【**按语**】　该患儿素来体健，突发泻利，症候凶险，但病因明确，在外天寒地冻，在内（被窝中）温暖舒适。突然从被窝中抱出来，内外温度差异过大，着于凉伤于寒，病因明确，致身体出现病态症状，吐利交作，且症状不可谓不重。病机当属伤寒直中，中焦气机失和，升降失司，胃不降则吐，脾不升则利，且外寒表束不解。《素问·六微旨大论》云："是以升降出入，无器不有……故无不出入，无不升降，化有小大，期有近远，四者之有，而贵常守，反常则灾害至矣。"初用处方四逆汤加肉桂，温中固里有余，而解表不足，着重恢复幼儿内里机能而未考虑外界天寒束表之困，故崔师采用处方白通汤，葱白一味，通闭开表，解寒闭凝结，姜附暖中于里，升脾降胃。表里得和，使失衡的"病"态恢复到常态。诸症自然而然就消失了。

第二节　小儿遗尿

一、病证概述

小儿遗尿是指 5 岁以上的小儿不能自主控制排尿，经常睡中小便自遗，轻者数夜一次，重者可一夜数次，醒后方觉的一种病证，本病多见于 10 岁以下的儿童，男孩多于女孩，部分有家族遗传倾向。

本病《内经》称之为"遗溺"，指出膀胱失约为其基本病机，如《灵枢·九针论》云"膀胱不约为遗溺"，《素问·咳论》云"膀胱咳状，咳而遗溺"。目前发现最早将"遗尿"作为病（症）名的记录，出自东汉医家张仲景的《伤寒论》，"三阳合病，腹满身重，难以转侧，口不仁，面垢，谵语，遗尿"。后世历代医家大多认为遗尿主要由于肺脾气虚、下元虚寒、心肾不交、肝经湿热等，造成膀胱失约所致。明·王肯堂《证治准绳》认为肝主小便，"热甚自遗"，主张用加味逍遥散加钩藤，以及六味丸治疗。张介宾在《景岳全书》中提出"其有小儿从幼不加检束，而纵肆常遗者，此惯而无惮，志意之病也。当责其神，非药所及"。明·秦昌遇提出从寒热辨证遗尿。他在《幼科折衷·遗溺尿床》中提出："肾主水，膀胱为津液之腑，肾与膀胱俱虚而冷气乘之，故不能拘制其水，出而不禁，此谓遗尿；睡里自出者，谓之尿床。此皆肾与膀胱，虚而挟冷所致也，以鸡肠散主之，然益智、破故纸之类，亦不可缺。亦有热客于肾部及膀胱，火邪妄动，水不得宁，故不能禁而频数来也，治当补膀胱阴血，泻火邪为主，而佐以收涩之剂，如牡蛎、山茱萸、五味之类。病本属热，故宜泻火，因水不足，故火动而致小便多，小便既多，水益虚，故宜补血泻火，补血治其本也；收之、涩之，治其标也。"清·尤在泾《金匮翼·小便不禁》曰："有脾肺气虚，不能约束水道而病为不禁者，《金匮》所谓上虚不能制下者也，宜补中益气之属为主，而以固涩之剂佐之。"古代医家亦常用单味药及食疗方法治疗本病，如《本草纲目》中关于山药、韭子、茴香等治疗遗尿的记载，为本病的治疗提供了新的思路。

范围：西医学儿童单症状性夜遗尿可参考本节辨证治疗。

二、诊断与鉴别诊断

（一）诊断要点

1. 睡眠较深，不易唤醒，每夜或隔几夜发生遗尿，甚则一夜尿床数次。

2. 发病年龄在 5 周岁以上，寐中小便自出，醒后方觉。

3. 西医检查如小便常规及尿培养多无异常发现。

4. X 线摄片检查，部分患儿可发现有隐性脊柱裂，泌尿系 X 线造影可见其结构异常。

（二）鉴别诊断

1. **尿失禁**　其尿液自遗而不分寐寤，不论昼夜，出而不禁。在小儿多为先天发育不全或脑病后遗症的患儿。

2. **热淋**　也可伴有遗尿，但主证以尿次频繁，且尿急尿痛为主，尿常规检查有白细胞、红细胞，尿培养阳性。

三、辨证论治

本病需首辨虚实，总体呈虚多实少，若见夜尿多而清长，畏寒肢冷，神萎智弱，多为肾虚；见尿短而频，神疲气弱，容易出汗，多为肺脾虚；见尿少色黄，臊臭异常，烦躁口干，多肝经湿热下注。治疗原则为虚证宜温肾固涩，补肺健脾；实证宜清热利湿。同时配合针灸、艾灸、推拿、外治膏贴等，以增强疗效。

1. **肾气不固证**　症状：睡中遗尿，醒后方觉，每晚遗尿 1 次以上，小便清长，面色白，腰膝酸软，形寒肢冷，智力可较同龄儿童稍差，舌淡苔白，脉沉迟无力。

2. 肺脾气虚证 症状：睡中遗尿，量不多但次数频，面色无华，神疲乏力，少气懒言，食欲不振，大便溏薄，自汗出，易感冒。舌淡苔薄白，脉缓弱。

3. 肝经湿热证 症状：睡中遗尿，小便黄而少，性情急躁，夜梦纷纭或夜间磨齿，手足心热，面赤唇红，口渴欲饮，甚则目睛红赤，舌红苔黄腻，脉滑数。

崔师认为小儿脏腑娇嫩、形气未充，脾肾元气亏虚，实乃遗尿关键，脾者位居中焦起枢机之要，"脾气散精，上归于肺……下输膀胱"，肾者先天之本，藏真阴而寓元阳，主利二便，肾与膀胱相表里，二者共功化气行水。肺主宣发肃降通调水道，肝主疏泻，条达周身气机，心者五脏六腑之大主也，因此若脾气虚弱、肾阳亏虚、肺气虚及肝经湿热下注、心气不足、心肾两虚等原因皆可引起遗尿。除此之外，小儿神气怯弱，易被情志所伤，"恐则气下"亦会导致肾气不足，发生遗尿。因此，崔师强调在日常调护中，在培养小儿按时及睡前排尿的良好习惯、控制睡前饮水量、及时唤醒排尿之外，更要注重小儿情绪变化，排除遗尿对小儿情绪的影响，切忌羞辱、打骂、责罚，给以信心和支持，树立其战胜疾病的信心。

四、临床验案

案 1

李某，女，12 岁，2016 年 7 月 2 日初诊。

主诉：遗尿 8 年。

病史：患儿常夜间遗尿，醒后方知。伴反应迟钝，额部痤疮，已来初潮，月经时有提前 1 周左右，量少色红，带下黄，纳眠可，大便干，三日一行。舌尖红、苔白腻，脉细数。

中医诊断：遗尿（肾气不固）。

西医诊断：单症状夜间遗尿症。

处方：缩泉丸合桑螵蛸散加减。

益智仁 30g，山药 30g，乌药 15g，桑螵蛸 30g，菟丝子 30g，芡实 15g，煅牡蛎（先煎）30g，熟地黄 24g，砂仁（后下）6g，鸡内金 10g，柿蒂 10g，麻黄 3g，石菖蒲 12g，远志 12g。

15 剂，水煎服，日 1 剂，分两次服用。

患者服药 3 周后未能坚持治疗，随访得知患儿初次服药后，遗尿次数即明显减少。

【按语】 该患儿时常夜间遗尿已有 8 年，反应迟钝，舌尖红、苔白腻，为肾气不固，膀胱失约之证，当补肾固涩，缩尿止遗，因此崔师应用缩泉丸合桑螵蛸散加减治疗，缩泉丸方中山药补肾固精；益智仁温补肾阳，收敛精气；乌药温肾散寒。三药合用，使肾虚得补，寒气得散，共奏补肾缩尿之功。桑螵蛸散出自《本草衍义》，有补肾养心，涩精止遗之功。菟丝子既可补阳，又可益阴，具有温而不燥、补而不滞的特点，芡实益肾固精，煅牡蛎固涩止遗，鸡内金入膀胱经，可固精缩尿止遗，同时患儿月经量少，故将熟地、砂仁配伍以养血固肾，苔白腻，因此伍用柿蒂以健脾化痰，又有额部痤疮症状，再配伍少量麻黄以开腠理、透毛孔、解表毒。诸药合用，补肾益肾，缩尿固涩，解表化痰，标本兼顾。

案 2

周某，女，10 岁，2015 年 7 月 25 日初诊。

主诉：尿床 5 年余。

病史：患儿常夜间梦溺，醒后方知尿床。已月经来潮 2 次，色黑，量可，纳眠可，大便可，1 次 / 日。舌体胖大，边有齿痕，舌质红、苔白稍厚，脉滑。

中医诊断：①遗尿（肾气不固兼瘀血）；②月经不调。

西医诊断：①单症状夜间遗尿症；②月经不调。

处方：缩泉丸合加减苁蓉菟丝子丸化裁。

益智仁 30g，山药 30g，乌药 15g，菟丝子 30g，熟地黄 24g，益母草 12g，当归 12g，芡实 15g，白芍 15g，生龙骨（先煎）30g，生牡蛎（先煎）30g，柿蒂 12g，石菖蒲 12g，远志 15g，巴戟天 10g，茯苓 20g，土炒白术 15g，甘草 10g，鸡内金 20g。

21 剂，水煎服，日 1 剂，分两次服用。

患儿服药后症状改善，后继续服药月余巩固疗效。

【按语】 该患儿常夜间梦溺，且月经色黑，故采用缩泉丸合加减苁蓉菟丝子丸化裁给予治疗，以达补肾益气、温经散寒之效。加用益母草活血调经，芡实、鸡内金益肾固精、缩尿止遗，石菖蒲、远志伍用，益肾健脑聪智，巴戟天温补肾阳；同时舌体胖大，边齿痕，苔白稍厚可知内有痰湿，故以白术、茯苓、甘草健脾除湿助运。全方共奏补肾缩尿，健脾祛湿，活血调经之功。

第三节　抽动障碍

一、病证概述

抽动障碍是儿童或青少年时期的一种神经精神障碍性疾病，临床主要表现为不自主、反复、突发、快速的，重复、无节律性的一个或多个部位运动抽动和（或）发声抽动，可伴情绪行为症状，亦可共患一种或多种心理行为障碍，但智力一般不受影响。少数患儿至青春期可自行缓解，有的可延续至成人。

抽动障碍属于中医"肝风""抽搐""瘛疭""筋惕肉瞤"等范畴，以"慢惊风""肝风证"命名者为最为常见。关于本病病名，中医学古代文献中尚未有记载。其临床表现相似描述首见于《内经》，如《素问·阴阳应象大论》言"风胜则动"，《素问·至真要大论》云："诸风掉眩，皆属于肝……诸暴强直，皆属于风。"宋·钱乙《小儿药证直诀·肝风有甚》曰："凡病或新或久皆引肝风，风动而止于头目，目属肝，风入于目，上下左右如风吹不轻不重，儿不能胜任，故目连劄也。"明·王肯堂《证治准绳》认为："水生肝木，本为风化，木克脾土，胃为脾之府，故胃中有风，瘛疭渐生，其瘛疭症状，两肩微耸，两手下垂，时复动摇不已，名曰慢惊。"因肝为风木之脏，故本病与肝关系最为密切，又与心、脾、肺、肾相关。

范围：西医学小儿抽动秽语综合征、多发性抽动秽语综合征、慢性多发性抽动、多发性抽动症等属本病范畴，可参考本节内容辨证论治。

二、诊断与鉴别诊断

（一）诊断要点

1.**病史** 本病发生于儿童或青少年时期，可有疾病后及情志失调的诱因或家族史。

2.**症状** ①不自主的肌肉抽动，可波及面部、颈部、肩部、躯干及四肢，表现为挤眉、眨眼、咧嘴、耸鼻、面肌抽动、仰头、甩头、扭肩、甩手、鼓腹、踢腿、跺脚等。②异常的发音，如喉中吭吭、咯咯，以及吼叫声、呻吟声、秽语等。③部分患儿可伴有情绪行为症状，如急躁易怒，胆小，任性，自伤或伤人；也可共患一种或多种心理行为障碍，包括儿童多动症、学习困难、强迫障碍、睡眠障碍、品行障碍等。④病情轻者，病程＜1年者属于短暂性抽动；病程＞1年且仅有一种抽动者属于慢性抽动；病程＞1年且有两种及以上抽动者属于多发性抽动。

3.**辅助检查** 脑电图、头颅 MRI、血铅、抗链球菌溶血素"O"等检查可协助鉴别诊断；耶鲁综合抽动严重程度量表（YGTSS）、多发性抽动综合量表（TSGS）等检测可了解抽动病情轻重程度。

（二）鉴别诊断

1.**风湿性舞蹈病** 常表现为面部及四肢各种异常动作，并有不规则舞蹈样动作及肌张力减低等风湿热体征，无发声抽动或秽语症状，抗链球菌溶血素"O"值增高。

2.**肌阵挛** 表现全身肌肉或某部肌肉突然、短暂、触电样收缩，可一次或多次发作，发作时常伴有意识障碍，脑电图异常，是癫痫发作的一个类型。

3. **多动症** 患儿有多动、品行障碍、精神障碍等病史及家族史，或有铅中毒、锌缺乏等病史。临床以活动过多、注意力不集中、情绪不稳、冲动任性、学习困难，但智力正常或接近正常为特征。体格检查动作不协调，翻手试验、对指试验、指鼻试验、指指试验可呈阳性，注意力测试常呈阳性。

三、辨证论治

本病病位在肝，亦可涉及心、脾、肺、肾等诸多脏器，病机主要为风痰胶结，肝亢风动，引起频频抽动。

1. **外风引动证** 症状：症见口中异声或秽语，挤眉眨眼，每于感冒后症状加重，常伴鼻塞流涕，咽红咽痛，或有发热，舌淡红、苔薄白，脉浮数。

2. **肝亢风动证** 症状：症见摇头耸肩，挤眉眨眼，噘嘴踢腿，抽动频繁有力，不时喊叫，声音高亢，急躁易怒，自控力差，伴头晕头痛，面红目赤，或腹动胁痛，便干尿黄，舌红苔黄，脉弦数。

3. **痰火扰神证** 症状：症见肌肉抽动有力，喉中痰鸣，异声秽语，偶有眩晕，睡眠多梦，喜食肥甘，烦躁易怒，口苦口干，大便秘结，小便短赤，舌红苔黄腻，脉滑数。

4. **脾虚肝亢证** 症状：症见抽动无力，时轻时重，眨眼皱眉，噘嘴搐鼻，腹部抽动，喉出怪声，精神倦怠，面色萎黄，食欲不振，形瘦性急，夜卧不安，大便不调，舌质淡、苔薄白或薄腻，脉细或细弦。

5. **阴虚风动证** 症状：症见挤眉弄眼，摇头扭腰，肢体抖动，咽干清嗓，形体偏瘦，性情急躁，两颧潮红，五心烦热，睡眠不安，大便偏干，舌质红少津、苔少或花剥，脉细数或弦细无力。

四、临床验案

案 1

王某，男，12 岁，2015 年 7 月 11 日初诊。

主诉： 颈部抽动 2 年余。

病史： 患者诉颈部抽动时伴咽痒、咳嗽，下半身毛发较重，多且浓密，纳眠可，大便可，1 次/日，舌红、苔薄白，脉细数。

中医诊断： 抽动障碍（阴虚风动）。

西医诊断： 小儿抽动秽语综合征。

处方： 大补阴丸合大定风珠加减。

知母 15g，盐黄柏 15g，制龟板（先煎）30g，制鳖甲（先煎）30g，蝉蜕（后下）10g，僵蚕 30g，地龙 15g，防风 15g，胆南星（先煎）20g，葛根 30g，桔梗 15g，白芍 30g，丹参 30g，甘草 10g，蛇床子 30g，杏仁 10g，五味子 15g，熟地黄 24g。

15 剂，水煎服，日 1 剂，分两次服用。

二诊（2015 年 7 月 28 日）：患者诉服药后诸症好转，咳嗽减轻，颈部仍有抽动，吸鼻明显，纳眠可，大便可，1 次/日，舌体胖大，舌淡红、苔薄白，脉细数。

上方加生龙骨（先煎）30g，生牡蛎（先煎）30g，辛夷 6g，白芷 15g，薄荷（后下）9g。

21 剂，水煎服，日 1 剂，分两次服用。

【按语】 崔师认为该患儿属于肝肾阴亏，阴虚生风、化火，因此以滋水涵木、滋阴降火、息风止动为基本治疗原则，主方应用大补阴丸合大定风珠，滋肾阴，柔肝风。方中黄柏、知母清热泻火，滋阴凉金；熟地黄益髓填精；龟板、鳖甲大补真阴，壮水制火以培其本；五味子、白芍滋阴柔肝；蛇床子温肾祛风，燥湿止痒；僵蚕、地龙息风清热止痉；丹参除烦安神；防风、蝉蜕疏风解表，利咽开音；胆南星清热化痰；葛根解肌生津止咳；杏仁、桔梗宣肺利咽止咳；甘草调和诸药。全方攻补兼施，标本兼顾，效果显著。

王某，男，4岁半，2016年5月21日初诊。

主诉：颈部不自主抽动半年余。

病史：患儿颈部抽动，急躁不安，食欲不振，眠可，大便可，1次/日，舌红紫有瘀点，舌下络脉迂曲，苔白，脉沉。

中医诊断：抽动障碍（瘀血阻络）。

西医诊断：小儿抽动秽语综合征。

处方：血府逐瘀汤加减。

柴胡10g，炒枳实10g，川芎10g，赤芍10g，当归10g，桃仁9g，红花9g，川牛膝6g，熟地黄10g，桔梗6g，夏枯草12g，鸡内金12g，炒白芥子9g，藿香5g，焦山楂12g，焦麦芽12g，焦神曲12g，甘草3g。

7剂，水煎服，日1剂，分两次服用。

【按语】 该患儿颈部抽动，伴急躁不安，舌红紫有瘀点，舌下络脉迂曲等诸症，为瘀血阻络，气血不畅引起肝风内动之证候，故首选血府逐瘀汤以活血化瘀，行气通络，瘀去则风自消；再辅以夏枯草清热泻火；炒白芥子舒经通络；藿香和中止呕；鸡内金、焦三仙（焦山楂、焦麦芽、焦神曲）健脾助运，消食开胃。

第十一章

五官科疾病

　　五官包括耳、目、口、鼻、舌，五官疾病的发生与五脏密切相关，《灵枢·五阅五使》曰："鼻者，肺之官也；目者，肝之官也；口唇者，脾之官也；舌者，心之官也；耳者，肾之官也。""五官者，五脏之阅也。"五官分属于五脏，为五脏之外候，在生理上两者之间有密切的关系，因此五脏的内在变化可以通过外在的五官气色的变化而测知；患病后，从五官外部表象的变化可测知内脏的情况。五官色诊也为中医望诊的重要组成部分。

第一节　耳　鸣（主观性耳鸣）

一、病证概述

　　耳鸣为患者在耳部或头内感到的一种声音。可分为主观性和客观性两类：前者较常见，外耳、中耳、耳蜗、蜗后及中枢听觉径路病变，甚至全身性疾病或精神因素均可引起；后者较少见，耳鸣声他人及患者均能听到，为血管源性、肌源性，或咽鼓管异常开放、颞颌关节病变等原因所致。本节主要叙述主观性耳鸣。

　　《内经》将耳鸣的病因分为外感和内伤。《灵枢·海论》指出："髓海不足，则脑转耳鸣。"《灵枢·决气》说："精脱者耳聋……液脱者，骨属屈伸不利，色夭，脑髓消，胫酸，耳数鸣。"《素问·气交变大论》说：

"炎暑流行，金肺受邪，民病……耳聋。"《诸病源候论·耳病诸候》指出耳鸣的病因除外感、内伤外，多与肾虚有关。《济生方》认为劳倦过度、外邪入侵和七情郁结均可导致耳鸣耳聋。《医家四要》从肝火论治，从而丰富和发展了耳鸣的辨证论治内容。金元四大家的刘完素在《素问玄机原病式·六气为病》中提出："耳鸣有声，非妄闻也，耳为肾窍，交会手太阳、少阳、足厥阴、少阴、少阳之经。若水虚火实，而热气上甚，客其经络，冲于耳中，则鼓其听户，随其脉气微甚，而作诸音声也。经言，阳气上甚而跃，故耳鸣也。"他结合自己临床实践的体会，将《内经》中"阳气万物盛上而跃，故耳鸣也"解释为耳鸣均由火热亢盛所致。朱丹溪在对耳鸣的认识上，与刘完素基本相同，也认为耳鸣的主要原因是火热，并进一步明确为肝胆火热，如他在《金匮钩玄·卷第一耳聋》中指出："少阳厥阴热多，皆属于热，耳鸣者是。""少阳"指胆，"厥阴"指肝，这句话的意思是肝胆火热可导致耳鸣；他在《丹溪心法·卷四》中又提出饮酒会导致耳鸣，治疗必须用清泄泻的方法："耳鸣因酒遏者，大剂通圣散加枳壳、柴胡、大黄、甘草、南星、桔梗、青皮、荆芥，不愈，用四物汤妙。耳鸣必用龙荟丸食后服，气实，入槟榔丸或神芎丸下之。"李东垣则对《内经》中所论述的脾胃虚弱导致耳鸣的观点有独到的领悟，强调包括耳鸣在内的九窍病多属于脾胃功能失调所致，创立了益气聪明汤、补中益气汤等著名方剂来治疗这类疾病，这些方剂一直沿用至今；这些不同观点的学术争鸣引起了后世医家对耳鸣辨证论治的重视。

范围：本病中西医同名，可参照本节辨证论治；此外，内分泌疾病如甲状腺功能亢进、甲状腺功能减退、糖尿病，心血管疾病如高血压、动脉粥样硬化，精神疾病如抑郁症、焦虑症、紧张症，肿瘤如听神经瘤等，有耳鸣表现者，除积极治疗原发病外，也可部分参考本节辨证论治。

二、诊断要点

1.需进行系统的全身检查及仔细的耳科检查，包括听功能及耳鸣匹配的测定，前庭功能检查，以便对耳鸣的性质（噪声性、纯音性或混合性）、程度、病变部位及原因做出诊断，并对耳鸣属代偿性或失代偿性做出估计。前者对患者不形成干扰，治疗要求不迫切；后者则给患者造成严重干扰，治疗要求迫切。

2. 耳鸣源于外、中耳病变者，乃传音结构障碍所致，可查出相应的病变，如外耳道堵塞性病变、咽鼓管阻塞、化脓性或非化脓性中耳炎、耳硬化症等。鸣声低频，多伴传导性耳聋。

3. 大部分主观性耳鸣源于耳蜗病变，为末梢性耳鸣，常伴感音神经性聋。耳鸣音调与受累基底膜部位及范围有关。如噪声性聋、梅尼埃病、耳毒性药物耳聋、老年性耳聋、病毒或细菌性迷路炎及骨迷路病变等。蜗后病变包括内听道及桥小脑角病变，如听神经瘤、脑膜瘤、胆脂瘤、炎症或血管异常。中枢病变包括从脑干到听皮层通路的病变，如多发性硬化、肿瘤、血管病变、感染灶及脑外伤等。

4. 血液或循环系统疾病、肾脏病、甲状腺功能亢进、精神紧张等可以引起或加重耳鸣。

三、辨证论治

1. **肝胆火盛证** 症状：猝然耳鸣、耳聋，怒则更甚；口苦咽干，胁痛胀，便秘，舌红、苔黄，脉弦。治则：清肝泄火。方药：龙胆泻肝汤加减。

2. **痰火郁结证** 症状：两耳蝉鸣，有时闭塞如聋；胸闷，痰多，喜太息；口苦，二便不畅。苔黄腻，脉弦滑。治则：化痰清火，和胃降浊。方药：温胆汤加减。

3. **风热上扰证** 症状：耳鸣、耳聋、耳内作痒；外感热病中或兼寒热身痛等表症。治则：疏风清热。方药：银翘散加减。

4. **肾精亏虚证** 症状：耳鸣、耳聋，甚则眩晕；腰酸膝软，脉细弱；五心烦热，遗精。舌红，脉虚大。治则：滋肾降火，收摄精气。方药：耳聋左慈丸加减。

5. **清气不升证** 症状：耳鸣、耳聋，休息减轻，过劳加重；神疲；纳少；便溏，脉弦细。治则：益气升清。方药：益气聪明汤加减。

耳鸣一病虽小，但极为恼人，容易影响到情志，常伴有心烦、失眠等症，《灵枢·经脉》言："胆足少阳之脉，起于目锐眦，上抵头角，下耳后……从耳后，入耳中，出走耳前……"胆经循行过耳，主耳部诸疾，肝胆二经互为表里，故肝气之升降亦相关于耳鸣之疾，肝主升发，升发太过，扰清窍，耳鸣之疾遂发。崔师临证多用柴胡类方以疏肝理气，尤其是中青年人实证多见，喜用通气散加减治疗，配以菖蒲、远志，宁心开窍。而老年人或病久者，病多及肾，配以补肾之骨碎补、补骨脂之品。至于重镇之龙骨、牡蛎、磁石之类，据证而用。亦有脾气不足，中气亏虚者，用补中益气汤或益气聪明汤加减治疗。

四、临床验案

案 1

周某，男，60 岁，2014 年 2 月 8 日初诊。

主诉：耳鸣 2 个月半。

病史：2 个月半前无明显诱因出现耳鸣，先在河南省某医院输液治疗，在郑州市某医院住院 17 天，耳膜注射地塞米松，继在河南省某中医院住院治疗（微波）、服中药等均无效，现仍耳鸣。有糖尿病病史。大便不畅偏干，1 次 / 日，影响睡眠，舌质紫暗、苔薄白，脉沉细。

中医诊断：①耳鸣（气滞血瘀）；②消渴。

西医诊断：①耳鸣；②糖尿病。

处方：通气散合丹栀逍遥散加减。

柴胡 15g，川芎 30g，制香附 12g，石菖蒲 12g，远志 15g，磁石（先煎）30g，川牛膝 30g，丹参 30g，通草 6g，丹皮 15g，焦栀子 25g，当归 15g，生地黄 30g，白芍 30g，生白术 30g，炒枳实 15g，葛根 15g，升麻 15g，甘草 9g，生龙齿（先煎）30g，制鳖甲（先煎）30g，制龟板（先煎）30g，薄荷（后下）9g，茯苓 30g，蝉蜕（后下）10g，骨碎补 30g，黄连 10g。

7 剂，水煎服，1 剂 / 日，分两次服用。

二诊（2014 年 2 月 15 日）：患者服上方期间耳鸣时轻，时又恢复原状。大便基本通畅。舌质紫有改善、苔薄白，脉沉细。

上方加熟地黄 24g，山萸肉 15g，郁金 15g。

7 剂，水煎服，1 剂 / 日，分两次服用。

三诊（2014 年 2 月 22 日）：耳鸣时轻时重，夜间加重，大便可，苔薄白，脉沉细。

二诊方改黄连为 15g；加肉桂 6g，山药 15g，枸杞子 15g。

7 剂，水煎服，1 剂 / 日，分两次服用。

患者继续用此方调治月余而愈。

【按语】 患者中老年男性，耳鸣 2 月余，先后在多家医院治疗，睡眠欠佳，焦虑可知，故而肝经郁热，因此选用丹栀逍遥散以清肝火，重用川牛膝以引火下行。通气散的组成为柴胡、川芎、制香附，区区三味，理气活血之功卓著。西医常用活血化瘀或者改善微循环之药物治疗耳鸣，亦合中医之理。因患者老年便干，故用枳实、白术、葛根、升麻等健脾升清，促进其脾胃运化之功，使胃肠之动力增强。鳖甲、龟板乃血肉有情之品，滋阴潜阳，能清虚热，患者年老久病，补肾之品不可少。二诊可知前法得效，继续加入熟地黄、山萸肉以补肾阴，滋水涵木；郁金以行气破瘀。三诊加入肉桂，有交泰丸之意，盖患者夜间加重，如此使心肾相交，水火既济。随证加减变化，月余而愈。

案 2

高某，女，46 岁，2015 年 6 月 30 日初诊。

主诉：右耳鸣 3 个月。

病史：患者诉近 3 个月右耳鸣，如虫鸣，时后脑鸣，听力无明显下降，时腰酸痛，末次月经 6 月 15 日，量、色、质均正常。纳可，眠差，大便日 1 次。时偏头痛，牵连目珠疼痛。腰间盘突出病史。舌体瘦、苔白，脉沉细。

中医诊断：耳鸣（气滞血瘀）。

西医诊断：神经性耳鸣。

处方：通气散、小柴胡汤合六味地黄丸加减。

柴胡 15g，黄芩 15g，清半夏（先煎）60g，太子参 20g，蝉蜕（后下）10g，防风 15g，石菖蒲 12g，远志 15g，骨碎补 20g，磁石（先煎）30g，生龙骨（先煎）30g，生牡蛎（先煎）30g，茯神 30g，通草 6g，川芎 30g，熟地黄 24g，山药 15g，山茱萸 15g，薏苡仁 60g，炒枣仁 15g，夜交藤 60g，白蒺藜 30g，制香附 15g。

7 剂，水煎服，1 剂／日，分两次服用。

二诊（2015 年 7 月 7 日）：耳鸣好转，检查三酰甘油指标高，舌质红、苔根稍厚，双尺脉弱。

上方改熟地黄为 30g，骨碎补为 30g，山茱萸为 30g；加丹皮 15g，泽泻 15g。

7 剂，水煎服，1 剂／日，分两次服用

患者服上方效果好，1 周后随诊耳鸣已愈。

【按语】 该患者为中年女性，耳鸣 3 月余，时有偏头痛，是为少阳胆经有火，故选用小柴胡汤以疏肝利胆，和解少阳。患者眠差故重用半夏、薏苡仁以和胃安神，炒枣仁、夜交藤以养心安神；肾开窍于耳，平素腰酸痛、脉沉，可知肾阴不足，用熟地黄、山药、山茱萸，取六味地黄丸三补之意，一则滋水涵木，一则补肾。二诊，耳鸣好转，双尺脉弱，继续补全六味地黄丸，故疗效佳。

第二节 耳眩晕

一、病证概述

耳眩晕是因邪犯内耳，或脏腑虚弱内耳失养，或痰浊水湿泛溢内耳所致。以头晕目眩、恶心呕吐、耳鸣等为主要表现的眩晕类疾病。

古时没有耳眩晕病的诊断，同属于眩晕病证，历代医籍记载颇多。《内经》对其涉及脏腑、病性归属方面均有记述，如《素问·至真要大论》认为"诸风掉眩，皆属于肝"，指出眩晕与肝关系密切。《灵枢·卫气》认为"上虚则眩"，《灵枢·口问》说"上气不足，脑为之不满，耳为之苦鸣，头为之苦倾，目为之眩"，《灵枢·海论》认为"脑为髓海"，而"髓海不足，则脑转耳鸣"，认为眩晕一病以虚为主。东汉·张仲景认为痰饮是眩晕发病的原因之一，并且用泽泻汤及小半夏加茯苓汤治疗眩晕。宋·严用和《重订严氏济生方·眩晕门》中指出"所谓眩晕者，眼花屋转，起则眩倒是也，由此观之，六淫外感，七情内伤，皆能导致"，首次提出外感六淫和七情内伤致眩说，补前人之未备，但外感风、寒、暑、湿致眩晕，实为外感病的一个症状，而非主要证候。元·朱丹溪倡导痰火致眩学说，《丹溪心法·头眩》说："头眩，痰挟气虚并火，治痰为主，挟补气药及降火药。无痰不作眩，痰因火动，又有湿痰者，有火痰者。"明·张景岳在《内经》"上虚则眩"的理论基础上，对下虚致眩做了详尽论述，他在《景岳全书·眩晕》中说："头眩虽属上虚，然不能无涉于下。盖上虚者，阳中之阳虚也；下虚者，阴中之阳虚也。阳中之阳虚者，宜治其气，如四君子汤……归脾汤、补中益气汤……阴中之阳虚者，宜补其精，如……左归饮、右归饮、四物汤之类是也。然伐下者必枯其上，滋苗者必灌其根。所以凡治上虚者，犹当以兼补气血为最，如大补元煎、十全大补汤诸补阴补阳等剂，俱当酌宜用之。"张氏从阴阳互根及人体是一有机整体的观点，认识与治疗眩晕，并认为眩晕的病因病机为"虚者居其八九，而兼火兼痰者，不过十中一二耳"。详细论述了劳倦过度、饥饱失宜、呕吐伤上、泄泻伤下、大汗亡阳、响目惊心、焦思不释、被殴被辱气夺等皆伤阳中之阳，吐血、衄血、便血、纵欲、崩淋等皆伤阴中之阳而致眩晕。秦景明在《症因脉治·眩晕总论》中认为阳气虚是本病发病的主要病理环节。徐春甫《古今医统·眩晕宜审三虚》认为："肥人眩运，气虚有痰；瘦人眩运，血虚有火；伤寒吐下后，必是阳虚。"龚廷贤《寿世保元·眩晕》集前贤之大成，对眩晕的病因、脉象都有详细论述，并分证论治眩晕，如半夏白术汤证（痰涎致眩）、补中益气汤证（劳役致眩）、清离滋饮汤证（虚火致眩）、十全大补汤证（气血两虚致眩）等，至今仍被临床借鉴。

范围：西医学中梅尼埃病属于本病范畴，可参考本节辨证论治。

二、诊断要点

1. 突发性眩晕，伴耳鸣、耳聋、耳闷。常以耳鸣为先兆，随之耳聋、眩晕。眩晕多为旋转性，动则更甚，伴恶心呕吐，面色苍白，出冷汗或血压下降，但神志清楚。

2. 上述症状呈阵发性发作，每次持续数分钟至数小时，突然消失或逐渐减轻。可一日发作数次或数年乃至终身发作一次。间隙期一般无症状或有听力障碍，多次发作后，间歇期耳聋逐次加重。

3. 鼓膜正常。

4. 有时可查见自发性眼震，呈水平型，方向不定。

5. 听力检查呈感音神经性聋或混合性聋，典型者为上升型曲线，多为一侧性。重振试验阳性，声反射有重振现象。

6. 前庭功能检查早期反应正常或敏感，反复发作后则反应降低，可出现向对侧的优势偏向。

7. 发作时甘油试验阳性。

一般分为以下几个类型。

1. 脓耳眩晕症（迷路炎） 有急性脓耳或慢性脓耳急性发作病史，伴头痛、耳内溢脓等症，眩晕开始较轻，可随病情变化而迅速加剧。

2. 药聋（药物中毒性聋） 多在使用耳毒性药物后出现眩晕，常伴有口唇发麻等症，眩晕为不稳感，耳聋为双侧性，早期即有一侧或双侧前庭功能减退，无反复发作。

3. 风眩 眩晕持续时间长，非发作性，血压增高，无耳聋。

4. 血（脉）厥 眩晕的发作常与特定的体位有关，甚者出现昏倒，无耳鸣耳聋。

5. 听神经瘤 眩晕渐起，较轻，伴耳及进行性或突发性听力下降，病侧前庭功能减退或消失，后期可出现面瘫或三叉神经痛，X线摄片示内听道扩张。

三、辨证论治

1. 风痰上扰证 症状：眩晕剧烈，头脑胀重，胸闷不舒，恶心，呕吐清水，痰涎多。并见心悸，纳呆，腹胀，倦怠乏力等症。舌质淡胖、苔白腻，脉濡或滑。治应豁痰息风。

2. 痰蒙清窍证 症状：眩晕，头胀，胸闷，恶心，呕吐剧，腹胀纳呆，倦怠，舌质胖、苔腻，脉滑。治应祛痰化浊、降逆止呕。

3. 阳虚水泛证 症状：眩晕，恶心，呕吐清水，心下悸动，耳内胀满，面色㿠白，冷汗自出，或背冷如掌大，舌胖、边有齿痕，苔白润，脉沉迟缓。治应温阳利水。

4. 肝阳上亢证 症状：眩晕多因恼怒而致，多有明显眼震，头痛，耳胀，恶心，呕吐苦水，面红、目赤、口苦咽干，烦躁易怒，胸胁苦满，少寐多梦。舌质红、苔黄，脉弦数。治应平肝潜阳。

5. 心脾两虚证 症状：眩晕时作，耳鸣，听力下降，夜寐不宁，心悸，倦怠，纳差，舌质淡，脉细缓。治应补益心脾。

6. 肝脾两虚证 症状：眩晕时作，头昏眼花，耳鸣，听力下降，倦怠，食少腹胀，舌质淡红，脉弦细缓。治应补益肝脾。

7. 肝肾亏虚证 症状：眩晕屡发，耳鸣，鸣声尖细，入夜为甚，耳聋重。精神萎靡，记忆力差，腰膝酸软无力，舌质红、苔少，脉细数。治应滋补肝肾。

8. 肾阳虚证 症状：眩晕屡发，耳鸣耳聋，腰膝酸软无力，面色淡，四肢不温，小便清长，夜尿多。治应温补肾阳。

梅尼埃病，属于中医"眩晕"范畴，因此病与耳关系密切，与少阳经有关。"无痰不作眩"，此病亦因痰蒙清窍，兼有恶心呕吐等症状，崔师临证多用柴芩温胆汤加减治疗。

四、临床验案

案 1

宋某，女，57岁，2015年3月31日初诊。
主诉：头晕6个月。

病史：患者诉头晕，视物旋转伴恶心、呕吐，在当地某医院诊断为"梅尼埃病"，用川芎注射液、甘油果糖、碳酸氢钠治疗后，仍头晕目眩，每天下午3点测血压升高。大便偏干，眠差，舌质紫暗、苔白腻，脉沉细滑。

中医诊断：①眩晕（风痰上扰）；②不寐。

西医诊断：①内耳性眩晕；②失眠；③高血压。

处方：柴芩温胆汤加减。

柴胡15g，黄芩15g，清半夏15g，青皮10g，陈皮10g，茯苓30g，炒枳实20g，竹茹15g，天麻20g，钩藤（后下）20g，生白术30g，夏枯草30g，石菖蒲12g，远志15g，炒柏子仁20g，炒枣仁20g，泽泻15g，焦栀子20g，丹皮15g，夜交藤60g，甘草10g。

7剂，水煎服，1剂/日，分两次服用。

二诊（2015年4月6日）：患者服上方觉头晕较前减轻，血压平稳，舌紫苔白，脉沉细。继续服用上方7剂后，复诊头晕已愈，血压有所波动，继续调治高血压。

【按语】 该患者为中老年女性，头晕6个月，兼有视物旋转、恶心、呕吐等症，梅尼埃病诊断明确。患者舌苔白腻、舌质紫暗，脉沉细滑，属于风痰上扰，故以柴芩温胆汤以化痰息风，患者下午血压偏高，考虑为肝阳上亢，用天麻、钩藤以平肝息风，丹皮、栀子、夏枯草以清肝热，因眠差、脉沉，故用石菖蒲、远志、炒枣仁、夜交藤以宁心安神。二诊头晕减轻，效不更方，继续按照原方治疗。后头晕已愈遂请调治血压。

案 2

宋某，女，52岁，2015年4月18日初诊。

主诉：间断眩晕3年，加重1月余。

病史：患者近3年来头晕，近1个月加重，天旋地转，不能睁眼，时伴恶心呕吐，腹泻，纳差，左耳耳鸣，吹风样，听力下降，月经紊乱，时出汗，烘热，急躁易怒，大便1~2次/日，先干后溏。有高血压、高血脂、高血糖（口服厄贝沙坦、格列美脲片）病史，舌质红透紫、苔白厚，中根黄厚，水滑，双脉沉伏不出。

中医诊断：①眩晕（风痰上扰）；②消渴；③脏躁。

西医诊断：①梅尼埃病；②高血糖；③围绝经期综合征；④高血压。

处方：柴芩温胆汤合天麻钩藤饮加减。

柴胡 12g，黄芩 15g，清半夏（先煎）60g，夏枯草 30g，决明子 20g，茯苓 30g，黄连 15g，青皮 10g，陈皮 10g，炒枳实 12g，竹茹 15g，天麻 20g，钩藤（后下）20g，川牛膝 15g，地龙 30g，桑叶 30g，杜仲 30g，桑寄生 30g，土元 15g，泽泻 30g，土炒白术 30g，甘草 10g，薏苡仁 60g，夜交藤 60g，石菖蒲 12g，远志 15g。

7 剂，水煎服，1 剂 / 日，分两次服用。

二诊（2015 年 4 月 25 日）：服上药，眩晕减轻，因睡眠不佳，眩晕今又加重，无呕吐泄泻，晨起汗出，两颧潮红，耳鸣，头脑模糊，失眠，舌质红、舌苔白稍厚腻，脉沉。

上方改川牛膝为 30g；加炒枣仁 15g，白蒺藜 30g。

7 剂，水煎服，1 剂 / 日，分两次服用。

三诊（2015 年 5 月 2 日）：患者服上方眩晕明显缓解，现睡眠稍差，多梦，时有耳鸣，舌苔白，脉沉。

继续服用二诊方 7 剂，水煎服，1 剂 / 日，分两次服用。

后电话随访患者眩晕未再发作，睡眠较前改善。

【按语】　崔师指出：耳与手少阳三焦和足少阳胆经联系密切。该患者为中年女性，眩晕 3 年，加重 1 个月，伴有耳鸣，故用柴胡剂以疏利少阳经脉，因患者纳差、腹泻、苔白厚、舌苔中间黄厚、脉沉，可知痰湿中阻，用温胆汤以化痰清热，调理中焦气机。夏枯草、半夏、薏苡仁以和胃安神，病案中虽未记载患者目前血压控制情况，但据崔师用药天麻钩藤饮加地龙、桑叶，可知患者上实下虚，血压控制欠佳。二诊患者症状反复，两颧潮红，加大川牛膝用量以引火下行，同时加炒枣仁、石菖蒲、远志、白蒺藜以养心平肝安神。故效可。

第三节　鼻　鼽

一、病证概述

鼻鼽是指由于脏腑虚损、卫表不固所致的，以突然和反复发作的鼻痒、打喷嚏、流清涕、鼻塞等为主要特征的鼻病。本病为临床上较常见和多发的疾病，可常年发病，亦可呈季节性发作。

《素问·脉解》曰："所谓客孙脉则头痛、鼻鼽、腹肿者，阳明并于上，上者则其孙络太阴也，故头痛、鼻鼽、腹肿也。"此外，在古代文献中尚有鼽嚏、鼽鼻、鼽水、鼻流清水等别称。《素问玄机原病式·卷一》谓："鼽者，鼻出清涕也……嚏，鼻中因痒而气喷作于声也。"

范围：西医学中的变应性鼻炎、血管运动性鼻炎、嗜酸性粒细胞增多性非变应性鼻炎等疾病均属本病范畴，可参照本节辨证论治。

二、诊断与鉴别诊断

（一）诊断要点

1.**病史**　患者有过敏史或家族史。

2.**临床症状**　本病发作时主要表现为鼻痒、喷嚏频频、清涕如水、鼻塞，具有突然发作和反复发作的特点。

3.**检查**　在发作期鼻黏膜多为灰白或淡蓝色。

（二）鉴别诊断

伤风鼻塞　因感受风邪所致的以鼻塞、流涕、打喷嚏为主要症状的鼻病，俗称伤风、感冒。

三、辨证论治

本病多由脏腑虚损，正气不足，腠理疏松，卫表不固，风邪、寒邪或异气侵袭，寒邪束于皮毛，阳气无从泄越，故喷而上出为嚏。

1. 肺气虚寒，卫表不固　症状：鼻痒，喷嚏频频，清涕如水，鼻塞，嗅觉减退，畏风怕冷，自汗，气短懒言，语声低怯，面色苍白，或咳嗽痰稀。舌质淡、舌苔薄白，脉虚弱。下鼻甲肿大光滑，鼻黏膜淡白或灰白，鼻道可见水样分泌物。

2. 脾气虚弱，清阳不升　症状：鼻痒，喷嚏突发，清涕连连，鼻塞，面色萎黄无华，消瘦，食少纳呆，腹胀便溏，四肢倦怠乏力，少气懒言，舌淡胖，边有齿痕，苔薄白，脉弱。检查见下鼻甲肿大光滑，黏膜淡白，或灰白，可有水样分泌物。

3. 肾阳不足，温煦失职　症状：清涕长流，鼻痒，喷嚏频频，鼻塞，面色苍白，形寒肢冷，腰膝酸软，神疲倦怠，小便清长，或见遗精早泄。舌质淡、苔白，脉沉细。检查见鼻黏膜苍白、肿胀，鼻道有大量水样分泌物。

4. 肺经伏热，上犯鼻窍　症状：鼻痒，喷嚏频作，流清涕，鼻塞，常在闷热天气发作。全身或见咳嗽，咽痒，口干烦热，舌质红、苔白或黄，脉数。检查见鼻黏膜色红或暗红，鼻甲肿胀。

四、临床验案

魏某，男，10 岁，2016 年 5 月 7 日初诊。

主诉： 鼻涕多 1 年余。

病史： 患者诉 1 年来鼻流清涕比较多，遇风更甚，时有鼻痒，偶打喷嚏，色黄白质稀，睡眠好，饮食尚可，大便正常，经常感冒，舌体胖，舌质紫红、苔白厚，脉细数。

中医诊断： 鼻鼽（肺气虚寒）。

西医诊断： 鼻炎。

处方： 桂枝汤、玉屏散、缩泉丸合过敏煎加减。

桂枝 10g，白芍 15g，益智仁 20g，乌药 15g，山药 30g，豨莶草 15g，紫草 15g，蝉蜕（后下）6g，地龙 10g，防风 12g，白术 12g，生地黄 18g，生黄芪 15g，黄芩 12g，五味子 9g，百合 15g，鸡内金 15g，焦山楂 15g，炒神曲 15g，炒麦芽 15g，桔梗 9g，杏仁 9g，生姜 3 片，大枣（切开）3 枚。

7 剂，水煎服，1 剂/日，分两次服用。

二诊（2016 年 5 月 14 日）：患者服前药效佳。现清涕明显减少，余无不适，欲继续服药。舌体胖、舌质紫、苔白，脉细数。

桂枝 10g，白芍 15g，益智仁 20g，乌药 15g，山药 30g，豨莶草 15g，紫草 15g，蝉蜕（后下）6g，地龙 10g，防风 12g，白术 12g，生地黄 18g，生黄芪 15g，黄芩 12g，五味子 9g，百合 15g，鸡内金 15g，焦山楂 15g，炒神曲 15g，炒麦芽 15g，桔梗 9g，杏仁 9g，女贞子 12g，旱莲草 12g，补骨脂 10g，生姜 3 片，大枣（切开）3 枚。

7 剂，水煎服，1 剂/日，分两次服用。

【按语】 本案根据患者病史及出现的流清涕、打喷嚏、鼻痒症状可诊断为小儿鼻鼽。初诊时，患者鼻流清涕，遇风时症状更重，"风为百病之长"，崔师认为小儿为娇脏，形气未充，易受外邪侵袭，又病程迁延日久，致本虚不能祛邪外出，故治疗上用桂枝汤以解肌发表，调和营卫；玉屏风散以益气固表，并祛风邪以预防感冒，缩泉丸以温肾驱寒。初诊后患者症状较前好转，说明辨证及治疗思路正确。二诊时患者诸症减轻，清涕减少明显，加用女贞子、旱莲草滋补肝肾；补骨脂以温肾助阳，固精缩尿。

第四节　口　疮

一、病证概述

口疮是以口腔黏膜上发生的表浅、如豆大的小溃疡点，呈圆形或卵圆形，溃疡面凹陷、周围充血为主症的疾病，又称口疳。常易反复发作，故又称复发性口疮。

历代中医学著作中关于本病的论述，主要有"口疮""口糜""口疡""口破""口疳""口烂""口舌生疮""口内糜腐"等称谓，最早可追溯至《内经》。如《素问·气交变大论》有云："复则寒雨暴至，乃零冰雹霜雪杀物，阴厥且格，阳反上行……民病口疮，甚则心痛。"《素问·五常政大论》曰："少阳司天，火气下临，肺气上从……鼻窒，曰疮疡寒热胕肿。"认为口疮病因属于外感，即天气、运气等外界气候的变化与口疮的发生密切相关，且感受邪气为火热之邪。口疮的发病除外感外，也与内伤有关。唐·王焘《外台秘要》云"肝有热常患口疮"，指出口疮的发病与肝热相关；宋·《圣济总录》云"口疮者，由心脾有热，气冲上焦，熏发口舌，故作疮也"，指出心脾也与本病密切相关。临床上本病常分为虚、实两类：实证多为心脾积热而致，与阿弗他口炎相似；虚证多由阴虚火旺而致。

范围：西医学的复发性口腔溃疡（或称复发性阿弗他溃疡、复发性阿弗他口炎等），可参照本节内容辨证论治。

二、诊断及鉴别诊断

（一）诊断要点

1.反复发作的类圆形溃疡，表面覆盖黄色假膜、周围有红晕带，中央凹陷、疼痛明显。溃疡多发于缺乏角化或角化较差的区域，如唇侧牙槽黏膜、唇内侧黏膜、颊黏膜、舌尖和边缘部。包括轻型、疱疹型和重型，其中轻型最为常见。

2.轻型口疮直径多小于10mm，数目一般3~5个；疱疹型口疮直径较小，2~5mm，数目可达10个以上，可有先驱症状，如头痛、乏力、食欲不振、全身不适、下颌淋巴结肿大等，幼儿期明显；重型口疮溃疡大而深，可达黏膜下甚至肌层，直径10~30mm，数目1~2个，表面覆盖灰白色假膜，疼痛明显，一般无全身症状。

3.轻型、疱疹型7~14天愈合，愈后不留瘢痕；重型可迁延至数月，愈后可见明显瘢痕。

（二）鉴别诊断

狐惑病　出自《金匮要略》，基本沿用至今，现在一般认为是白塞综合征（又称为眼－口－生殖器综合征）。狐惑病初期大多在口腔发生反复破溃，此起彼伏，长期不愈，与复发性口疮症状相类。但本病可兼见眼睛红赤涩痛、羞明流泪、眼眶疼痛、前房积脓等，严重时可导致失明，且经过较长时间的发展后，逐渐出现前、后阴病变，如生殖器处发生溃烂、肿胀、疼痛，亦可见皮肤红斑、关节炎等全身症状；口疮仅见口腔部溃疡。狐惑病病程较长，周期性时轻时重；而口疮为自限性疾病，病程相对较短。

三、辨证论治

本病多发于口唇或舌尖舌面，常易反复发作，甚是为苦。结合"脾与胃相表里""脾开窍于口，其华在唇""心与小肠相表里，开窍于舌""诸痛痒疮，皆属于心"等论述，心、脾、胃、肠四者关系失衡是本病最常见的病因。

本病在治疗上，往往多以"火"与"热"入论。首辨阴阳，次分虚实寒热。从局部特征来看，若表现为红、肿、热、痛的特点，伴充血水肿，有明显的疼痛和灼热感者多属阳热实之证；若部位较浅，充血不明显，疼痛较轻伴有全身症状以虚弱性表现者多属阴虚寒之证。阳火者，多实火熏蒸，治宜苦寒直折；阴火者多虚火上炎，治宜咸苦引潜；另中焦升降失和，胆热脾寒，寒热错杂者治宜和合水火。另外从部位上辨，多以舌尖属心，舌边属肝胆，舌根属肾，口唇属脾胃等观点考虑论治。综合各医家论述，临床多分为以下证型：

1. **心脾积热证**　症状：溃疡大小不等，圆形或椭圆形，可由小米粒到绿豆或黄豆大小，溃疡数目较多，可相互融合成片，周围可红肿高起，中央凹陷；局部灼热疼痛，口渴欲饮。多见面红口鼻灼干而热，烦热，心烦，失眠，便干，尿黄赤。舌质、舌尖偏红而干，苔黄或腻，脉弦细数。

治则：清心凉脾，消炎止痛。方药：偏心火者，宜甘草泻心汤；偏脾火者，宜凉膈散；或二者综合取用。

2. **胃火炽盛证**　症状：溃疡形状不规则，常一处或者多处同发，溃疡周围充血发红，口中灼热疼痛，牙龈红肿出血，多并见口臭，口干，口渴，思冷饮，大便干结，小便黄赤，舌质红、苔黄或干，脉滑或洪数。治则：清胃降火，透疮散热。方药：清胃散加减。

3. **湿热蕴结证**　症状：溃疡基底分泌物色黄，溃疡周围充血发红，溃疡局部灼热疼痛，唾液多，口腻，心烦失眠，焦虑不安，大便干结或黏滞不爽，小便短赤，异味重，舌体偏胖，舌质红、舌苔黄或黄腻，脉滑数。治则：清热化湿，导热下行。方药：导赤散合泻黄散加减。

4. **阴虚火旺证**　症状：溃疡周围微红，反复发作，口渴咽干，手足心热，盗汗，心悸，失眠，便干，舌体瘦，舌质红、舌苔少或薄黄，脉细数。治则：滋阴降火，引火归元。方药：知柏地黄汤或引火汤加减。推荐中成药：知柏地黄丸、口炎清颗粒。

5. **脾虚阴火证**　症状：溃疡经久难愈，分泌物不多，充血不明显，常伴腹胀，纳呆，大便溏泄，倦怠乏力，气短自汗，诸症活动劳累后加重，舌质淡或淡红、苔薄白，脉沉细弱。治则：温补脾胃，升阳散火。方药：补中益气汤。

6. **寒热错杂证**　症状：溃疡色淡红或淡白，反复发作，伴口干口苦，或咽痛，胃脘堵闷，知饥不食，食则腹胀，腹泻肠鸣，乏力，纳呆，舌质红，舌体胖大、舌苔黄腻或白腻，脉濡或滑。治则：燮理阴阳平调寒热。方药：甘草泻心汤或乌梅丸加减。

总而言之，阳证实火者当清热消炎，崔师常用三黄泻心汤、清胃散、白虎汤等，虚证阴火者当养阴清热、引火归元，可用引火汤、封髓丹等。但崔师临床则多见迁延难愈者，证机复杂，或寒热错杂，或湿热互凝，或虚实夹杂，或瘀浊互兼，常规思路往往难以奏效。《素问·生气通天论》曰："凡阴阳之要……因而和之，是谓圣度。"本病或因患者平素喜好饮食辛辣，或因工作疲倦劳累等，皆谓阴阳失衡，遂致诸变横生，故而治应燮理阴阳，以促平衡。因此调和寒热病性、枢理三焦通道应为首选之法，宜泻心汤类方。

此外，对于本病的治疗，崔师常辨病与辨证结合，加用几组药对以提高疗效：

1. **蒲黄、白术**　蒲黄活血止血，修复疮面；白术可疗死肌。二者相需为用，活血祛瘀，化腐生新。

2. **木蝴蝶、凤凰衣**　二药相伍，为修复黏膜的专药，药性平和，药势轻灵，治疗黏膜溃疡效佳。

3. **黄芪、升麻**　《神农本草经》所言黄芪"主痈疽久败疮，排脓止痛"；《名医别录》言升麻"主风肿诸毒，喉痛，口疮，久服轻身长年"。二药相合，可托毒生肌，对疮口久发不愈，或劳累复发者甚效。

4. **附子、干姜**　阴证溃疡属脾肾阳虚、少火气衰者，症见疼痛不显，创面㿠白、色淡，可以附子、干姜补命门之阳，快速修复疮面。

5. **附子、龙骨、牡蛎**　真阳衰于下，而雷龙上潜、虚浮于外者，附子、龙骨、牡蛎合用，温潜浮火。待病势回头，补土伏火，加红参、大枣。盖因脾主肌肉，土厚火敛。

6. **百部、露蜂房**　若病程日久、顽固不愈者，可考虑加入有毒性药物如露蜂房，与百部合用，取类比象以毒攻毒，具有祛风攻毒，杀虫止痛之效。

本病常易复发，故而除了用药之外，在日常生活中还应该注意休息，戒烟酒，适当饮水，食用应季果蔬，保持大小便通畅等，以促康复。

四、临床验案

韩某，女，56岁，2006年9月19日初诊。

主诉：口腔溃疡反复发作1年余，加重2周。

病史：患者近1年来易口舌生疮，反复发作，溃疡多在舌尖或上下口唇处，近2周来加重，溃疡达6处，疼痛明显，饮食俱废。急躁易怒，心烦，失眠加重，颇为苦恼。体质清瘦，易腹泻。有"腰椎间盘突出症"病史，素有腰膝酸软，下肢乏力，畏寒怕冷，入冬后膝盖尤为冰冷。口苦，口干不欲饮，纳差，大便黏腻、先干后稀。舌体胖大，边有齿痕，苔中根部厚腻，脉细滑数。

中医诊断：复发性口疮（肝肾阴虚、寒热错杂）。

西医诊断：复发性口腔溃疡。

治则： 燮理阴阳，清上温下。

处方： 甘草泻心汤、导赤散合三仁汤加减。

清半夏15g，黄连10g，黄芩10g，干姜10g，竹叶10g，通草6g，生薏苡仁30g，杏仁10g，藿香15g，佩兰30g，木贼草15g，焦栀子15g，莲子心3g，生地黄10g，升麻10g，甘草梢6g，生姜3片，大枣（切开）5枚。

7剂，水煎服，1剂/日，分两次服用。

二诊（2006年9月26日）：患者服药后效佳，唇、舌疼痛已消失，上肢冷较前好转，胃脘部转舒适，口苦减轻，进食增加，睡眠加深。现仍腰痛，上肢皮痛。舌体胖大，边有齿痕，苔中根部稍厚，脉细滑。

上方加生石膏15g，防风10g，滑石30g。

7剂，水煎服，1剂/日，分两次服用。

服后溃疡消失，后转治腰椎间盘突出。随访3年口疮未见反复。

【按语】 患者急躁易怒、易腹泻且身体消瘦，可知偏于肝郁脾虚；郁而化热，火热扰神，则见心烦、眠差；"火曰炎上"故而口舌生疮、疼痛不止；而心烦失眠，会加重虚火上炎之势，因而口苦；火热煎灼津液，故而口干，此乃上焦一派"火"象。但因脾虚生湿，故虽口干但不欲多饮，且见舌体胖大，边有齿痕，苔中根部厚腻。又素有腰膝酸软，下肢乏力，畏寒怕冷，入冬后膝盖冰冷，此乃真阳衰于下之象也。纵观患者整体，实属火郁于上、寒侵于下之三焦水火道路失和，且夹杂肝肾阴亏。崔师处方急则治标、缓以治本，此时所急所苦为口疮，且患处疼痛难耐，应首先解决，法当协调阴阳寒热，以甘草泻心汤辛开苦降、斡旋中焦，枢理三焦水火之通路，兼以清热解毒；合导赤散加焦栀子、莲子心清心除烦、利水养阴，予热邪以出路；口干但不欲饮、苔中根部厚腻，此乃脾虚不运，痰湿停滞，用三仁汤利湿化浊，加藿香、佩兰以苏脾胃之机；木贼草中空，能通表、理气，最善散诸孔窍郁火，口疮、针眼、耳鸣等多选用之。果得佳效。随后旧疾腰痛别方缓图。

第十二章

外科疾病

　　中医外科学是在中医学的一门分支，是探究和探讨发生在人体体表的、肉眼可见的疾病发生、发展、转化、预后的一般规律及其辨证施治的一门学科，是在中医学基本理论的指导下，研究和阐述发生在人体表面疾病的发生发展规律及预防、治疗、康复、保健的一门临床学科。

　　导致外科疾病的致病因素包含外感六淫、外伤、感受特殊之毒、饮食所伤、情志内伤、劳伤虚损等。其发病机制总体上与气血、脏腑、经络密不可分。其中气血凝滞为外科疾病发生的主要病理基础。脏腑功能失调可导致内生五邪如内湿、内火等，引发外科疾病，而体表毒邪如扁平疣等亦可引起脏腑发病。局部经络阻塞是外科疾病发病的病理之一，同时经络受邪亦可作为外科疾病传导的通道与发病条件，如斑秃的发生与局部的外伤史有一定关联。总的说来，中医外科疾病的病机为气血凝滞，营气不从，经络阻塞，脏腑功能失调。但在临证时，疾病的临床表现千变万化，亦要时刻谨记对阴阳的辨证分析，不能脱离八纲辨证的总纲。

第一节　扁　瘊

一、病证概述

　　扁平疣，祖国医学称之为"扁瘊"，是由人乳头瘤病毒（HPV）感染所引起的良性赘生物，皮损表现为小米粒至黄豆大小的褐色或皮色扁平丘疹，好发于青少年，多发于颜面、手背或者前臂等部位，有一定的传染性和自家接种的特点，病程缓慢，可自行消退，也可持续多年迁延不愈。

中医认为，本病多由脾失健运，湿浊内蕴，复感外邪，凝聚肌肤所致；或为风邪侵袭，热客于肌表，风毒久留，郁久化热，气血凝滞而发；亦有人认为肝主筋，肝失所养，肝气外发，而生疣赘。明·薛己《外科枢要》谓："疣属肝胆少阳经风热血燥，或怒动肝火，或肝客湿气所致。"现代医学认为，本病由人类乳头瘤病毒选择性感染皮肤引起，主要是直接接触传染，亦可经接触污染物传染，免疫功能低下及外伤者易患本病。本病同寻常疣的病因病机相似。

范围：本病相当于西医学的扁平疣，可参考本节辨证论治。

二、诊断与鉴别诊断

（一）诊断要点

1. 扁平疣多发于颜面、手背及前臂等处，表现为正常皮色或浅褐色的扁平丘疹，表面光滑，境界明显。

2. 扁平疣的疣体中有大量活跃的病毒，因此初发病时，病情发展较快，皮损数目增长迅速。

3. 扁平疣具有传染性，当局部被搔抓时，疣体表面和正常皮肤可产生轻微的破损，导致病毒被接种到正常皮肤，最终产生大量新的疣体，甚至疣体沿抓痕排列，呈现串珠状。

（二）鉴别诊断

1. **扁平苔藓** 扁平苔藓多发于四肢屈侧、背部、臀部，皮损为多角形扁平丘疹，表面有蜡样光泽，多数丘疹可融合成斑片，色暗红，一般瘙痒剧烈。

2. **鸡眼** 鸡眼好发于足底、足趾受压部位，为表面角质层过厚所构成的圆锥形角质栓，尖端伸入皮内，底部呈圆锥形露于皮外，如鸡眼状，压痛明显，步履疼痛。

3. 汗管瘤 汗管瘤的皮损大小为针尖到小米粒大小的正常肤色丘疹，但汗管瘤的皮损密集、互相不融合，且好发于眼睑部，以及颈部、前胸和腹部及外阴等处，常对称分布。

4. 脂溢性角化病 脂溢性角化病又称寿斑、老年疣，皮损是淡黄褐色的扁平丘疹，极易与扁平疣混淆，大多见于老年人，且病程缓慢。

三、辨证论治

1. 气血两虚证 症状：皮损呈淡红色，日久难以消除，患者还伴有神疲乏力、食欲欠佳，舌淡红、舌体胖大、苔少，脉细弱。

2. 气血瘀滞证 症状：皮损为米粒或黄豆大小，零散分布，少数聚集成片，患者通常有肝郁症状，女性还会伴有月经不调，舌色紫暗或有瘀络，脉涩。

3. 风热毒蕴证 症状：皮损为淡褐色或皮色，呈米粒或黄豆大小，表面光滑，质硬，隆起于表皮，常聚集成群。患者常以舌红、苔黄或薄黄，大便干燥为主要特征。

四、临床验案

案 1

王某，男，70 岁，2008 年 9 月 3 日初诊。

主诉： 面部、前胸、上肢疣体满布 15 年。

病史： 患者身材高大，体态胖硕，公职人员，平素体健，唯独扁平疣困扰，近来渐渐增多，曾用激光、外用药治疗，效果不佳。来诊时查体，疣体分布在上臂及胸面部为主，疣体颜色暗红质硬，较密集，舌胖、苔薄，脉滑。

中医诊断： 扁瘊（湿瘀搏结，风热外扰）。

西医诊断：扁平疣。

治则：疏风散热，渗湿化瘀。

处方：消瘰丸、活络效灵丹合济生乌梅丸加减。

夏枯草30g，马齿苋60g，紫草15g，板蓝根15g，木贼草15g，制香附15g，生牡蛎（先煎）30g，川贝母15g，玄参18g，皂刺10g，丹参30g，赤芍15g，海藻（洗净）30g，土元15g，白僵蚕15g，三棱10g，莪术15g，白芥子15g，炮山甲15g。

14剂，水煎服，1剂/日，分两次服用。

二诊（2008年9月17日）：可见疣体质地明显变软，颜色变淡，舌苔白，脉稍数。

上方改板蓝根为20g，三棱为15g。

14剂，水煎服，1剂/日，分两次服用。

共服30余剂，最终疣体全部消失。

【按语】　患者身材高大，体态胖硕，初步判断其痰湿体质，其为职员，平素久坐生湿生痰，故其扁平疣病机不离痰湿。又因其以胸面部为主，不离风温风热，疣体颜色暗红质硬，推断其瘀血为病理基础，结合患者舌胖、苔薄，脉滑，可推断其证型为湿瘀搏结，风热外扰。用消瘰丸、活络效灵丹化瘀化痰散结；济生乌梅丸清除上焦风热；用马齿苋清热解毒、利水祛湿；以板蓝根、大青叶清热解毒，抑制病毒；以生薏苡仁健脾除湿，又兼清热解毒。二诊疣体变软，增强清热解毒力度，加大板蓝根、三棱用量，最终疣体全部消除。

案 2

冯某，女，34岁，2008年5月2日初诊。

主诉：面部疣状物3年余。

病史：患者面部发现扁平疣，起初一两处，渐渐加重，现右侧颌下及左侧面部多发，大小如白芥子样，不疼不痒，五六十处，甚是心烦。纳食可，二便调和，月经正常，其余无不适，舌质红、苔黄腻，脉细滑稍数。

    中医诊断：扁瘊（风火热毒）。

    西医诊断：扁平疣。

    治则：清宣火热，解毒疏风。

    处方：消瘰丸加减。

    马齿苋 30g，紫草 15g，板蓝根 15g，白僵蚕 15g，木贼草 15g，制香附 15g，生牡蛎（先煎）30g，浙贝母 15g，玄参 12g，夏枯草 30g，蒲公英 15g。

    14 剂，水煎服，1 剂 / 日，分两次服用。

    二诊（2008 年 5 月 17 日）：可见疣体形态缩小，舌质红、苔薄黄，脉细滑稍数。

    上方改夏枯草为 20g。

    21 剂，水煎服，1 剂 / 日，分两次服用。

    共服 30 余剂，最终疣体全部消失。

    【按语】 患者面部发现扁平疣，风多攻上，热邪上扰，推断风热为主要病因，患者心烦，又加重火热之象，结合舌质红、苔黄腻，脉细滑稍数，说明内生火热亦重，可推断其证型为风火热毒。在用消瘰丸（夏枯草、生牡蛎、浙贝母、玄参）化痰散结的基础上，加大诸药清热解毒的力度。二诊疣体形态缩小，舌苔好转，减少夏枯草用量，以免矫枉过正，伤及阴分，守方用至疣体全部消失。

第二节　粉　刺

一、病证概述

    粉刺是一种以毛囊与皮脂腺慢性发炎为主要表现的皮肤病，主要皮损表现为丘疹顶端如刺，可挤出白色粟米样粉汁，好发于面部、胸背部等处。又称为痤、肺风粉刺，俗称青春痘，典型皮损有丘疹、脓疱、结节、囊肿等形态。

《内经》云："汗出见湿乃生痤痱，高粱之变足生大丁。"张介宾有语："形劳汗出，坐卧当风，寒气薄之，液凝为皶，即粉刺也，若郁而稍大，乃成小节，是名曰痤。"《素问·通评虚实论》云"九窍不利，肠胃之所生也""胃不和则卧不安也"，说明痤疮的病因不离痰湿、风寒等病理因素，临证须小心分辨。

范围：相当于西医学的寻常痤疮，可参考本节辨证论治。

二、诊断与鉴别诊断

（一）诊断要点

初发多在皮脂腺发达的部位，如面部、上胸及背部，多呈对称性分布。皮肤基本损害是粉刺，有白头粉刺和黑头粉刺，内含角质栓及皮脂，白头粉刺称之为闭合性粉刺，为皮色丘疹针头样大小，毛囊开口不明显，不易挤出脂栓。

1. 黑头粉刺又称之为开放性粉刺，位于开放毛囊口的顶端，可挤出僵硬的脂栓。

2. 痤疮炎症若继续发展扩大并深入，多表现为炎症性丘疹和黑头粉刺者，称之为丘疹型痤疮。

3. 以脓疱和炎症丘疹为主者称之为脓疱型痤疮。表现为大小不等的皮脂腺囊肿，内含带有血的黏稠脓液，溃破后可形成瘘道及瘢痕，称之为囊肿型痤疮。

4. 若脓疱型痤疮失治误治，最终发展为壁厚大小不等的结节，位于皮下或高出皮面，色淡红或暗红，质地较硬，为结节性痤疮。

5. 丘疹或脓疱损害进一步发展，破坏腺体，最终形成凹坑状萎缩性瘢痕，称之为萎缩性痤疮。

6. 数个痤疮结节在深部聚集融合，颜色青紫，称之为融合性或聚合性痤疮。

（二）鉴别诊断

1. 酒渣鼻　酒渣鼻多见于中年人，皮疹多在鼻准部、鼻翼部、两颊、前额也可发生，患部潮红、充血，常伴有毛细血管扩张。无黑头和白头粉刺。

2. 颜面播散性粟粒性狼疮　颜面播散性粟粒性狼疮多见于成年人，损害为粟粒大小淡红色、紫红色结节，对称分布于颊部、下眼睑、鼻唇沟等处，用玻片压迫可呈苹果酱色。

三、辨证论治

痤疮治疗原则总体属泻法的范畴，临床多采取清热疏风、除湿化痰、祛瘀散结、泻下通腑等。辨证主要有以下类型：

1. 肺经蕴热证　症状：颜面黑头或白头粉刺居多，伴红色丘疹，或觉痒痛，鼻息气热，舌红、苔薄、脉数等。治则：清肺凉血。方药：枇杷清肺饮。

2. 脾胃湿热证　症状：皮肤油腻，间有结节，或伴口臭，便秘溺赤，苔黄腻，脉滑数，或见脓疱囊肿，病情缠绵，皮疹此起彼伏等。治则：清利湿热。方药：平胃散合三黄泻心汤加减。

3. 血瘀痰凝证　症状：女性多见月经不调、小腹胀痛，经前皮疹增多或加重，舌红，脉弦。若痰瘀凝结者皮疹经久不愈，坚硬疼痛，色暗不鲜，或伴结节囊肿、瘢痕与色素沉着，舌暗红，脉滑。治则：活血化痰，软坚散结。方药：桂枝茯苓丸或大黄䗪虫丸，改丸为汤加减。

痤疮临床多以实证、热证为多。

四、临床验案

张某，男，22岁，2007年5月23日初诊。

主诉： 面颊、前胸痤疮5年。

病史： 患者素来喜吃荤腥，无肉不欢，体态虚胖，5年前渐渐出现胸口痤疮，未曾在意，多自己挤压清理，时有自服清火中成药如栀子金花丸等，时起时落。刻下症见：胸口结节瘢痕多处，甚至大者状如鸡卵，颜面颌下痤疮成结节样，触硬，色紫暗，前额面颊夹杂新起丘疹，多伴红肿，轻微疼痛，瘙痒，毛孔粗大，查体发现患者体型虚胖，肌肉松软，纳食佳，消谷善饥，嗜食肥甘厚味，晨起口苦，有口气，身倦懒言，怕热，自汗，动辄汗出，熬夜多，溲赤便黏滞。舌体胖，边有齿痕，舌苔中厚浊，脉滑涩，重按软。

中医诊断：痤疮（湿热内生、痰瘀交阻）。

西医诊断：寻常型痤疮。

处方：三黄泻心汤、五味消毒饮合消瘰丸加减。

夏枯草30g，白花蛇舌草30g，丹参30g，山楂30g，生牡蛎（先煎）30g，浙贝母30g，黄连10g，大黄（后下）6g，黄芩15g，桔梗15g，茯苓30g，金银花24g，连翘3g，赤芍15g，牡丹皮15g，蒲公英30g，地丁30g，生薏苡仁60g，甘草10g。

14剂，水煎服，1剂/日，分两次服用。

二诊（2007年6月7日）：面部新起痤疮减轻，红肿消退，饥饿感减轻，大便通畅，口苦、口气消失，面部油浊，要求对胸口痤疮调理，舌体胖大，边有齿痕，舌苔薄，脉缓滑。

处方：四君子汤、透脓散、仙方活命饮合三子养亲汤加减。

夏枯草30g，白花蛇舌草30g，丹参30g，山楂30g，生牡蛎（先煎）30g，浙贝母30g，黄芩15g，桔梗15g，茯苓30g，白术20g，生薏苡仁60g，赤芍15g，牡丹皮15g，蒲公英30g，地丁30g，连翘24g，白芥子10g，皂刺15g，炒枳壳12g，金银花24g，甘草10g。

21剂，水煎服，1剂/日，分两次服用。

共服35剂，面部痤疮大面积消除，炎性丘疹均转变成红色痘印，不疼不肿，嘱其多食新鲜水果，注意护理，加速痘印消除即可。2012年复推荐朋友来就诊，并当面致谢。

【按语】 患者素来喜吃荤腥，无肉不欢，体态虚胖，身倦懒言，怕热，自汗，动辄汗出，判断痰湿体质，自服清火中成药如栀子金花丸等有效果，说明清热之方向对症。前额面颊夹杂新起丘疹，多伴红肿，轻微疼痛，更印证其火热，颜面颌下痤疮呈结节样，触硬，色紫暗，脉滑涩，提示内有瘀血为患。最终判断其证型为湿热内生，痰瘀交阻，处方首当通腑泄浊，予邪出路，选用三黄泻心汤、五味消毒饮合消瘰丸加减。药用三黄泻心汤加蒲公英、地丁等，以苦寒直折热势，后以建中助运，脾者生痰之源也，健脾祛湿，以恢复脾主建运之功；药用茯苓、白术、薏苡仁等，合以消痰软坚之白芥子、夏枯草、浙贝母、连翘等，缓以图功。二诊面部新起痤疮减轻，红肿消退，饥饿感减轻，面部油浊，要求对胸口痤疮调理。患者舌胖苔薄、边有齿痕，脉缓滑，提示痰湿仍重，故换四君子汤、透脓散、仙方活命饮合三子养亲汤加减，重在化痰散结，渗湿透脓。最终破瘀化痰，痤疮得愈。

第三节　黧黑斑

一、病证概述

黧黑斑是一种发于面部的色素沉着性皮肤病，以颜面部出现局限性淡褐色或褐色皮肤色斑为特征，又称面尘，俗称妊娠斑或蝴蝶斑。

黄褐斑属于黧黑斑的一种类型，《诸病源候论》云："面黑皯者，或脏腑有痰饮，或皮肤受风邪，皆令血气不调，致生黑皯。"外因通过内因起作用，不管是内在痰饮、湿郁或瘀血还是外受风、寒，火等外邪，最终导致气血失调而生黑皯。"肝者女子之为先天也""以肝为本，以血为用"，经、带、孕、产、乳皆耗散气血，加之女性大多情绪波动较大，易气虚、气滞、气郁，终致气虚血滞，气郁血瘀。同时若阳虚寒凝、郁热灼津、痰湿互瘀等亦可致气血不畅，久而成瘀。然诸多原因中以肝郁气滞血瘀最为多见。

范围：现代医学认为本病与内分泌功能紊乱、某些药物、慢性疾病以及外界刺激有关。相当于西医学的黄褐斑，可参考本节辨证论治。

二、诊断与鉴别诊断

（一）诊断要点

1. 一般多发于中青年女性，可于产后发生或加重。

2. 皮损多分布于面部，尤以颧颊、眼眶周围、前额等多见，亦可累及颞部、鼻梁和上唇部，但不累及眼睑。

3. 皮损多呈淡褐色、黄褐色或深褐色斑片，大小不一，边缘清晰，表面光滑，不高出皮肤，自觉症状多不明显，常呈慢性病程。病情可随情绪、季节等稍有变化，但总体经久不消，一部分于分娩后或病因消除后缓慢消退。

4. 夏季加深，冬季减轻。

（二）鉴别诊断

1. **雀斑**　雀斑常发生于面部特别是鼻部和两颊，以针尖至米粒大小的褐色或淡黑色斑点为主，多在童年期即出现皮损，家族遗传，夏重冬轻。

2. **颧部褐青色痣**　颧部褐青色痣的部位发生在双侧颧部，对称分布，直径1~5mm，颜色灰黑，圆形或不规则，境界清楚。一般出生或幼年即有，非遗传性，发病年龄在青中年期，部分患者呈家族聚集性发病。

三、辨证论治

1. **肝郁气滞证**　症状：多见女性面斑色深褐，呈弥漫性分布。一般伴有烦躁不安，胸胁胀满，经前期乳房胀痛，月经不调，口苦咽干。舌红、苔薄，脉弦细。治则：疏肝理气，活血化瘀。方药：逍遥散合桃红四物汤加减。

2. **肝肾不足证**　症状：斑色褐黑，面色晦暗。常伴见头晕耳鸣，腰膝酸软，失眠健忘，五心烦热，舌红少苔，脉细。治则：补益肝肾，滋阴活血。方药：六味地黄丸合二至丸加减。

3. **脾虚湿盛证**　症状：斑色灰褐，状如尘土附着。纳呆腹胀，白带量多。舌胖边有齿痕，脉濡或细。治则：健脾祛湿。方药：参苓白术散加减。

4.气滞血瘀证 症状：斑色灰褐或黑褐。月经色暗有血块，或痛经；或伴有胁疼，舌暗红有瘀斑，脉涩。治则：活血化瘀。方药：桃红四物汤加减。

四、临床验案

唐某，女，38岁，大学教师，2008年6月14日初诊。

主诉：面生红斑1周。

病史：患者平素忙于教务，暑假得闲，外出海边游玩，回来后渐渐出现面生红斑，伴有轻微热灼感。初期考虑紫外线晒伤，但面部色素沉着持久不退，甚至渐成红暗色，甚是影响美观。心情不悦，近来急躁，素来便秘，余无不适，舌苔黄厚腻，脉细数。

中医诊断：面尘（湿热内盛、阳明发斑）。

西医诊断：黄褐斑。

治则：清中疏泄，苦寒直折。

处方：清胃散合三黄泻心汤加减。

升麻15g，黄连10g，黄芩12g，大黄（后下）6g，油当归30g，生地黄30g，牡丹皮15g，牛蒡子30g，紫草15g，焦栀子15g，生龙骨（先煎）30g，生牡蛎（先煎）30g，旱莲草15g。

14剂，水煎服，1剂/日，分两次服用。

二诊（2008年6月29日）：色斑颜色转淡，原本聚集之色斑转为零散分布，大便好转，舌苔薄黄，脉细数。

上方改大黄（后下）3g，焦栀子10g。

28剂，水煎服，1剂/日，分两次服用。

共服42剂，色斑完全消除，不留痕迹。

【按语】 常言说"腹有多净，面有多清"。患者素有便秘，肠道宿便，日久浊气化热，"水曰润下，火曰炎上"，热势易循经上熏，肝主疏泄，因肠道不畅，反向肝胆施压，至其疏泄功能失和，"肝者女子之先天也，主藏血"，若瘀堵过重，疏泄失常，则影响整体气血的正常运转，气行则血行，气滞则血瘀。阳明胃肠糟粕不除，则中枢失衡。脾不得升清气、胃亦不得降浊气，"阳明经者华于面也"，久久浊气上熏，恰逢海边游玩，紫外线强度大，内因、外因相合，浊、湿、火、滞、瘀合而为贼，量变渐至质变，终至发病。

崔师着眼此病机，方取清胃散泻阳明，凉血分，三黄泻心、栀子泻肝畅胆，实乃"实者泻其子"也。妙在用当归、生地黄增液润肠，增水行舟，养津疏通，养血又兼活瘀，可谓一箭双雕。牛蒡子可宣散透达，亦能畅下，此"提壶揭盖"之法也。旱莲草补肝益肾，凉血祛湿；紫草味甘性寒清心肝，可解毒通便，尤对斑疹痘毒功著。诸药同功，消斑尤速。

案 2

韩某，女，25岁，2009年4月26日初诊。

主诉：右面目眶下色素暗尘5年。

病史：患者清瘦体型，起初面部痤疮，右侧目眶下起有小粟粒样痘，瘙痒不适，愈后留有色素暗尘，渐渐连及成片，加重两年，月经紊乱，月经量多且夹杂血块，性格急躁，末次月经3月31日。舌苔薄根腻，脉细沉弱。

中医诊断：①面尘（肝郁脾虚）；②月经紊乱。

西医诊断：黄褐斑。

治则：活血化瘀，调和肝脾。

处方：逍遥散、四物汤合四乌贼骨一藘茹丸加减。

当归12g，川芎10g，生地黄12g，熟地黄12g，赤芍12g，白芍12g，柴胡6g，山药15g，茯苓30g，炒白术10g，菟丝子30g，煅乌贼骨15g，茜草10g，荆芥炭6g，桑叶10g，桑白皮10g，旱莲草15g，益母草15g。

15 剂，水煎服，1 剂 / 日，分两次服用。

二诊（2009 年 5 月 10 日）：斑色转淡，余无可述。舌苔薄，脉细沉弱。

上方改当归为 15g，生地黄为 24g，熟地黄为 24g。

30 剂，水煎服，1 剂 / 日，分两次服用。

共服 45 剂后，月经颜色正常，血块消失，经期渐准，黄褐斑仅少许痕迹。

【按语】 患者病程较长，起初痤疮不消，挤按触碰在所难免，基底皮肤受损，局部气血循环不畅，渐至色素沉着不泽，黄褐斑形成，此当考虑从瘀血论治。加之心情郁闷，气机紊乱，月经不调，查体纤瘦，脉沉弱，当断为：血气亏虚，气虚血郁终成瘀。证属肝郁脾虚，湿瘀交阻。方选八珍汤、逍遥散、四乌贼骨一藘茹丸加减。崔师常用药对，桑叶宣肺平喘，疏散风热；桑白皮泻肺平喘，利水消肿。二药相需互补，合用主肺风受热肺气失宣诸症，一宣一降，恢复气机正常的升降出入。经典理论认为"肺主皮毛""皮毛生肾"，古方有扶桑至宝丹，主药就是桑叶，功善驻容颜乌须发，补髓延年等，补中有散。二诊好转，加大当归及生地黄、熟地黄用量，养血消斑，共调理两月余，而获佳效。

第四节　瘾　疹

一、病证概述

瘾疹是一种以风团时隐时现为主要表现的瘙痒性、过敏性皮肤病，由于各种因素导致皮肤和黏膜发生血管扩张及渗透性增加引起。以皮肤风团突然发生，发无定处，时起时消，且消退后不留痕迹为临床特征。它本身就是一个独立的疾病，又是许多疾病的症状之一，一年四季均可发病，老幼都可罹患，有 15% ~20% 的人一生中发生过本病。临床上可分为急性和慢性，急性者骤发速愈，慢性者可反复发作。

中医古代文献又称风瘩瘟、风疹块、风疹等。《灵枢·刺节真邪论》曰："搏于皮肤之间，其气外发，腠理开，毫毛摇，气往来行，则为痒。"《金匮要略》云："风强则为瘾疹，身体为痒，痒为泄风，久为痂癞。"《医宗金鉴·外科心法要诀》云："此证俗名鬼饭疙瘩，由汗出受风，或露卧乘凉，风邪多中表虚之人。初起皮肤作痒，次发扁疙瘩，形如豆瓣，堆累成片，日痒甚者，宜服秦艽牛蒂汤，夜痒重者，宜当归饮子服之。"人体表部通乎天气，若正气存内，则邪不可干也。故而本病总因禀赋不耐，人体对某些物质过敏所致。可因卫外不固，风寒、风热之邪客于肌表；或因肠胃湿热郁于肌肤；或因气血不足，虚风内生；或因情志内伤，冲任不调，肝肾不足，而致风邪搏结于肌肤而发病。

范围：相当于西医学的急、慢性荨麻疹，可参考本节辨证论治。

二、诊断与鉴别诊断

（一）诊断要点

其临床特点是发病突然，以风团为主，消退迅速，反复发作。常伴随剧烈瘙痒，灼热感，部位不定，或泛发全身或局部于某处，愈后不留痕迹。风团大小不一，色红或白，急性瘾疹多一至两周痊愈。慢性瘾疹常反复发作，甚至可达数周、数年不止。本病多并发有消化道症状，伴随恶心、呕吐、腹痛或腹泻，喉头和支气管受累，亦可导致喉头水肿、咽喉发堵、气喘、胸闷、呼吸困难，甚至窒息等症状。

（二）鉴别诊断

1. **婴儿湿疹** 婴儿湿疹是指发生于婴儿期的具有湿疹特点的皮肤损害，婴儿湿疹可包括婴儿异位性皮炎，但异位性皮炎不能等同或取代婴儿湿疹，婴儿湿疹包括婴儿接触性皮炎、脂溢性和擦烂性婴儿湿疹、婴儿异位性皮炎。

2. **血管性水肿** 血管性水肿为慢性、复发性，真皮深层及皮下组织的大片局部性水肿，病因及发病机制虽与荨麻疹相同，但血浆是从真皮深部或皮下组织的小血管内皮细胞间隙中渗出，后进入到周围疏松组织内而引起的。

3. **丘疹性荨麻疹**　丘疹性荨麻疹好发于春秋季节，儿童多见，昆虫叮咬诱发，表现为绿豆大小水肿性红斑，顶端可见水疱，剧烈瘙痒，消退缓慢，消退后遗留色素沉着，一般无全身症状。

三、辨证论治

1. **风寒证**　症状：风团色淡或白，遇风遇冷加重，得暖则减，自觉瘙痒，冬轻夏重。舌质淡、舌苔白，脉浮紧。治则：祛风散寒，调和营卫。方药：桂麻各半汤。

2. **风热证**　症状：风团色红，遇热加重，得冷则减，恶寒发热，口渴心烦，咽喉肿痛，舌质红、苔黄，脉滑数。治则：疏风清热。方药：消风清热饮加减。

3. **肠胃湿热证**　症状：风团色红或淡红，瘙痒剧烈，伴脘腹疼痛，恶心呕吐，大便秘结或溏泄，纳呆，舌质红、苔黄腻，脉滑或濡数。治则：清热祛风，表里双解。方药：防风通圣散。

4. **气血两虚证**　症状：平素体瘦或病久，风团色淡，或与皮色同，反复发作，发无定时，缠绵难愈，劳累后加重，倦怠乏力，面色无华，纳呆，舌质淡、苔薄白，脉沉细。治则：补气益血，祛风固表。方药：健脾祛风汤合玉屏风散加减。

崔师门诊多见此病，此病诊断不难，但治疗不当或治不得法，多迁延难愈，崔师每能辨证准确，应手而愈。就崔师多年临床认识，在以上常规证型诊治之余，辨证施治如下。

1. **风热型**　多因风热外袭，客于肌腠，伤及营血，热盛风动，风盛作痒，治以疏散风热，选方消风散。取荆芥、防风、黄芩、蝉蜕、连翘等，甚者加乌蛇搜风祛风以增疗效。

2. **风寒型**　多由风寒外袭，营卫不和，受风着凉而发病，多有明显表阳虚，药可用桂枝汤合玉屏风散，重甚者可加附子。

3. **脾胃型**　多因脾失健运，外受风寒，内因脾虚失运，多伴随胃肠诸症，纳呆腹胀便溏等，药可用四君子汤加疏风药苍术、茯苓、荆芥、羌活等。

4.血热型 多因此病愈久化热，夜间瘙痒为主，心烦难安，药当活血凉血，清热祛风止痒，仍可取消风散加减。临床亦多见久病入络入血者，血热合并血瘀，因瘀阻经络、营卫之气不得宣透，此时病位较深，当选药入虫类之品，取功于：血肉有情之性最善走动气血，搜剔风毒。待瘀开血活，急当合外透宣表，体察患者体质，阳气不虚，直接发表。阳气若虚当扶阳发表，总之当发散风热或风寒，排病于外。

四、临床验案

案 1

吴某，男，54 岁，2006 年 4 月 6 日初诊。

主诉：间断性周身出现风团伴瘙痒 4 月余。

病史：刻下症见：风团高出皮肤，形状不规则，风团多在肢体外侧，大小不一，瘙痒难耐，遇凉水或者空调吹后可消退，入夏不易出汗，舌胖苔白边涎，脉浮滑稍数。

中医诊断：瘾疹（湿热郁表）。

西医诊断：荨麻疹。

治则：清利湿热，宣散透表。

处方：麻黄连翘赤小豆汤加减。

麻黄 6g，连翘 30g，赤小豆 60g，桑白皮 15g，蒸首乌 15g，赤芍 15g，蝉蜕（后下）6g，白僵蚕 15g，苦参 10g，防风 10g，蛇床子 15g，白鲜皮 30g，地龙 15g，甘草 6g。

7 剂，水煎服，1 剂 / 日，分两次服用。

二诊（2006 年 4 月 13 日）：瘙痒减轻，舌胖苔白边涎，脉略沉弦滑。

上方加丹皮 15g，黄芩 12g，黄芪 15g。

7 剂，水煎服，1 剂 / 日，分两次服用。药后随访，愈。

【按语】 患者瘾疹反复4月余，遇冷可缓解，且不宜汗出，实属风湿郁热壅堵于内不得外散，正如伤寒论第262条："伤寒郁热在里，身必黄，麻黄连翘赤小豆汤主之。"切扣病机，发散郁热。临诊时思考患者在面前的展现状态，分析阴、阳、表、里，以及虚、实、寒、热，首决病机，以病机而立法，以患者气机转动之趋势，选方用药顺势而为，使身体阴阳平和而自愈。

案2

靳某，女，20岁，2007年9月18日初诊。

主诉：周身瘙痒若隐若现1月余。

病史：1个月前无明显诱因出现周身瘙痒，游走性，起伏不定，瘙痒难耐，大便干稀不调，多头干后稀，人消瘦，舌苔厚根部腻，脉细滑。乙肝携带者病史。

中医诊断：瘾疹（血虚痰湿互结）。

西医诊断：荨麻疹。

治则：凉血疏风，清利湿热。

处方：升降散合四物汤加减。

白僵蚕15g，蝉蜕（后下）6g，姜黄10g，大黄（后下）3g，当归15g，川芎12g，赤芍15g，生地黄30g，徐长卿30g，白蒺藜15g，蛇床子15g，地肤子15g，生姜3片，大枣（切开）5枚。

7剂，水煎服，1剂/日，分两次服用。

药后随访，愈。

【按语】 患者消瘦体质、精血欠充，故首先养血固本，古语："祛风先活血，血活风自灭。"故取四物汤养血活血，且瘙痒游走不定，"风行善动"的特性，取升降散之宣通上下，二方合用，共奏养血活血，息风止痒之佳效，以蛇床子、地肤子配合，前者燥湿祛风杀虫，性温可通；后者利尿清湿祛风，性寒可利。二者一温一凉，通利相合，寒热相济，皆有祛风止痒之功。

第五节 蛇串疮

一、病证概述

蛇串疮是一种皮肤上出现成簇水疱、沿身体一侧或呈带状分布的急性疱疹性皮肤病，伴明显神经痛为特征。因皮损分布状如蛇行，故名蛇串疮。本病由水痘－带状疱疹病毒引起，多发于春、秋季节，症状明显，以老年人居多，愈后极少复发。

历代医家对本病阐述较多，称其为缠腰火丹、火带疮、蜘蛛疮、蛇丹、甑带疮等。隋·巢元方《诸病源候论·甑带疮候》说："甑带疮者缠腰生，状如甑带，因此为名。"明·《疡科准绳·缠腰火丹》称火带疮："或问绕腰生疮，累累如珠，何如？曰：是名火带疮，亦名缠腰火丹。"清·《外科大成》称此证："俗名蛇串疮，初生于腰，紫赤如疹，或起水疱，痛如火燎。"在辨证论治方面，《医宗金鉴·外科心法要诀》论述较详："此证俗名蛇串疮，有干、湿不同，红、黄之异，皆如累累珠形。干者色红赤，形如云片，上起风粟，发痒作热。此属肝心二经风火，治宜龙胆泻肝汤；湿者色黄白，水疱大小不等，作烂流水，较干者多痛，此属脾肺二经湿热，治宜除湿胃苓汤。"本病与肝、肺、脾病变及外感湿热邪毒有关。或因情志内伤，肝气郁结，久而化火妄动，以致心肝之火外炎，蕴积肌肤而发；或肺脾湿热内蕴，蕴久外泛肌肤，再兼感受湿热邪毒而发。热毒蕴于血分，则发为红赤斑片，湿热壅阻肌肤，则起黄白水疱；湿热阻滞经络，不通则痛。年老体弱患者，常因血虚肝旺，湿热毒盛，气滞血凝，而致病后疼痛剧烈，且持续很久才能消退。

西医学认为，带状疱疹系感染水痘－带状疱疹病毒所致，一般经呼吸道感染后，病毒因其亲神经性，可长期潜伏于脊髓神经后根或脑神经节的神经元内，以后当宿主的细胞免疫功能受到干扰，如感冒、患某些传染病、恶性肿瘤、外伤、疲劳等，神经节内的病毒被激发，再活化，沿感觉神经通路到达皮肤，即引起该神经区的带状疱疹，急性期可引起神经炎和神经节炎，40岁以上的患者可伴有较重的神经痛。

范围：本病相当于西医学的带状疱疹，可参考本节辨证论治。

二、诊断与鉴别诊断

（一）诊断要点

1. 症状 典型症状表现为皮疹发前，常仅有皮肤瘙痒或疼痛，继而出现簇集状小水疱或丘疹疱，沿神经走向呈带状排列。带状疱疹早期，或无疱疹型带状疱疹的神经痛，易误诊为心绞痛、胸膜炎、肋间神经痛等，应注意鉴别。

2. 体征 皮损多沿单侧的神经分布排列。

3. 辅助检查 细胞学检查、血清学检查、病毒学检查等。

（二）鉴别诊断

1. 单纯疱疹 好发于皮肤黏膜交界处，多为一簇水疱，无带状分布特点，壁薄易破，瘙痒为主，疼痛较轻，易复发。

2. 漆疮 现代医学称"过敏性皮炎"，过敏性皮炎表现复杂，发病前会有明确的过敏原接触史，皮损一般局限于接触部位，与神经分布无关，皮损多表现为潮红、肿胀、有水疱，边界清楚，自觉灼热、瘙痒，一般无疼痛。

3. 水痘 水痘-带状疱疹病毒是指在儿童初次感染引起水痘，病毒潜伏在体内，少数在成年后病毒再发而引起带状疱疹，故被称为水痘-带状疱疹病毒。水痘是具有高度传染性的儿童常见疾病，好发于2~6岁，传染源主要是患者，患者急性期水痘内容物及呼吸道分泌物内均含有病毒。约经2周的潜伏期，全身皮肤出现丘疹、水疱，有的因感染发展成脓疱疹。皮疹呈向心性分布，躯干比面部和四肢多。

三、辨证论治

中医学讲究辨证施治，辨证目的是施治，只有我们正确认识了疾病，才能更有效地给予患者优质的治疗。

1. 湿热搏结证 症状：患处水疱密集成群，疱液混浊，溃破渗出，疼痛。纳呆腹胀，舌质淡红、苔白腻或黄腻，脉滑数。治以清化湿热，凉血解毒。

2. 毒热炽盛证 症状：皮肤焮红，可见丘疹、丘疱疹集簇成群，或呈带状排列，多灼热刺痛，夜难安寐，口苦咽干，溲黄便秘，舌红苔黄，或干黄，脉弦数。治以清热泻火，解毒止痛。

3. 气滞血瘀证 症状：多见老年人或免疫力低下者，疱疹消退后仍疼痛不止，夜难安，纳差，心烦，舌质红、苔薄白，脉细涩。治以疏肝理气，通络止痛。

崔师常说此患新病宜清热泻火解毒，久病多补虚活血攻毒。中成药七厘散、西黄丸、六神丸可酌情选用。近贤药理研究，马齿苋、板蓝根、大青叶可救患者诸症，若以阳证表现者可酌情选用。

附歌诀一首：瓜蒌银翘蒲栀丹，花贝僵蚕芍药甘，再加民间七厘散，带状疱疹服之痊。

四、临床验案

郑某，男，62岁，2009年11月8日初诊。

主诉：左臂左胁发现疱疹伴疼痛20天。

病史：患者素来体健，喜活动，种菜养花，情志随和，突发左臂左胁轻微疼痛异常，渐渐出现疱疹样水疱，连及成片，经诊断为带状疱疹，患者起初输水加外用治疗，效果甚微，遂想中医治疗，经介绍求治于崔师，刻下症见：疱疹起于左胁下，连及后背肩甲处左臂外侧，左眉处少许，疼痛异常，痛不可触，因痛重而夜不能寐，近半个月来脾气急躁，口苦口渴，大便干，平素烟酒不断，纳食不香日渐减少，舌苔厚黄，脉弦滑数。

中医诊断：蛇串疮（肝胆湿热，外感火毒）。

西医诊断：带状疱疹。

治则：清利肝胆，泻火解毒。

处方：自拟"瓜蒌消带汤"加减。

内服方： 瓜蒌 30g，金银花 24g，连翘 24g，蒲公英 30g，栀子 15g，牡丹皮 15g，浙贝母 15g，白僵蚕 30g，赤芍 15g，红花 10g，乳香 6g，没药 6g，马齿苋 60g，白芍 30g，生蒲黄（布包）10g，龙胆草 12g，血竭 3g，生甘草 10g。

7 剂，水煎服，1 剂 / 日，分两次服用。

外用方： 六神丸捻末化水外涂。

二诊（2009 年 11 月 15 日）：疼痛缓解明显，睡眠加深，大便较前通顺，水疱不下。

上方加土茯苓 30g，泽泻 20g。

续服 7 剂，不日而愈。

【按语】　患者素来体健，烟酒肉食素多，饮食不节，致湿热内壅，突感外来邪毒，合而发病。口苦口渴，病位在少阳，脉数滑。其病机为湿热内壅、肝胆湿热。治以清热泻火、除湿解毒、通络止痛，药选瓜蒌消带汤加减，取瓜蒌疏肝郁、润肝燥、平肝逆、缓肝急之功，其性甘寒，可清肺胃之热、化痰散结、宽胸利肠，以解胸胁肋肋瘀结不通。马齿苋味酸微温，入胃益气，宽中下气，润肠消积，凉血消肿之功独具，崔师临床发现针对此病效卓，故以二药为君。金银花、连翘为疮疡肿毒要药，故为臣；蒲公英、白花蛇舌草、赤芍、丹皮、板蓝根等活血凉血止痛对急性期发病疗效好；芍药、甘草柔肝止痛；乳香、没药活血入络止痛；选龙胆草、栀子则取泻肝清利湿热之意。诸药合用清肝郁，利湿浊，化痰结，通瘀络，气开血活疼痛可止，合而为功，以达佳效。

第六节　油　风

一、病证概述

油风，俗称鬼剃头、鬼舔头，是一种常见的非瘢痕性脱发，主要表现为头皮突然发生边界清楚的局斑片状脱发，目前多认为与自身免疫、遗传、情绪及内分泌等因素有关。

本病的文献记载，可追溯到《内经》和《难经》时代，如在《内经》中有"毛拔""发脱"等病名，《难经》称之为"毛落"，本病分虚实两端，虚证多由肝肾不足、阴血亏虚所致，血虚肌肤失养，邪风乘虚而入，风盛血燥，不能濡养毛发。实证则可由湿热熏蒸，上阻清阳，毛发不荣导致。

范围：本病相当于西医学的斑秃，可参考本节辨证论治。

二、诊断与鉴别诊断

（一）诊断要点

1. 头发突然发生成片脱落，大小不等，头皮皮肤光滑，毛囊未见明显萎缩消失，头皮无明显萎缩及炎性浸润。

2. 初期可见脱发区毛囊尚存，进展期拉发试验阳性。

3. 随着疾病发展，皮损片区可扩大，甚至融合成片，病情重者可发展为全秃、普秃。

（二）鉴别诊断

1. **雄激素性秃发** 雄激素性秃发头发呈稀疏、散在性脱落。脱发多从额角开始，延及前头及顶部，头皮覆有油腻性鳞屑，伴瘙痒。

2. **白秃疮** 白秃疮好发于儿童，毛发多数折断，残留毛根，覆白色鳞屑和结痂，真菌镜检阳性。

3. **肥疮** 肥疮多见于儿童，皮损处覆盖癣痂，中间有毛发穿过，有鼠尿味，头皮可有萎缩性瘢痕，真菌镜检阳性。

三、辨证论治

1. **血热风燥证** 症状：头发干枯，焦黄，头发脱落，搔之有白屑，起落反复，伴头部烘热，头皮瘙痒，口干咽燥，小便黄。舌质红、苔微黄或干，脉浮数。治则：凉血清热，祛风润燥。方药：消风散加减。

2. 湿热熏蒸证 症状：多喜食肥甘厚味，头发稀疏脱落，伴头皮光亮潮红，头屑多，头皮痒，口干口苦，烦躁易怒，胃纳差。舌质红、苔黄腻，脉弦滑。治则：健脾祛湿，清热护发。方药：萆薢渗湿汤合神应养真丹加减。

3. 气血两虚证 症状：多发于病后或产后脱发，头发脱落，头顶发稀疏，面色萎黄，神疲倦怠，眩晕心悸，失眠多梦等，唇舌淡白，脉细少力。治则：大补气血。方药：八珍汤补中益气汤加减。

4. 肝肾不足证 症状：头发稀疏脱落日久，脱发处头皮光滑或遗留少数稀疏细软短发，伴眩晕失眠，记忆力差，腰膝酸软，夜尿频多。舌质淡红或镜面舌，脉细沉或数。方药：七宝美髯丹合二至丸加减。

斑秃，中医文献《医宗金鉴》称之为油风，中医认为其病因病机为血气虚，肝肾虚，血热生风，风盛血燥，或湿热熏蒸等原因引起。"发为血之余"，其根基在于肾，气血盛则肾气强，肾气强则骨髓充满，故发黑，若血气虚则肾气弱，肾气弱则骨髓枯竭，故发白而脱落。

四、临床验案

徐某，女，8岁，2008年9月10日初诊。

主诉： 发现右侧头颞及后枕部斑秃月余。

病史： 患儿自幼聪明可爱，活泼爱动，能歌善舞，可谓多才多艺，现体质消瘦，肤色白皙欠光泽，时常遗尿，且其父母说孩子争强好胜，弱于他人时常落泪不悦，每天奔波于各种兴趣班中，除了睡觉，一天时间总是满满的。今突发斑秃，且渐渐加重至右侧满头脱发如掌大，经多方检查，均未发现异常，多处打听遂决心求治于崔师处，现纳食尚可，大便调，睡眠不实，舌苔淡胖，脉细。

中医诊断： 油风（肝肾阴虚）。

西医诊断： 斑秃。

治则： 滋补肝肾，培土健运，固本生发。

处方：桃红四物汤、七宝美髯丹合二至丸加减。

内服方：蒸首乌10g，补骨脂10g，枸杞子10g，川牛膝6g，茯苓12g，菟丝子15g，当归10g，赤芍8g，白芍8g，生地黄10g，鸡血藤15g，白术10g，炒枳壳6g，旱莲草10g，生黄芪10g，陈皮3g，桑寄生10g，天麻6g。

15剂，水煎服，1剂/日，分两次服用。

外用药方：补骨脂15g，斑蝥10个，半枝莲30g，高粱酒1000mL。以高粱酒浸泡半个月，外用。

二诊（2008年9月25日）：可见斑秃处新生少许毳毛，遂以上方为基础，随证加减调治：大便不畅加桑叶、黑芝麻；遗尿加桑螵蛸、金樱子、山药；脾气急躁加栀子、陈皮。治疗月余时，适时加减桃仁、红花少许。

共尽剂75剂，愈。

第二年因遗尿来复诊，家人担心脱发反复，故来巩固。

处方：缩泉丸合大菟丝子丸加减。

菟丝子30g，金樱子15g，土元10g，芡实15g，益智仁15g，桑螵蛸15g，山药30g，黄精10g，柿蒂10g。

15剂，水煎服，1剂/日，分两次服用。

随访3年，愈后未见复发。

【按语】 发者，血之余所生，其根基责在肾精。肝主藏血，少儿喜动，多为血热，成人亦多肝肾阴虚，阴虚多内热，治疗大法当凉血补血，填补肾精。观患儿体质纤瘦，面色㿠白，肺肾亏虚。心思争强好胜，感情丰富，本苗壮成长的年龄，反因终日忙碌，导致肝肾阴精过度消耗，情绪紧张，终致发病。崔师即着眼于此，"肾之合骨也，其荣发也""生病起于过用"，故处方以平补肝肾，益气健脾为主，方以七宝美髯丹、四物汤合二至丸、桑麻丸，大菟丝子丸等加减。二至丸中旱莲草凉血止血补肾肝；女贞子又名长青子，虽冬至时节，其果不落，色黑而颗颗饱满，故而其功可固可守，取此为延年益寿之象。旱莲草夏至采摘，女贞子冬至采用，合之称二至丸，一阴一阳，滋补肝肾，功专须发早白、腰膝酸软、舌红脉细者。菟丝子可精血互补互化，苍术运脾化湿，以后天资先天，补益肾气，从而助发新出。并且根据孩子兼症灵活调方，终得佳效。嘱咐家人适当减轻孩子学习负担，切不可拔苗助长，耗损其肝肾阴血。

第七节　痔

一、病证概述

　　痔是直肠末端黏膜下和肛管皮下的静脉丛发生扩大曲张所形成的柔软静脉团，或肛管下端皮下血栓形成或增生的结缔组织，俗称痔疮。本病为临床常见病、多发病，俗语"十人九痔"即从侧面说明其高发之甚。

　　中医学对痔有着丰富的认识，早在《素问·生气通天论》就有"因而饱食，筋脉横解，肠澼为痔"的记载。痔多因饮食不节，大便失调，久坐久站，负重远行，妇人产育压迫等原因，致使肠脉阻滞，燥热内生，郁结而成，以风伤肠络、湿热下注多见。

　　范围：本病中西医同名，可参考本节辨证论治。

二、诊断与鉴别诊断

（一）诊断要点

　　1. 因发病部位的不同，痔分为内痔、外痔、混合痔：内痔是肛门齿状线以上，直肠末端黏膜下的痔内静脉丛扩大曲张和充血所形成的柔软静脉团；外痔发生在肛门齿状线以下，由痔外静脉丛扩大曲张，或破裂，或因反复发炎纤维增生而成；混合痔是同一方位的内外痔静脉丛曲张、沟通吻合成一个整体者。

　　2. 临床表现：①便血：初期时内痔多见无痛性出血，呈喷射状、点滴状，擦拭时手纸带血等，血色多鲜红；外痔多不会出血。②脱出：中晚期时多见痔疮脱出，主要因内痔长期血脉回流障碍，痔核增大，排便时腹压增大，内痔游离于肛管之外，渐渐脱出而不能回纳。③坠痛：内痔往往不痛，坠痛常发生在内痔被激惹后，如大量饮酒、过食辛辣，便秘等，当发生绞窄性坏死时会剧烈坠痛。

3. 指诊检查可触及柔软、表面光滑、无压痛的黏膜隆起，肛门镜下可见齿状线上黏膜隆起，呈暗紫色或深红色。

（二）鉴别诊断

1. **脱肛** 多见于儿童，是直肠黏膜、肛管、直肠全层和部分乙状结肠向下移位的一种疾病。脱出物为直肠黏膜或直肠全层，呈环状，表面光滑，为淡红色或红色，不易出血，有少量黏液。

2. **息肉痔** 多见于儿童，脱出的息肉一般为单个，有长蒂，头圆，呈紫红色，质软，表面光滑，可活动，易出血，但多无射血、滴血现象。

3. **锁肛** 多发生于肛管直肠的恶性肿瘤。中年以上多见。粪便中混有脓血、黏液、腐臭的分泌物，大便变细，便次增多，里急后重，时有便意，指检可触及菜花状肿块或凹凸不平的溃疡，质地坚硬，推之不移。

三、辨证论治

因外痔大多无须内治，混合痔内治之法同内痔治法，故本节辨证论治以内痔论。

痔之为病，虽以便血、脱出、坠痛为主，但若病程时长，可因便血导致气血亏损、中气下陷，因病致虚；或疼痛异常，影响活动，致心理恐惧；或因饮食谨慎（痔疮患者饮食往往非常注意，稍有不慎痔疮疼痛反复），营养失衡致消瘦体弱，并生他病等。因此临证时，应首察阴阳，辨证施治，遵《素问·至真要大论》"散者收之，抑者散之，燥者润之，急则缓之，坚者软之，脆者坚之，衰者补之，强者泻之，各安其气，必清必静，则病气衰去"之法。经临床总结，四诊合参，施治多以下述为主：

1. **实热证** 症状：大便带血、滴血或血喷射而出，血色鲜红，肛门焮红灼热，红肿高突，影响坐卧，疼痛剧烈，或伴口干唇燥，口渴喜饮，大便秘结，小便赤黄，舌红、苔黄，脉数。治则：清热止血、润肠通便。方药：槐花散、地榆散、凉血地黄汤加减。

2. **湿热瘀滞证** 症状：便血色鲜，量大较多，痔核脱出嵌顿，肛门坠重，肿胀疼痛，口干饮少，口苦，腹胀纳少，小便黄，大便不爽或黏滞不易冲散，苔黄腻或舌透紫气，脉滑数。治则：清热利湿，化瘀止痛。方药：五神汤、活血散瘀汤加减。

3. **脾虚气陷证** 症状：肛门坠胀，痔核脱出，需用外力推回，大便带血，色淡红或暗红，病程日久，面色少华，神疲乏力，纳少便溏，溲清，舌淡苔白，脉弱或沉迟。治则：温补脾肾、补益中气。方药：黄芪建中汤或黄土汤加减。

四、临床验案

张某，男，36岁，2006年6月23日初诊。

主诉：肛周疼痛间断发作3年，加重1周。

病史：患者3年前发现肛周疼痛伴便血，随后在郑州市某医院肠镜检查示"混合痔"。自此每当饮食不节、熬夜、饮酒后，则出现肛周疼痛，未做系统治疗。近1周肛周疼痛加重，时有便中少许鲜血。口干欲饮，口苦，急躁，动则汗出，易外感。素喜烟酒，饮食油腻，常熬夜。小便黄赤，大便黏滞不爽。舌苔厚腻，脉濡滑。

中医诊断：痔（痰郁互阻、三焦郁滞）。

西医诊断：痔疮。

处方：黄连温胆汤加减。

内服方：炒槐花30g，杏仁10g，龙胆草10g，滑石30g，黄连10g，清半夏15g，竹茹15g，炒枳实12g，陈皮10g，茯苓30g，藿香30g，甘草6g，生姜3片，大枣（切开）5枚。

7剂，水煎服，1剂/日，分两次服用。

外用方（硝硼散）：芒硝25g，滑石15g，硼砂15g，白矾10g，冰片2g，食盐10g。

7剂，沸水冲化，蹲盆熏洗，1剂/日。

二诊（2007年6月12日）：患者舌苔厚腻大为减轻，大便较前畅快，矢气较多，急躁好转，小便利，痔疮疼痛消失。舌质偏红、苔白稍厚，脉滑。

地龙15g，炒槐花30g，柴胡6g，杏仁10g，滑石30g，黄连10g，清半夏15g，陈皮10g，茯苓30g，炒枳实12g，竹茹15g，藿香30g，忍冬藤30g，甘草6g，生姜3片，大枣（切开）3枚。

7剂，水煎服，1剂/日，分两次服用。外用处方同上。

后患者因症状消失，苦于中药难喝，遂保留外用熏洗，改为中成药槐角丸以巩固疗效。后陪同他人来诊，诉未复发。

【按语】　患者饮食不节、烟酒不绝、熬夜易怒，纵观其体质为湿热偏盛、三焦郁滞，故而本病应为肝胆郁热、下迫大肠所致，处方以黄连温胆汤加龙胆草、杏仁、滑石，清热燥湿、理气化痰、泻肝利胆和胃；炒槐花主治肠风便血、痔血，故而针对主症重用，以清热、凉血、止血；藿香芳香化浊、理胃醒脾。以外用方硝硼散消肿止痛，熏洗之法直达病所。药后中病，湿解热退，故而舌苔消退迅速，急躁易怒亦大为缓解。二诊效不更方，随证加减。

对于痔，《医宗金鉴》有方歌云："痔疮形名亦多般，不外风湿燥热源。"本案患者肝胆郁热、痰瘀互阻、三焦郁滞、下迫大肠。三焦为水火气机升降的道路，三焦舒畅，一通百通，故以黄连温胆汤疏理三焦湿热、泻肝利胆和胃。温胆汤相传为唐代孙思邈所创，载于《千金方》，崔师恒喜用之，且用此方时紧抓"痰""郁"二字。郁滞得开，身体一派"和合"之象，呈"中和"之态，则疾病可疗。

参考文献

［1］吴勉华，石岩．中医内科学［M］.北京：中国中医药出版社，2021.

［2］张书萌，陈伶利，于子璇，等.肠道微生态与DNA甲基化对话对冠心病血瘀证的影响及中药干预研究［J］.中华中医药杂志，2023，38(2)：722-726.

［3］周仲瑛.普通高等教育"十一五"国家级规划教材：中医内科学［M］.2版.北京：中国中医药出版社，2007.

［4］罗仁，曹文富.中医内科学［M］.北京：科学出版社，2012.

［5］熊曼琪.伤寒学［M］.北京：中国中医药出版社，2006.

［6］田代华.黄帝内经·素问［M］.北京：人民卫生出版社，2005.

［7］张锡纯.医学衷中参西录［M］.北京：人民卫生出版社，2006.

［8］张伯礼，吴勉华.中医内科学［M］.4版.北京：中国中医药出版社，2017.

［9］叶铭钢，丁玲，王键.新安王氏医家诊治慢性前列腺炎特色［J］.中华中医药杂志，2019，34（11）：5027-5029.

［10］何磊，李可，段倩倩，等.王国斌运用消风散治疗泌尿系感染临床经验［J］.中国中医基础医学杂志，2019，25（1）：108-109.

［11］张林落，金妙文，卢秋成，等.国医大师周仲瑛教授辨治尿路感染经验探幽［J］.中华中医药杂志，2018，33（9）：3923-3925.

［12］邓中甲.方剂学［M］.北京：中国中医药出版社，2011.

［13］刘晓艳.肿瘤患者发热一般规律初探［D］.北京：北京中医药大学，2014.

［14］Rolston KV.Neoplastic fever：all who shiver are not infected［J］.Supportive care in cancer：official journal of the Multinational Association of Supportive Care in Cancer.2005，13（11）：863-864.

［15］沈佳奇，李志，周棱波，等.薏苡仁油主要成分及其功能性研究进展［J］.中国油脂，2020，45（8）：90-95.

［16］战丽彬，牛新萍，白长川．论脂浊致病［J］．中华中医药学刊，2007，25（6）：3．

［17］董振华，季元，范爱平．祝谌予经验集［M］北京：人民卫生出版社，1999．

［18］郑贵力，王煦，王绵之．王绵之教授治疗高脂血症学术思想及经验［J］．北京中医药大学学报，2000（2）：48-50．

［19］赵健樵，倪进军，李柱，等．600例血脂异常患者的舌象分析［J］．中外健康文摘，2009，06（23）：11-12．

［20］孙永红，崔应珉．运用中国老子养生酒治疗高脂血症517例［J］．中医药学，2001（6）：599-600，603．

［21］刘伟芳，黄晓瑾，夏淋霞，等．中药利尿降压作用的研究进展［J］．上海中医药杂志，2011，45（9）：73-78．

［22］曲艺．崔向宁主任治疗高血压合并失眠的用药规律及网络药理学研究［D］．北京：北京中医药大学，2021．

［23］张金华，邱俊娜，王路，等．夏枯草化学成分及药理作用研究进展［J］．中草药，2018，49（14）：3432-3440．

［24］刘伟芳，黄晓瑾，夏淋霞，等．中药利尿降压作用的研究进展［J］．上海中医药杂志，2011，45（9）：73-78．

［25］兰继平，张洁玉，等．车前子对原发性高血压大鼠的降压作用［J］．中成药，2020，42（8）：2037-2042．

［26］张建永．丹参山楂组分配伍抗动脉粥样硬化及作用机制研究［D］．北京：中国中医科学院，2013．

［27］林巧云．周仲瑛教授从"痰瘀"辨治高脂血症的临床经验及学术思想研究［D］．南京：南京中医药大学，2017．

［28］韩曼，姜泉，路志正．路志正治疗强直性脊柱炎经验［J］．中医杂志，2016，57（19）：1634-1636．

［29］冯晓玲，张婷婷．中医妇科学［M］北京：中国中医药出版社，2021．

［30］张玉珍．中医妇科学（供中医类专业用-新世纪）［M］．2版．北京：中国中医药出版社，2017．

［31］刘敏如，谭万信，张玉珍．普通高等教育"十一五"国家级规划教材：中医妇科学［M］．北京：中国中医药出版社，2002．

［32］方药中，邓铁涛，李克光，等．实用中医内科学［M］．上海：上海科学技术出版社，1985.

［33］马宝璋，齐聪．中医妇科学［M］．北京：中国中医药出版社，2012.

［34］叶莹．《金匮要略》脏躁名称及证治源流考辨［C］．中华中医药学会仲景学说分会．全国第二十次仲景学说学术年会论文集，北京：中华中医药学会，2012：210-212.

［35］刘敏如，谭万信．中医妇产科学［M］．2版．北京：人民卫生出版社，2018.

［36］刘建平．《绝经综合征评定量表》在悉尼华人绝经期女性中的运用研究［D］．广州：广州中医药大学，2018.

［37］杜慧兰．中西医结合妇产科学［M］．北京：中国中医药出版社，2012.

［38］马融．全国中医药行业高等教育十三五规划教材：中医儿科学［M］．北京：中国中医药出版社，2018.

［39］熊大经，刘蓬．中医耳鼻喉科学［M］．北京：中国中医药出版社，2012.